Colección Momento - 3

SE ALTERA I

Los efectos alarmantes
de los disruptores endocrinos

ANNA GARCIA

ediciones
Lectio

Primera edición: octubre de 2019

© Anna Garcia Núñez
© Lectio Ediciones

Edita:
9 Grupo Editorial
Lectio Ediciones
C/ Mallorca, 314, 1º 2ª B – 08037 Barcelona
Tel. 977 60 25 91 – 93 363 08 23
lectio@lectio.es
www.lectio.es

Diseño y composición: 3 x Tres

Impresión: Romanyà Valls, SA

ISBN: 978-84-16918-62-1

DL T 1034-2019

A Albert, pel seu amor i controvèrsia,
a Gerard i a Àlex.
També a Pruna, perquè la companyia i la fidelitat
de les mascotes no tenen límits.

La sociedad de la transparencia
es una sociedad de la información...
La transparencia y el poder se soportan mal.

BYUNG-CHUL HAN
La sociedad de la transparencia

PARA EMPEZAR

Hipotiroidismo - química - hormonas alteradas - primera regulación - vivir en Bruselas - curiosidad - mujer - periodista. De la mezcla de todas estas "sustancias activas", y sin ánimo de que te atragantes, brota este libro que pone el foco en algo tan fundamental, complejo y todavía bastante desconocido (lo era al menos para mí hace menos de tres años) como son los llamados *disruptores endocrinos, interruptores* o *alteradores hormonales*. Que el nombre no te tire para atrás. Sustancias químicas sintéticas que se pueden encontrar en alimentos y en tantos otros productos de uso cotidiano y que numerosos estudios científicos relacionan con alteraciones hormonales y, como consecuencia, pueden desencadenar enfermedades importantes como ciertos tipos de cáncer. La salud de la fauna silvestre y del medio ambiente, con los que estamos tan íntimamente ligados, también puede verse afectada por estos químicos que Bruselas ha intentado regular en medio de una particular y nada épica batalla.

Se altera la vida sigue el rastro de esta contaminación invisible y silenciosa a partir de una treintena de entrevistas, de conferencias, de algún que otro documental, pero sobre todo de muchas lecturas: estudios científicos, reglamentos, informes de la Unión Europea, de la OMS, de las Naciones Unidas, de ONG, libros y noticias publicadas en diferentes medios de comunicación. Es periodismo de largo aliento, tan necesario y a la vez tan olvidado, ágil y ameno, esa ha sido mi intención, y punteado de referencias. Periodismo útil, de comunidad, en palabras del periodista estadounidense Jeff Jarvis, a partir de una personal y rigurosa mirada poliédrica de los *disruptores endocrinos* que no debería dejarte indiferente.

En este "caos hormonal", cada capítulo es una historia. Para que te hagas una idea. El "chute químico" empieza en el mismo barrio europeo de Bruselas porque ahí, en esos pocos kilómetros cuadrados, está la capital de Europa. Se centra en lo que para la OMS y las Naciones Unidas es la "punta del iceberg". Te acerca a una exposición múltiple, cuya principal ruta es la alimentaria, aunque no la única, un "cóctel de pequeñas dosis" que no tiene fronteras, porque da lo mismo vivir aquí, allá o en el Ártico. Sobrevuela por el legado de dos científicas que hay que recordar, Rachel Carson, autora de un libro mítico, *Primavera silenciosa*, y Theo Colborn, con su *Futuro robado*. Te sitúa en la batalla interna por regular, por primera vez en Europa, los perturbadores endocrinos que paralelamente ha destapado una agria confrontación científica entre dos formas de entender la vida. Flirtea con un término muy familiar en la capital belga, los *lobbies*, y con otros que, inevitablemente, gravitan a su alrededor, como *transparencia, duda* e *influencia*. Se fija en las diferencias de género, en un descenso de la fertilidad masculina y en tóxicos hasta en la regla. Te cuenta, en primera persona, el calvario de una afectada por sensibilidad química múltiple a causa de un tratamiento con plaguicidas en el hotel donde trabajaba. Reflexiona sobre si nuestra inteligencia también está amenazada con tanta contaminación hormonal viajando por tierra, mar y aire. Y, finalmente, *Se altera la vida* abre un horizonte de alternativas mientras navegamos por una nueva era, el Antropoceno —el impacto de la huella humana en el planeta—, que no es oficial, todavía, a pesar de las importantes concentraciones químicas industriales vertidas en la Tierra desde la Segunda Guerra Mundial.

A.G.
Barcelona, mayo 2019

CAPÍTULO 1
LA "BURBUJA" DE BRUSELAS

En el barrio de Etterbeek, más allá de las cazuelas de mejillones, las patatas fritas en dos tiempos y los litros de cerveza, cada una con su correspondiente copa. Al atardecer, cuando llega a casa, suele sentarse frente al ordenador, en el salón-comedor, al lado de una gran ventana y una terraza siempre solitaria. Y así, inmovilizado delante de la pequeña pantalla y rodeado de un escaso mobiliario, pasa la vida. Él, solo él, siempre él, hasta bien entrada la noche. Muy de vez en cuando, una segunda alma descose la rutina de este hombre casi de cera, alto y corpulento. Un día una mujer con melena larga se entretuvo colocando un cuadro sobre un sencillo mueble, apoyado en una pared blanca con aires de provisionalidad. En otro momento, un joven entraba y salía de la cocina conectada con el salón-comedor. En la capital de los cómics, con las luces encendidas y enormes ventanas sin cortinas, la mirada se te escapa hacia una viñeta de intimidad vecinal.

Cuatro pisos más abajo, en la calle, entre el frío cotidiano y castaños imponentes, suele deambular el hombre de ojos azules espesos como una ola rota. Con la misma ropa de siempre y una vieja gorra, porque el sombrero nuevo hace tiempo que se le fue. Da vueltas como un tiovivo, perdiéndose entre edificios adormecidos por el mal tiempo. Por piernas tiene dos manecillas de reloj, como si llegara tarde a una cita, y vive ocupado, ocupado en su soledad. Durante el día, sin detenerse, saluda con un "Bonjour" y una sonrisa y en ocasiones intercambia cuatro frases con algún vecino. Huele a silencio, a soledad. Dicen que es una persona educada, que nunca pide nada, que una vez tuvo una empresa pero que las cosas le salieron mal y lo perdió todo. En los muchos días de lluvia, se resguarda en el recoveco de una inmensa pared de un patio interior sobre la que se ha dibujado el rostro de una mujer en blanco y negro con los ojos abiertos de par en par.

El hombre atado a su ordenador y el de los ojos azules espesos como una ola rota viven en el código postal 1040, el de Etterbeek, una de las 19 "comunas", municipios, de Bruselas. Aquí también residió Hergé, el creador de Tintín. Pero este Etterbeek nada tiene que ver con las calles y casas que conoció el popular historietista belga a principios del siglo XX.

En aquella época, el hoy barrio europeo era el barrio Leopold, en honor al primer monarca que tuvo Bélgica tras su independencia de Holanda, punteado con bellas mansiones habitadas por la burguesía y la nobleza de la época. Hasta había un zoo en el que hoy es el parque Leopold. La llegada de las instituciones europeas a partir de la década de los sesenta del siglo XX no solo eliminó aquella bella arquitectura de *art déco*, también la vida social fue reemplazada por la "europeización" del barrio, un intrincado tablero de damas de unas 80.000 personas que mueven los hilos de Europa.

De este espacio multicultural, con una élite bien pagada, salen alrededor del 80% de las normas que afectan a unos 500 millones de personas, 65 millones menos sin el Reino Unido. Como diría el pintor surrealista belga René Magritte, esto no tiene nada que ver con nuestras vidas.

La capital de Bélgica, con poco más de un millón de habitantes, es una ciudad pequeña pero que gracias a esta potente red económica y política ostenta el trono de la capital de Europa, un término que aparece en el siglo VIII y que más tarde sirvió "para describir el mundo", argumenta el historiador y político polonés Bronislaw Geremek (1932-2008), aunque no fue hasta el siglo XV cuando reapareció con un nuevo sentido.[1]

Funcionarios —desde responsables políticos hasta personal técnico pasando por economistas, abogados, lingüistas—, comisarios, eurodiputados, asistentes de parlamentarios, colaboradores de gabinetes de comunicación, consultores, representantes de alguna asociación profesional, jefes de alguna unidad... y lobbistas. Imposible

---

[1] Conferencia *La Europa del futuro*. Centre de Cultura Contemporània de Barcelona, 16 de diciembre de 2002.

distinguirlos. Y un enjambre de lenguas y, sobre todo, de oficinas, unos 3.600.000 metros cuadrados.[2] Un ecosistema que, en palabras de la periodista francesa Stéphane Horel, "favorece la infusión ideológica".[3] Cuando oscurece, el ajetreo de los días laborables desaparece de golpe y las calles se vuelven silenciosas.

EL TRIÁNGULO

El personal europeo, en la primera línea de la construcción económica y política del continente, se desplaza básicamente en un triángulo de unos pocos kilómetros cuadrados limitado por tres parques: el del Cincuentenario, el de Bruselas y el Leopold. En esta figura geométrica se ubican los principales edificios de la Unión Europea (UE): la Comisión, el Consejo y el Parlamento, que viven ajenos al resto de la ciudad, la belga.

El coche no es necesario para moverse en esta poderosa burbuja donde miles de mujeres y hombres, con la acreditación colgada del cuello, se tuvieron que mezclar durante meses con militares fuertemente armados a raíz de los atentados que sacudieron Bruselas el 22 de marzo de 2016. El segundo ataque, después de las dos explosiones en el aeropuerto de Zaventem, tuvo lugar precisamente en la parada de metro Maelbeek, a pocos metros de las instituciones comunitarias.

En el mastodóntico edificio de la Comisión o Berlaymont, en recuerdo a un antiguo convento, Dames de Berlaymont, con forma de cruz desigual, se elaboran las nuevas leyes que después el Consejo y el Parlamento tienen que aprobar con un sí o un no. Es el órgano ejecutivo de la UE que vela "por los intereses generales de la UE", especifica la propia Comisión.[4] De las diez prioridades que se propusieron en la recién acabada legislatura, la primera era el empleo, crecimiento e inversión; la segunda, mercado único digital, y la tercera, unión de la

---

[2] Sylvain Laurens, Francis Marchan y Mathieu van Criekingen. "Il faut de tout pour faire un monde clos: genèse et délimitations symboliques du quartier européen de Bruxelles", *Centres-villes: modèles, luttes, pratiques. Actes de la Recherche en Sciences Sociales*. París: Éditions du Seuil, 2012.

[3] Stéphane Horel. *Intoxication*. París: La Découverte, 2015.

[4] Web oficial de la Unión Europea. Instituciones y Organismos de la UE. Comisión Europea, "Visión general" (https://europa.eu/european-union/about-eu/institutions-bodies/european-commission_es).

energía y clima. La última, cambio democrático.[5] Cada miércoles, en la sala noble del último piso del también apodado Berlaymonster por su magnitud, tiene lugar la reunión semanal de los comisarios. Una vez al año, durante la celebración del Día de Europa, la sala se abre al público.

Se suele percibir la Comisión como el motor del engranaje europeo porque es la primera que, digamos, hace el primer paso, pero voces del Parlamento, también de la propia Comisión, coinciden en el peso indiscutible del Consejo. Formado por los jefes de estado o de gobierno de los 28 estados miembros, el Consejo Europeo se reúne varias veces al año, en ocasiones hasta altas horas de la madrugada, en busca de soluciones a los nuevos problemas que acechan el viejo continente.

Durante una cena *off the record* con periodistas, una fuente de la Comisión nos admitió a los allí presentes "no tener la capacidad suficiente" para actuar. Que son "ellos", los estados, "los que realmente deciden". En ese mismo sentido se expresa el que fue eurodiputado de Los Verdes por Equo entre 2017 y las elecciones de mayo de 2019, Florent Marcellesi: "Muchas veces quien fija las normas de la UE es el Consejo."[6] El ingeniero de caminos por la Universidad de Lyon se refiere a "táctica política" cuando un país se expresa de una manera en Bruselas y de forma contraria en su país para contentar a su ciudadanía y de esta manera echar la culpa a Bruselas, en este caso a la Comisión, ante determinados temas. A modo de ejemplo, Marcellesi cita el controvertido Tratado Transatlántico de Comercio e Inversiones entre Estados Unidos y la Unión Europea, conocido como TTIP por sus siglas en inglés.

Tirando de este hilo, el veterano periodista en asuntos comunitarios Eliseo Oliveras, durante más de dos décadas informando desde la capital belga para *El Periódico de Catalunya*, habla de "sumisión" por parte de la Comisión Europea.[7] Oliveras advierte del "proceso de

---

[5] Web oficial de la Unión Europea. Instituciones y Organismos de la UE. Comisión Europea, "Las diez prioridades de la Comisión para 2015-2019" (https://ec.europa.eu/commission/priorities_es).

[6] Entrevista con la autora.

[7] Entrevista con la autora.

concentración y oligopolio en la economía europea", aunque "lo más grave son los conflictos de interés y los vínculos estrechos de las agencias teóricamente independientes, sus directivos y científicos y hasta el aparato administrativo de la Comisión Europea, con los respectivos sectores y grandes empresas afectadas", asegura. Por todo ello, "el término comunidad ha quedado en desuso y se usa para referirse al período anterior al Tratado de Maastricht. Sería mejor decir Unión Europea (UE)", me aclara.

En 2017 se cumplieron 25 años de la firma del Tratado de Maastricht en la ciudad holandesa del mismo nombre, que entró en vigor un año más tarde, en 1993, dando lugar a la Unión Europea tal y como la conocemos hoy en día. Supuso, por ejemplo, la creación de la moneda y ciudadanía comunes.[8] El nombre de *euro* se adoptaría oficialmente en 1995 en Madrid y en 2002 su uso fue generalizado.

Durante las cumbres de los dirigentes europeos, ampliamente cubiertas por los medios de comunicación, el barrio europeo se blinda por tierra y aire. Los cuerpos de seguridad toman las calles; la parada de metro de Schuman se cierra y vallas de alambres de espinos barran el paso en algunas vías, accesibles solo a personas convenientemente acreditadas.

La estación de metro de Schuman, en honor al político francés Robert Schuman, uno de los impulsores de la integración europea, te deja justo entre la Comisión y el Consejo, que se miran las caras en la impersonal y congestionada Rue de la Loi, la principal arteria del barrio. El edificio Europa, conocido popularmente como *el Huevo* por su llamativa estructura ovalada interior, acoge el Consejo. El nuevo espacio, inaugurado en 2017, está picoteado por casi 4.000 ventanas cuyos marcos han sido realizados con materiales traídos de todos los países miembros. Pero la Rotonda Schuman, tantas veces fotografiada, es todavía hoy, sesenta años después de la firma del Tratado de Roma, origen de la Europa tal y como la conocemos, un espacio insípido, frío, nada seductor, impersonal.

[8] Fernando GUIRAO. "El 25 aniversario del Tratado de Maastricht", *El Periódico*, 8 de febrero de 2017.

La institución mas democrática

A poco más de un kilómetro y medio de la Comisión y el Consejo se alza el Parlamento Europeo, otro megaedificio acristalado, coronado con una gigantesca cúpula de cristal. El Parlamento es la institución más democrática de la Unión Europea porque son las y los ciudadanos los que eligen a sus representantes cada cinco años. Las primeras elecciones se remontan al año 1979.

Con la entrada en vigor del Tratado de Lisboa, en 2009, la Eurocámara perdió su tradicional irrelevancia y vio aumentado su poder, también sus responsabilidades, aunque carece de iniciativa legislativa, es decir, no puede proponer ni reglamentos ni directivas. Básicamente tiene tres competencias: colegislativa (junto con el Consejo, aprueba las iniciativas surgidas de la Comisión), de supervisión (por ejemplo, control democrático de las instituciones de la UE) y presupuestaria (aprobar el presupuesto de la UE).[9]

Sus aproximadamente 7.600 habitantes[10] se reparten entre sus sedes de Bruselas (con unas 4.700 personas), Estrasburgo (casi 300) y Luxemburgo (unas 2.300). En el ducado luxemburgués es donde se ubica la Secretaría General, el órgano administrativo.

El Parlamento bruselense, construido en los años noventa y apodado por algunas voces como el *Caprice de Dieu* por el "caro capricho" económico que supuso, cuenta con 751 eurodiputados. Este libro ha sido gestado durante la legislatura de 2014-2019, cuando el Partido Popular Europeo (PPE) tenía 221 escaños (rebajados a 182 en las elecciones de mayo del 2019), seguido de los Socialistas Demócratas (S&D), con 191 (en las votaciones de mayo obtuvieron 153).[11] En las últimas elecciones europeas, Los Verdes / Alianza Europea consiguieron 74 escaños, frente a los 50 de la anterior legislatura, convir-

---

[9] Web oficial de la Unión Europea. Instituciones y organismos de la UE. Parlamento Europeo, "Visión general" (https://europa.eu/european-union/about-eu/institutions-bodies/european-parliament_es).

[10] Parlamento Europeo. "¿Cuántas personas trabajan en el Parlamento?" (http://www.europarl.europa.eu/news/es/faq/22/cuantas-personas-trabajan-en-el-parlamento).

[11] Parlamento Europeo. Eurodiputados, "Navegar por el hemiciclo" (http://www.europarl.europa.eu/meps/es/search/chamber).

tiéndose así en la cuarta fuerza europarlamentaria. En tercer lugar se sitúan los liberales de ALDE.

Son los Verdes, eufóricos por los buenos resultados de los últimos comicios, los más sensibles a los numerosos estudios científicos que desde hace años alertan de una posible relación entre la exposición a sustancias químicas sintéticas y alteración hormonal del organismo, que puede causar múltiples problemas de salud.

En 2017, sentado en su mesa de oficina cubierta de papeles con muebles funcionales, el entonces eurodiputado Florent Marcellesi, recién llegado de Madrid, donde había participado en la campaña "Primavera sin pesticidas", admitió "que se reconoce que hay un problema europeo. Más del 50% de los accidentes laborables tienen que ver con una enfermedad ambiental o el cáncer [...] El diésel podría ser un disruptor endocrino", y se mostró crítico con la propuesta de la Comisión sobre alteradores hormonales por considerarla "demasiado laxa".

Mensajeros químicos

El eslogan de un cartel colgado en una de las paredes de la que fue la oficina del ecologista Marcellesi, "Rechaza las sustancias que alteran las hormonas", me trajo a la memoria que si estaba haciendo esta y otras entrevistas era, en el fondo, por culpa de mi hipotiroidismo. La reducida actividad de mi glándula tiroides me había introducido en el inabarcable mundo de las sustancias químicas fabricadas por el ser humano con actividad hormonal, reconocido por algunos científicos como "un problema emergente de salud medioambiental" y "un hecho preocupante debido a la universalidad de su uso".[12]

Así fue como tropecé con una expresión extraña, porque al principio hasta mi lengua se encallaba cuando intentaba recordarla, una expresión casi de otra galaxia, que no está incluida, todavía, en el diccionario de la lengua española como es *disruptores endocrinos* (DE), traducción del inglés de *endocrine disrupting chemicals* (EDC). También conocidos como *contaminantes hormonales, perturbado-*

---

[12] N. Olea, M.F. Fernández, P. Araque y F. Olea-Serrano. "Perspectivas en disrupción endocrina", *Gaceta Sanitaria*, vol. 16, n° 3, mayo de 2002 (http://scielo.isciii.es/scielo.php?script=sci_arttext&pid=S0213-91112002000300010).

res endocrinos y *alteradores* o *interruptores hormonales*. Llamados popularmente *terroristas* o *saboteadores hormonales,* porque hablar de EDC es hablar de moléculas "saboteadoras" que envían mensajes confusos al cuerpo.

Entrar en el mundo de las moléculas "saboteadoras" es entrar en el funcionamiento del sistema endocrino. Y, sobre este sistema de glándulas de secreción interna, la Unión Europea nos dice lo siguiente:

> El sistema endocrino está formado por una serie de glándulas como el tiroides, las gónadas y las glándulas suprarrenales que, mediante las hormonas que producen (tiroxina, estrógenos, testosterona, adrenalina, etc.), ayudan a dirigir el desarrollo, el crecimiento, la reproducción y el comportamiento de personas y animales. Las hormonas son moléculas que circulan en el torrente sanguíneo, dando señales que desencadenan reacciones en otras partes del cuerpo. Se cree que las sustancias que alteran los procesos endocrinos (alteradores endocrinos) pueden interferir en el funcionamiento de este complejo sistema al menos de tres formas:
>
> • Mimetizando la acción de hormonas producidas naturalmente como pueden ser los estrógenos o la testosterona y provocando en el organismo reacciones químicas similares.
>
> • Bloqueando los receptores hormonales de las células diana de las hormonas e imposibilitando la acción de hormonas normales.
>
> • Interfiriendo en la síntesis, el transporte, el metabolismo y la secreción de hormonas con la consiguiente alteración de las concentraciones hormonales naturales.[13]

A la vez que constata que, desde 1997, "el número de preguntas parlamentarias dirigidas a la Comisión relativas al uso y la regulación de toda una serie de estas sustancias (se refiere a las sospechosas de alterar el sistema endocrino) no dejó de aumentar".

Las hormonas viajan por todo nuestro cuerpo y de una forma u otra controlan nuestra vida. "El sistema endocrino lo conecta todo

---

[13] EUR-Lex. "Comunicación de la Comisión al Consejo y al Parlamento Europeo. Estrategia comunitaria en materia de alteradores endocrinos (sustancias de las que se sospecha interfieren en los sistemas hormonales de seres humanos y animales)" (https://eur-lex.europa.eu/legal-content/ES/TXT/?uri=CELEX:51999DC0706).

y las hormonas son las grandes mensajeras entre todos los órganos del cuerpo", me señala Miquel Porta, catedrático de Salud Pública del Instituto de Investigación Médica del Hospital del Mar (IMIM) desde su oficina de Barcelona. A pesar de que el sistema nervioso es diferente al sistema endocrino, a menudo colaboran para ayudar al organismo a funcionar adecuadamente, señala. Las piezas fundamentales de este complejo sistema de comunicaciones son las glándulas que producen hormonas. Algunas de las glándulas principales son la glándula tiroides, que se encuentra en el cuello —el hipotiroidismo, por ejemplo, hay que buscarlo en este punto—; la glándula pituitaria, ubicada en el cerebro y que, además de producir hormonas del crecimiento, cumple la misión de garantizar que los niveles de muchas hormonas no suban ni bajen demasiado en ningún momento, y las glándulas reproductoras, que incluyen los ovarios y los testículos.

Que los perturbadores hormonales pueden alterar el "mensaje endocrino de varias formas" lo deja claro también el catedrático Nicolás Olea, de la Universidad de Granada, reconocido experto en exposición humana a compuestos químicos con actividad hormonal y al frente de un grupo de investigación, porque "pueden mimetizar la hormona ocupando su lugar, pueden bloquear su acción compitiendo por el receptor hormonal, o pueden modificar la síntesis de la hormona o del receptor correspondiente. Como consecuencia, se produce una alteración del sistema hormonal que puede tener consecuencias neurológicas o reproductivas, ya que las hormonas están implicadas en el control de la reproducción, la coordinación de órganos, la organización del cerebro y el metabolismo, entre otras".[14] Olea, junto a Ángel Zuluaga, de la Universidad de Elche, premio Alberto Sols 2017 de Investigación de la Sociedad Española de Diabetes, y Miquel Porta son algunos de los investigadores, reconocidos internacionalmente, que llevan años advirtiendo sobre los perturbadores hormonales y sus efectos.

Las hormonas o "mensajeros químicos" fluyen por el torrente sanguíneo pasando por millones de células, pero solo funcionan con

---

[14] Nicolás OLEA. *La exposición a disruptores endocrinos.* Laboratorio de Investigaciones Médicas. Hospital Clínico, Universidad de Granada (http://beee.es/documentos/NOlea.pdf).

células específicas, explica de una forma muy didáctica el catedrático en endocrinología John Wass en el documental *El prodigioso mundo de las hormonas*.[15] Wass dice que es como subir por una escalera de caracol. Llegas a un piso y abres la puerta con la llave equivocada, es decir, célula equivocada. Cuando la llave abre la puerta, la hormona actúa sobre la célula poniéndola a trabajar.

Entre las manos de Mickey Mouse

El Parlamento de Bruselas, la voz de la ciudadanía europea, es una torre de Babel interconectada, con más de 600.000 metros cuadrados,[16] que ofrece a sus residentes habituales múltiples servicios: salas para actos oficiales, para reuniones, oficinas, restaurantes con menús de diferentes precios, cafeterías, lavandería, oficina de objetos perdidos, agencia de viajes, floristería, cajeros automáticos, peluquería... Y hasta un gimnasio y un supermercado.

En el escaparate de su librería se publicitó durante meses la guía *How to run the European Parliament*, escrita en 2014 por el exasistente parlamentario Marton Kovacs, fundador de Marilyn Political, una empresa de consultoría que asesora a líderes políticos.[17] Sus 76 pequeñas páginas, escritas con un estilo sencillo y muy directo, aconsejan sobre cómo aprender a ser una persona poderosa, respetada, famosa y también cómo eliminar a la parte adversaria. Nada de idealismo, advierte, "juega tu punto fuerte y no confíes en nadie". Sus cinco reglas son claras: poder político requiere apoyo y respeto; más apoyo, más influencia; más respeto, menos resistencia; gana apoyo contratando, cautivando y beneficiando a los demás y gana respeto demostrando fuerza, competencia e importancia.

"Aquí, por encima de todo, has de ser pactista. Si no hay capacidad de diálogo, no hay nada que hacer", me reconoció el exeurodiputado valenciano Jordi Sebastià, en aquel momento portavoz de Compromís en el Parlamento, mientras ojeaba el librito. El exalcalde de Burjassot, así como su partido, Compromís, se estrenaron en la anterior

---

[15] Reino Unido, 2014.

[16] Parlamento Europeo. "Edificios del Parlamento" (http://www.europarl.europa.eu/news/es/faq/24/edificios-del-parlamento).

[17] Marilyn Political (http://www.marilynpolitical.com).

legislatura, ya que en las elecciones de 2014 su formación consiguió por primera vez un escaño, fruto de la alianza con otros partidos. "Además tienes que ser útil a tu gente, porque aunque Bruselas está a dos horas en avión de Valencia, está muy lejos mentalmente. Hay desconexión", admitió.

Otros consejos de *How to run the European Parliament*, probablemente un *best seller* para los recién llegados al tumulto parlamentario, son: saber es poder, juega a ganar, prepara estrategias a largo plazo, trabaja en determinados comités para tener la cobertura necesaria en tu casa (en el caso de Jordi Sebastià, tenía muy claro que, como valenciano que es, tenía que estar en el de Agricultura), habla con lobbistas y personal funcionario para conocer cuándo se espera una iniciativa política, porque el éxito político es una "decisión consciente", nunca sientas satisfacción hasta que "domines todo el panorama político" y "nunca te conformes". Y para saber, eje de cualquier éxito económico y político, el manual sugiere hacerse con estudios internos, análisis, encuestas, en definitiva, acceder a información esencial para ir por delante del resto. De esta forma se crea una imagen de competente. Nadie —"ni colega, ni periodista o lobbista"— debería cogerte sin preparación o desinformado.

Muchos de los encuentros entre europarlamentarios y periodistas o lobbistas tienen lugar en la cafetería Mickey Mouse de la Eurocámara, con vistas al parque Leopold. Un cuadro enorme e inquietante del popular ratón de dibujos animados perdido en un bosque viste una de las paredes laterales del espacio y las cómodas sillas de color azul, verde, rojo y amarillo recuerdan las manos mullidas del pequeño personaje creado por Disney.

Una caja con muchas voces

Las visitas al Parlamento Europeo —en sus sedes de Bruselas y Estrasburgo— es una constante, más de 300.000 al año.[18] En la capital belga, las visitas pasan siempre por el espacio VoxBox, que dispone de un espléndido plató de televisión desde donde los periodistas pueden

---

[18] Parlamento Europeo. "Visitantes individuales y grupos de visitas al Parlamento Europeo" (http://www.europarl.europa.eu/news/es/faq/27/visitantes-individuales-y-grupos-de-visitas-al-parlamento-europeo).

informar a sus respectivos medios en un tiempo récord y cubierto por el presupuesto del Parlamento. VoxBox es como la avenida principal de cualquier gran ciudad europea, un centro neurálgico, un lugar de paso, de encuentros, de citas, de hormonas que vienen y van. Todas con su correspondiente acreditación. Una foto de jefes de estado, con el presidente de la Comisión Europea incluido, recuerda "Wear your badge" ('Lleva tu distintivo').

La vida en la avenida interior VoxBox transcurre *according to schedule*. En un día cualquiera una periodista, grabadora en mano, entrevista a un europarlamentario que ha cazado pasando por allí mientras una diputada responde a las preguntas de una televisión. A pocos metros, otro entrevistador es filmado leyendo de pie un *teleprompter* mientras su intervención es seguida con atención por un puñado de adolescentes visitantes que no para de marcarse *selfies*. En la pequeña cafetería que hay justo al lado, las mesas suelen estar ocupadas con reuniones de trabajo, la música que más se oye por aquí, y con encuentros que se inician con el clásico "Nice to meet you". Saludos constantes, *polites* y efímeros. Saludos intencionados ("¡Quedamos un día, eh!"), sonrisas y buenas palabras a veces enmarcadas con ironía. Pasos rápidos, un objetivo. Pies que se detienen unos segundos y acaban perdiéndose en interminables pasillos. Fuera del edificio, en la Rue Wiertz, una de las calles del Parlamento, los turistas suelen fotografiar la escultura sin alma, sin emoción, de la mujer alzando el euro.

Somos lo que somos porque somos hormonas andantes. Hormonas y reproducción. Hormonas y desarrollo de órganos. Hormonas y sistema neurológico. Hormonas y comportamiento. Hormonas y metabolismo. Hormonas y crecimiento.

El invento de la palabra *hormona* se atribuye al psicólogo inglés Ernest Henry Starling (1866-1927). Dicen que durante una cena en Cambrigde, Starling, inspirándose en un experto en la Antigua Grecia que pasaba por allí, decidió llamar hormonas a "esas secreciones" relacionadas con el sistema endocrino. Starling recordó a sus ilustres colegas que *hormon* (ορμων), del verbo griego *horman* (ορμαν), 'excitar, estimular', significa 'excitado' o 'estimulado'. Más tarde utilizó la palabra *hormona* durante una conferencia y así ha continuado hasta nuestros días.

Un trastorno hormonal te condena a una medicación de por vida, como la diabetes o el colesterol, así que por culpa de mi hipotiroidismo hace años que vivo enganchada a la levotiroxina, el componente del Eutirox, uno de los medicamentos con prescripción más vendidos en el Estado español en 2016, de la longeva empresa química y farmacéutica alemana Merck.[19] Cada día, en ayunas, cae en muchísimos estómagos de mujeres, el mío incluido (una pastillita de 50 mg, de momento).

"Al menos, empezamos"

Aterrizar en el barrio europeo de Bruselas me implicó, para empezar, familiarizarme con un nuevo vocabulario. Por ejemplo: D.G. es Dirección General, un departamento de la Comisión Europea que equivaldría a un ministerio. Hay D.G. de Salud, D.G. de Medio Ambiente... ECHA (European Chemicals Agency) es la Agencia Europea de Sustancias y Mezclas Químicas. EFSA (European Food Safety Authority) es la Autoridad Europea de Seguridad Alimentaria. El reglamento REACH es el acrónimo de Registro, Evaluación, Autorización y Restricción de Sustancias Químicas.[20] El reglamento 1107/2009 tiene que ver con "la comercialización de productos fitosanitarios",[21] es decir, pesticidas, etc. Y con tantos otros vocablos, como *dosis, potencia, modo de acción, peligro, riesgo, cóctel de sustancias, conflicto de intereses, principio de precaución* y *límites asumibles*.

Entrar en la "burbuja" de Bruselas me obligó también a manejar fechas que eran piezas importantes en la elaboración de este megapuzle periodístico. El 19 de abril de 2018 es una de ellas. Ese día, la Comisión Europea presenta una propuesta que, después de varias modificaciones, es adoptada por los estados miembros. Se trata de los esperados criterios científicos necesarios para determinar las propiedades de alteración endocrina en el contexto de los

---

[19] "¿Cuáles son los fármacos más vendidos en España?", *Cinco Días*, 6 de diciembre de 2016 (https://cincodias.elpais.com/cincodias/2016/12/02/empresas/1480709773_232091.html).

[20] Reglamento (CE) n° 1907/2006.

[21] Reglamento (CE) n° 1107/2009 del Parlamento Europeo y del Consejo.

pesticidas.[22] Criterios que también se adoptarían en la norma de los biocidas.

Sin embargo, este esperadísimo reglamento, firmado por el que era en aquella legislatura el presidente de la Comisión, el conservador Jean-Claude Juncker (Luxemburgo, 1954), y que tiene que servir para proteger la salud de la ciudadanía de los efectos adversos de los interruptores endocrinos, pero que después cada país lo maneja a su manera, es visto por la investigadora de la Universidad de Granada Marieta Fernández como un "acuerdo de mínimos", me señala vía telefónica. La doctora Fernández, con una larga carrera estudiando el impacto sobre la salud y el medio ambiente de numerosas sustancias y de forma especial la exposición humana a contaminantes ambientales-disruptores endocrinos, me transmitió una sensación de "conformismo" pero a la vez "positiva". Porque, a pesar de que "los reguladores no admiten todas las investigaciones científicas", de que ha habido "una presión bestial", reconoció que "se ha llegado a un punto de acuerdo". Un acuerdo de mínimos "importante", aseguró, porque "al menos, empezamos". Un sentimiento compartido con la investigadora holandesa Martine Vrijheid, del Instituto de Salud Global de Barcelona (ISGlobal), especialista en salud infantil y medio ambiente y coordinadora del ambicioso proyecto europeo de investigación Helix,[23] que mapea las exposiciones ambientales de miles de criaturas y sus respectivas madres de seis países europeos, entre ellos España, cuyos resultados ya han empezado a difundirse este año. En el estudio publicado a principios de 2019 en la revista *The Lancet Planetary Health*,[24] Maribel Casas, una de las investigadoras participantes, me comenta que vieron que "la exposición a perfluorados antes del embarazo y la exposición a parabenos y ftalatos durante la infancia estaba asociada a una disminución de la función pulmonar en edad escolar". Este estudio, destaca Vrijheid

---

[22] Reglamento (UE) 2018/605 de la Comisión. *Diario Oficial de la Unión Europea*, 19 de abril de 2018 (https://www.boe.es/doue/2018/101/L00033-00036.pdf).

[23] Helix (http://www.projecthelix.eu/index.php/es).

[24] "Early-life exposome and lung function in children in Europe: an analysis of data from the longitudinal, population-based". *The Lancet Planet Health*, 5 febrero 2019.

en la nota de prensa,[25] es "el primero en utilizar el enfoque del exposoma —es decir, la totalidad de exposiciones a las que estamos expuestas las personas, como el cambio climático y la contaminación del aire en entornos urbanos y en la vivienda o las sustancias químicas—, que implica un nuevo paradigma en la búsqueda de la salud ambiental".

Para Vrijheid, esta primera regulación de los alteradores hormonales "es un inicio, pero sabemos que muchas sustancias van a quedarse fuera de esta regulación. No sabemos cuántas", me hace saber.

Marieta Fernández, consciente también de que esta primera lista "es muy restrictiva", anima, sin embargo, como su colega Vrijheid, a seguir investigando, "aportando más información en esa misma línea, a pesar de todo lo que ya se ha publicado, porque esto no se enseña en las facultades".

Para la ONG Ecologistas en Acción, siempre muy activa en este asunto, la propuesta de abril, que dio lugar finalmente a la Comunicación de la Comisión Europea sobre disruptores endocrinos en noviembre de 2018 y que venía a sustituir la Estrategia Comunitaria de 1999, "establece un nivel de prueba tan elevado para identificar una sustancia como disruptora endocrina que muy pocas sustancias con propiedades de alteración endocrina serían prohibidas". Además, "contradice el espíritu del Reglamento de pesticidas, basado en el principio de precaución".[26] Un Reglamento, recuerda esta ONG, "que prohíbe" el uso de sustancias activas "que tengan propiedades de alteración endocrina que pueden causar efectos nocivos en los seres humanos".

---

[25] "L'exposició prenatal i postnatal a substàncies químiques s'associa amb una disminució de la funció respiratòria infantil". Isglobal, 6 febrero 2019 (https://www.isglobal.org/ca/-/la-exposicion-prenatal-y-postnatal-a-substancias-quimicas-se-asocia-con-una-disminucion-de-la-funcion-respiratoria-infantil#).

[26] Kistiñe GARCÍA, Dolores ROMANO y Koldo HERNÁNDEZ. *Directo a tus hormonas. Guía de alimentos disruptores. Residuos de plaguicidas con capacidad de alterar el sistema endocrino en los alimentos españoles*, 2018.

MÁS DE 140.000 QUÍMICOS

Durante una de mis visitas al Parlamento, ECHA plantó un panel informativo en una esquina de la zona de VoxBox, a pocos metros de una miniexposición temporal sobre la historia y el arte del calzado italiano. Así que mientras en un rincón se podía observar un muestrario de los famosos zapatos, de ahora y de antes, del país de la bota, en otro, la Agencia Europea de Productos Químicos exhibía información y datos en un fondo azul puro. Entre otros datos, ECHA destacaba su impacto económico sobre la sociedad: "la industria química, una potencia para la economía de la UE. Emplea a 1,2 millones de personas". Esta Agencia estima un censo europeo de más de 140.000 compuestos químicos[27] que, en palabras de los investigadores Olea y Zuluaga, "rara vez han sido testados en sus propiedades hormonales".[28]

Ante este alud de compuestos químicos, y con vistas a una mejor protección para la salud humana y del medio ambiente, la Comisión Europea editó en 2001 el llamado *Libro Blanco. Estrategia para la futura política en materia de sustancias y preparados químicos,*[29] donde reconocía que la legislación comunitaria existente sobre algunas sustancias químicas presentaba "lagunas". Sus objetivos se inscribían "en el marco del desarrollo sostenible y lo que pretenden es lograr que la industria química asuma más responsabilidades y respete el principio de precaución, al tiempo que se garantiza el buen funcionamiento del mercado único y la competitividad de la industria europea". También se abogaba por "un incremento de la transparencia para que los consumidores puedan elegir con conocimiento de causa".

Partimos, pues, de más de 140.000 compuestos químicos, de momento. En el caso del registro de sustancias identificadas como potenciales disruptoras endocrinas, la organización científica nortea-

---

[27] ECHA. Base de datos del catálogo de clasificación y etiquetado, 8 mayo 2019.

[28] N. OLEA y A. ZULUAGA. "Exposición infantil a disruptores endocrinos", *Anales de Pediatría*, vol. 54, núm. S1, mayo 2001.

[29] EUR-Lex. *Libro Blanco. Estrategia para la futura política en materia de sustancias y preparados químicos*, 27 febrero 2001.

mericana The Endocrine Disruption Exchange (TEDX) detalla, al cierre de este libro, alrededor de 1.480.[30]

TEDX fue fundada por la doctora Theo Colborn (1927-2014), una de las autoras de la definición de *disrupción endocrina* y del libro *Nuestro futuro robado*,[31] que basándose en años de investigación y numerosos estudios científicos publicados advertía de un nuevo peligro destapado años antes por la investigadora Rachel Carson en su mítico libro *Primavera silenciosa*.[32]

Con anterioridad al Reglamento aprobado en abril de 2018, la DG de Medio Ambiente de la Comisión Europea mencionaba una lista "no definitiva" de 564 sustancias sospechosas de ser disruptoras hormonales. Sin embargo, en "solo 66" de esta cifra se observó "evidencia clara de actividad disruptiva endocrina".[33] Otros catálogos de posibles saboteadores hormonales en los pesticidas son los de la revista *Environment International*, que identifica un total de 127;[34] la veintena incluida por la Agencia Sueca de Productos Químicos (KEMI);[35] los de la Agencia de Protección Ambiental de Estados Unidos,[36] y los identificados por la ONG Pesticide Action Network Europe (PAN Europe).[37]

---

[30] TEDX. *The Endocrine Disruption Exchange*. "List of Potential Endocrine Disrupters".

[31] T. COLBORN, D. DUMANOSKI y P. MYERS. Madrid: Ecoespaña, 1997.

[32] Edición y traducción de Joandomènec Ros. Barcelona: Crítica, 2010.

[33] European Commission. *Environment, Chemicals, Endocrine Disruptors, Strategy*, "Which substances are of concern?" (http://ec.europa.eu/environment/chemicals/endocrine/strategy/substances_en.htm).

[34] R. MCKINLAY, J.A. PLANT, J.N.B BELL y N. VOULVOULIS. "Endocrine disrupting pesticides: Implications for risk assessment", *Environment International*, febrero 2008.

[35] "Addendum to the «Interpretation in Sweden of the impact of the 'cut-off' criteria»", septiembre 2008. Aquí la lista incluida en KEMI, Swedish Chemicals Agency: https://www.greenpeace.de/sites/www.greenpeace.de/files/22-Pestizide-S_KEMI_impact_cut-offs_additional_2008_0.pdf.

[36] Environmental Protection Agency. "Final list of initial Pesticide Active Ingredients and Pesticide Inert Ingredients to be Screened under the Federal Food, Drug, and Cosmetic Act". Federal Register, vol. 74, nº 71, 15 abril 2009.

[37] Impact Assessment Annex Ia, "The number of endocrine disrupting pesticides that may cause damage to human health and should be regulated" (1107/2009, Annex II, 3.6.5).

Lux-Jourdan

El personal europeo es el codiciado cliente de las cafeterías y restaurantes del barrio europeo. Las comidas y cenas de trabajo son el gran negocio de la restauración de este distrito. "Por aquí pasan 22 de los 28 comisarios", me dijo con orgullo un camarero del restaurante italiano Dal Padrino, en la Rue Archimède, cerrado, atención, los fines de semana y a pocos metros de la Comisión y el Consejo, habituado a servir también a periodistas de varias nacionalidades. En agosto muchos de estos establecimientos cierran, en paralelo a la escapada estival de sus principales clientes.

Con la llegada del buen tiempo, y tras largos meses de días grises y lluvia, las terrazas de restaurantes y cafeterías están a rebosar de eurócratas. Los que se acercan hasta el parque Leopold son entretenidos por familias de patos que, de vez en cuando, ven alterada su tranquila existencia por el embate de uno de los dos majestuosos cisnes blancos. En esta coreografía territorial, sin males mayores, el cisne expande sus alas y estira hacia atrás su cabeza y largo cuello con orgullo de macho. Ajeno a este proyecto de convivencia, recuerdo a un hombre sin techo, sentado en el césped, el suelo de su casa desde hacía meses, subrayando de forma enfermiza las líneas de un libro. Una imagen, como la del hombre de ojos azules espesos como una ola rota que el escultor danés Jens Galschiot quiso trasladar hasta el interior de la Eurocámara. Se trata de una escultura en tamaño real de un hombre sin casa de bronce sentado en un banco con una bebida en la mano. Junto a la obra de arte, Galschiot dejó la siguiente petición al personal habitual del Parlamento Europeo: "Quiero que los políticos y los lobbistas vean la escultura en su vida diaria y piensen en lo que pueden hacer en su legislación para ayudar a las personas socialmente descuidadas."

Los jueves por la tarde, a las puertas del fin de semana y ante la perspectiva de un viernes tranquilo de trabajo, un hervidero de jóvenes educados y expatriados se citan en la Place Luxembourg o Place Lux, delante del Parlamento. A las siete de la tarde, una multitud variopinta, despreocupada pero atenta a las relaciones sociales, se agolpa con una copa en la mano. Dar tres pasos es escuchar tres idiomas diferentes. A veces, durante la época de bonanza, el gentío impide ver el pedestal con la palabra *Trabajo* tachada sobre el que se asienta la escultura del industrial británico-belga John Cockerill (1790-1840), situada en el centro de la plaza.

La primera vez que me topé con esta marabunta, la confundí con una de las muchas manifestaciones reivindicativas que tienen lugar en la capital belga prácticamente cada día del año. Como la que protagonizaron miles de agricultores, acompañados de centenares de tractores, para llamar la atención sobre la crisis del sector lácteo. O la de cientos de taxistas manifestándose contra la aplicación Uber. O la de kurdos gritando contra el presidente turco Erdogan. O la gran movilización social, sindical y política, con caballo de Troya incluido, protestando contra los acuerdos comerciales del TTIP, entre la UE y EEUU, y el CETA, entre la UE y Canadá.

La Place Jourdan, a unos diez minutos caminando de la Place Lux, es el otro centro de ambiente del barrio europeo. Mejillones, cervezas, el hotel de lujo Sofitel, fuertemente custodiado cuando dirigentes de estado se hospedan en alguna de sus habitaciones, y las célebres *frites* de la Maison Antoine.

La Maison Antoine, fundada en 1948, es una auténtica institución en Bruselas, cuya estructura mítica, tal y como era conocida, desapareció durante la gran transformación de la plaza a mediados de 2017. Un año antes, la famosa *friterie* había recibido la visita de la canciller alemana Angela Merkel, fotografiada comprando y degustando las célebres patatas fritas de Antoine. La mujer más poderosa de Europa había hecho una escapada durante una intensa cumbre europea que intentaba darle argumentos al primer ministro británico David Cameron para que el Reino Unido no abandonara la UE. Cameron "luchaba" por una menor intromisión de Bruselas en los asuntos británicos. El tsunami político llegaría cuatro meses después. En junio de 2016, el Reino Unido votó *sí* al Brexit y Cameron desapareció del Consejo.

Los domingos, sin el ir y venir de la familia eurócrata, la Place Jourdan se transforma en un tranquilo mercado al aire libre donde parte del vecindario foráneo hace una parada en el café ambulante de un italiano que publicita "Café sin pesticidas, gente sin pesticidas". La minúscula cafetería, con un par de mesas sobre el asfalto, exhibe bandera con imagen del Che Guevara al lado de una frase de la revolucionaria Rosa Luxemburgo: "Quien no se mueve, no siente las cadenas."

Si vives en el barrio europeo, es fácil dejarse llevar por el surrealismo de Magritte. Acabas sintiendo que hay seres misteriosos, aunque "todas las cosas visibles esconden otra cosa visible", decía el pintor que se inspiraba en cosas ordinarias y jugaba con la ambigüedad. Cuando oscurece y se iluminan viñetas vecinales, con ventanas sin cortinas, aparece, un día más, el hombre solitario encadenado a su ordenador. Cuando oscurece, se enciende la luz de la inmensa cúpula del Parlamento, y el indigente de ojos azules espesos como una ola rota se refugia en los bajos del edificio del eurócrata solitario. Cuando oscurece, ves lo que parece ser un desfile de imágenes, de historias ilustradas, pero no sabes qué está pasando, quién está escribiendo el guion. La vida como una representación, escenificada en el ya desaparecido cucurucho-escultura multicolor de la Place Jourdan, atiborrado, no de las famosas patatas fritas belgas, sino de piernas alegres y desinhibidas, cada una de ellas con un calzado diferente, y cuyas cabezas invisibles se intuían hacinadas en la estrechez de la punta del cono. Para no pringarse de salsa y llegar a las que están aplastadas contra el fondo, hay que arremangarse.

CAPÍTULO 2
HORMONAS ALTERADAS

El verano de 2015, después de seis años bajo el cielo bíblico de Jerusalén y cuatro bajo el capitalista de Washington, mis hormonas alteradas se instalaron en el nublado ecosistema bruselense. Hacía tiempo que en la capital de Europa se estaba librando un acalorado debate sobre un tema crucial para la salud pública y el medio ambiente: la primera regulación de una familia de sustancias químicas sintéticas capaces de alterar el equilibrio hormonal. *Regular* tiene que ver con *reglar* o 'ajustarse a una pauta o norma'. *Regular* es hacer una lista y decir qué sustancias se quedan fuera del mercado y qué sustancias permanecen.

¿Pero cuál es la definición de *perturbadores hormonales* o *disruptores endocrinos*? La más comúnmente admitida es la de la Organización Mundial de la Salud, OMS: "Sustancias o mezclas exógenas (que se generan o se forman en el exterior) que alteran una o varias funciones del sistema endocrino y, por tanto, tienen efectos adversos para la salud en un organismo intacto, su progenie o partes de su población."[38]

Esta definición establece dos subcategorías: una para los disruptores endocrinos sospechosos y otra para los que poseen indicios de perturbación endocrina.

Sin embargo, en la definición que estableció la histórica Endocrine Society —"una sustancia química exógena [no natural], o una mezcla de sustancias, que interfiere con cualquier aspecto de la acción de las hormonas"— no hace falta demostrar el efecto negativo, "adverso",

---

[38] T. Damstra *et al. Global assessment of the state-of-the-science of endocrine disruptors.* OMS-IPCS, 2002; A. Bergman *et al. State of the Science of Endocrine Disrupting Chemicals.* OMS-UNEP, 2012.

de un químico, basta la evidencia de que se altera una función endocrina.[39] Fundada en 1916, la estadounidense Endocrine Society[40] es la organización más antigua en el estudio de los "disruptores" endocrinos y la más numerosa del mundo: cuenta con 18.000 miembros, entre científicos y expertos de diferentes ramas.

Endocrine Society recuerda que fue la primera organización internacional en "adoptar una postura pública sobre el estado de la investigación científica en materia de alteradores endocrinos".[41] Fue en 2009. Ese año, los miembros de esta sociedad alertaron de la evidencia de que los "disruptores" endocrinos tienen efectos en la reproducción femenina y masculina y están relacionados con diferentes tipos de cáncer, entre otras enfermedades.[42] Ante este riesgo para la salud pública, una de sus recomendaciones fue invocar al principio de precaución. Y entre los peligros citados en esta declaración, los pesticidas organoclorados, es decir, que contienen cloro y son "altamente persistentes".[43] El primer plaguicida organoclorado, y seguramente el más tristemente conocido, el DDT (diclorodifeniltricloroetano).

"La principal vía de entrada de estos compuestos químicos en el organismo son los alimentos y sus envases", me comenta el catedrático Miquel Porta, sentado en una oficina del Parque de Investigación Biomédica de Barcelona, a pocos metros del mar. Porta, con una larga carrera estudiando los componentes químicos ambientales y los tóxicos más persistentes, cita un estudio liderado por Vicent Yusà "que encuentra tres y cuatro pesticidas en pruebas que ha hecho en niños valencianos".[44]

---

[39] R.T. ZOELLER *et al.* "Endocrine-disrupting chemicals and public health protection: a statement of principles from The Endocrine Society", *Endocrinology*, septiembre 2012.

[40] Endocrine Society (www.endocrine.org).

[41] A.C. GORE *et al. Introducción a las sustancias químicas que perturban el sistema endocrino (EDCs).* Endocrine Society - IPEN, diciembre de 2014.

[42] E. DIAMANTI-KANDARAKIS *et al.* "Endocrine-disrupting chemicals: an Endocrine Society scientific statement", *Endocrine Reviews*, junio 2009.

[43] Laura Georgina CALVA y María del Rocío TORRES. *Plaguicidas organoclorados.* Departamento de Hidrobiología, UAM.

[44] V. YUSÀ *et al.* "Influence of diet in urinary levels of metals in a biomonitoring study of a child population of the Valencian region (Spain)", *Science of the Total Environment*, vol. 618, 2018.

Y este resultado es así "porque están expuestos a partir de lo que comen", afirma el investigador barcelonés, que reconoce la existencia de un "precipicio" entre la medicina clínica y los investigadores.

Que las rutas donde las personas y animales entran en contacto con los perturbadores hormonales son "diversas" lo constata también la Endocrine Society. Junto al consumo de alimentos, menciona también "el del agua, a través de la piel, por inhalación y por transferencia de la madre al feto (a través de la placenta) o de la madre al bebé (en la lactancia) si una mujer tiene DE en su cuerpo".[45]

¿HAY UMBRAL DE SEGURIDAD?

Ante esta exposición múltiple, me pregunto si existen límites realmente seguros en los alimentos. Para la Autoridad Europea de Seguridad Alimentaria, EFSA, creada en 2002 y con sede en Parma (Italia), se pueden establecer unos niveles de "seguridad" para las personas consumidoras en algunas sustancias. La Comisión Europea asegura que "gracias a las normas de la UE, los ciudadanos europeos gozan de uno de los mayores niveles de seguridad alimentaria del mundo".[46] Y los dos primeros datos que destaca son: la industria agroalimentaria es el segundo sector económico de la UE. Emplea a 48 millones de personas y representa para la economía europea unos 750.000 millones de euros anuales. Y dos: no pueden anunciarse propiedades saludables de los alimentos sin que se hayan demostrado científicamente y lo haya autorizado la Comisión Europea. Entre los principios básicos, cita el de precaución. Y para impedir la propagación de plagas "es esencial invertir en fitosanidad", es decir agroquímicos, para mantener, en su opinión, una agricultura sostenible y competitiva.

Hablar de "legal" y "seguro" es hablar de Límites Máximos de Residuos (LMR) y de la Ingesta Diaria Admisible (IDA). Según el Reglamento europeo, "los LMR deben establecerse en el nivel más bajo que pueda alcanzarse según las buenas prácticas agrícolas para cada plaguicida con vistas a proteger a grupos vulnerables como los niños y los

---

[45] A.C. GORE *et al. Introducción a las sustancias químicas que perturban el sistema endocrino (EDCs).* Endocrine Society - IPEN, diciembre de 2014.

[46] Comisión Europea. *Seguridad alimentaria,* 2014.

no nacidos".[47] Mientras que la IDA es "la cantidad aproximada de un aditivo presente en un alimento, expresada en relación con el peso corporal y que se puede ingerir a diario, durante toda la vida de una persona, sin que llegue a representar un riesgo apreciable para la salud".[48]

LMR e IDA son los enfoques actuales que fijan límites que, si no se superan, no tienen por qué suponer un riesgo para nuestra salud. De este modo, la alerta oficial solo se dispara cuando se traspasan esos límites establecidos. En este caso, son las dosis las que hacen el veneno. Altas dosis, peligro. Dosis bajas, hay nivel de seguridad. Una percepción cuyo origen hay que buscarlo en la visión de un médico y químico suizo del siglo XVI. Paracelso, hace 500 años, expresó "el principio básico de la toxicología: todas las cosas son veneno y nada es sin veneno. Solo la dosis hace que una cosa no sea un veneno", recuerda una página web que informa sobre sustancias químicas esenciales para productos de uso cotidiano.[49]

Seguir, en pleno siglo XXI, por esa línea establecida por Paracelso es añadir un grado más de complejidad a los contaminantes hormonales, porque las afirmaciones de algunos expertos en toxicología (el estudio de las sustancias tóxicas y sus efectos)[50] no siempre coinciden con las de algunos especialistas en endocrinología (estudio de las secreciones internas).[51]

Ante este embrollado panorama, el periodista especializado en ecología Carlos de Prada aclaraba en 2017 que "los conceptos básicos de la endocrinología que afectan a esta cuestión no han sido tenidos en cuenta" y, por lo tanto, *legal* y *seguro* pueden "no coincidir" para pesticidas que pueden tener efectos de disrupción endocrina.[52] También reprueba la decisión tomada por la Comisión Europea en 2008 cuando armonizó los LMR en todo el territorio comunitario

---

[47] Reglamento (CE) n° 396/2005 del Parlamento Europeo y del Consejo, de 23 de febrero de 2005, relativo a los límites máximos de residuos de plaguicidas en alimentos y piensos de origen vegetal y animal, punto 5.

[48] Wikipedia.

[49] Chemicalsafetyfacts.org. "La dosis hace el veneno".

[50] RAE. Real Academia Española.

[51] RAE. Real Academia Española.

[52] *Alimentos con residuos de pesticidas alteradores hormonales. Una grave amenaza para la salud consentida por las autoridades.* Fundación Vivo Sano, noviembre 2017.

porque *armonizar* significó en el fondo "una subida masiva de los límites 'seguros' de una enorme cantidad de pesticidas en algunos países", y cita a modo de ejemplo a Austria. Autor de *La epidemia química*[53] y *Hogar sin tóxicos*,[54] De Prada ha recibido numerosos premios durante su larga trayectoria, como el Premio Global 500 de la ONU (2000) y el Premio Nacional de Medio Ambiente (1997).

UN CÓCTEL DE PEQUEÑAS DOSIS

Sin ánimo de alertar, puntualiza, pero consciente de su papel de investigador, también de informador, el catedrático Miquel Porta asegura que convivimos con una "exposición crónica, de múltiples causas", porque estamos expuestos a los compuestos químicos "que, en buena medida, podemos evitar, cada día de nuestra vida", aunque sea a "dosis bajas", y las consecuencias de "este cóctel de sustancias tardan años en producirse". Ante esta exposición combinada y continua, Porta advierte que "hay muchas mujeres embarazadas en el mundo cuyo líquido amniótico ya está contaminado, aunque a menudo los efectos no serán graves".

Los estudios realizados hasta ahora analizan pesticida por pesticida, pero no el conjunto de sustancias al que estamos expuestos cada día y cómo interactúan entre ellas. Es el llamado *efecto cóctel*. Y precisamente por esta peculiaridad Carlos de Prada señala que es "una de las más claras razones que llevan a cuestionarse la supuesta seguridad de los límites legales de exposición a estas sustancias" —se refiere a la exposición a varios pesticidas y/o otras sustancias contaminantes— "ya que, aparte de otros errores, estos límites se determinaron evaluando los llamados niveles sin efecto adverso observados (NOAEL) para sustancias individuales, sustancia a sustancia, y no los efectos de la exposición combinada".[55]

Para el investigador Nicolás Olea, de la Universidad de Granada, precisamente "el efecto cóctel es el responsable de la enfermedad más

---

[53] Ediciones I, 2012.

[54] Ediciones I, 2013.

[55] *Alimentos con residuos de pesticidas alteradores hormonales. Una grave amenaza para la salud consentida por las autoridades.* Fundación Vivo Sano, noviembre 2017.

que los compuestos individuales".[56] La propia Agencia Europea de Sustancias Químicas (ECHA) reconoce que "existen dudas sobre si el análisis de solo las sustancias químicas individuales ofrece la seguridad necesaria y si los efectos de la combinación de sustancias químicas deberían abordarse de una manera más sistemática". Así que, de momento, "no existe un requisito legal general para que la industria evalúe la combinación de los efectos y los riesgos de diversas sustancias químicas debido a una exposición combinada".[57]

En el libro coral *Nuestra contaminación interna*, Porta señala que "aunque la exposición sea a dosis bajas, los niveles que pueden acumularse en un organismo pueden ser lo suficientemente elevados como para provocar efectos dañinos a largo plazo [...]", "que llegue a degradarse no significa que se elimine el riesgo que lleva asociado [...]", "no estamos expuestos a una sola sustancia".[58]

Por ahí van también las conclusiones de la investigadora francesa Barbara Demeneix cuando me alerta de que "hay muchos disruptores endocrinos que muestran efectos más significativos en dosis bajas que en dosis altas" y las explicaciones científicas que da para esta afirmación es porque las sustancias químicas disruptoras "pueden inducir una respuesta en dosis bajas", además de tener en cuenta también las respuestas fisiológicas que se desencadenan con las dosis bajas porque "estamos expuestos a muchas sustancias químicas que incluso en dosis bajas pueden tener efectos significativos cuando todas ellas se juntan".

En su libro *Toxic cocktail*,[59] Demeneix cuestiona la frase "no relevante para humanos" porque "si una sustancia causa efectos adversos en ratas, ratones o renacuajos" —se refiere a los experimentos realizados en laboratorios— "es más que probable que causará efectos adversos en humanos, particularmente en mujeres embarazadas e infantes". Y se muestra tajante con el hecho de que a la gente de la

[56] Promoción IX Congreso Internacional de Medicina Ambiental. Fundación Alborada, del 22 al 24 de junio de 2017.

[57] ECHA, Las sustancias químicas en nuestra vida. "Efectos combinados de las sustancias químicas" (https://https://chemicalsinourlife.echa.europa.eu/es/combined-effects-of-chemicals).

[58] M. PORTA, E. PUIGDOMÈNECH y F. BALLESTER. *Nuestra contaminación interna*. Catarata, 2009.

[59] Oxford University Press, 2017.

industria química no le importe el tema de las pequeñas dosis porque piensan que no afecta a la salud humana. "Nosotros sabemos que esto, simplemente, no es verdad", zanja.

Lo de las dosis pequeñas y repetidas no es un asunto nuevo. En 1962, la bióloga Rachel Carson se expresaba así en el clásico *Primavera silenciosa*: "La teoría de Warburg" —se refiere al bioquímico alemán Otto Warburg— "explica también por qué dosis repetidas y pequeñas de un carcinógeno son más peligrosas, en ciertas circunstancias, que una sola dosis grande. Esta última puede matar las células en el acto, mientras que las dosis pequeñas permiten sobrevivir a algunas, aunque dañadas. Estas supervivientes pueden convertirse entonces en células cancerosas [...] aunque cualquiera de esas supuestas 'dosis inofensivas' puede bastar para inclinar la balanza que ya está sobrecargada con otras 'dosis inofensivas'." También puede producirse el daño "por el hecho de que dos o más carcinógenos diferentes actúen juntos, de forma que se establezca una suma de sus efectos".[60]

La Agencia Europea de Seguridad Alimentaria, EFSA, en su informe anual sobre el contenido de residuos de plaguicidas en alimentos de la UE (abril 2017), con datos de 2015, y después de haber analizado 84.341 muestras, publicó que un 97,2% "estaban libres de residuos cuantificables o contenían residuos en los niveles legalmente permitidos". Por lo tanto, cumplían con los Límites Máximos de Residuos (LMR) fijados por la legislación alimentaria europea, mientras que un 1,6% superaba "los límites legales".[61] En el caso español, "el 98,9% de las muestras respetaron el LMR".[62]

Hablar de "dosis bajas" y el "efecto cóctel" es entrar en un terreno pantanoso de muy difícil salida. "Nosotros creemos que es importante", me comenta la investigadora Martine Vrijheid, que durante cinco años estuvo trabajando en la Agencia de Investigación sobre el Cáncer, IARC, perteneciente a la Organización Mundial de la Salud, OMS, que promueve investigaciones sobre esta enfermedad. Pero

---

[60] Capítulo "Uno de cada cuatro".

[61] *The 2015 European Union report on pesticide residues in food.* EFSA, abril 2017 (http://onlinelibrary.wiley.com/doi/10.2903/j.efsa.2017.4791/full).

[62] *Informe anual UE de residuos de plaguicidas en alimentos de 2015.* Ministerio de Sanidad - AECOSAN, abril 2017.

atención a un matiz, "no hay mucho estudio en humanos sobre el 'efecto cóctel'" debido a su complejidad. "Hay muchas sustancias y todos estamos expuestos a niveles bajos. Lo que no sabemos es si todas estas dosis bajas juntas pueden tener algún efecto. Necesitamos más tiempo", especifica la científica holandesa afincada en Barcelona desde hace una década.

Contaminantes que aman las grasas

Pero ¿cómo se puede detectar en una persona una irregularidad hormonal desencadenada por una sustancia química producida en un laboratorio? A esta pregunta me contestó la biofísica especialista en riesgos ambientales Ruth Echevarría, del centro de medicina ambiental Fundación Alborada de Madrid,[63] durante nuestro encuentro en Bruselas: "Es complejo, hay que hacer unos análisis específicos, ir a buscar determinados químicos. Además, en nuestro caso, el especialista te preguntará por tu entorno, por tus antepasados, dónde vivía tu madre cuando estaba embarazada de ti, la ocupación de tus progenitores, dónde vivías cuando eras pequeño, dónde trabajas, qué haces a lo largo del día, qué comes, qué bebes... Todos esos detalles que un médico habitual no tiene tiempo de preguntar."

La Fundación Alborada está adherida a la campaña municipal "Mi ciudad cuida mis hormonas",[64] iniciada por la ONG Ecologistas en Acción,[65] que cuenta con más de 300 grupos distribuidos por todo el territorio español. La Clínica de Medicina Ambiental en Madrid de la Fundación Alborada es una iniciativa pionera en su campo, subrayó Echevarría. Desde 2017, y en colaboración con la Universidad Complutense de Madrid, organiza el Certificado y Diploma de Anatomía Patológica. "Un porcentaje muy elevado de las personas que tratamos tienen problemas de alteración endocrina. Hablamos del 80-90%, es algo que llama mucho la atención [...] No solo en los análisis de sangre, también en la orina, en el cabello y, muy importan-

---

[63] Fundación Alborada (http://www.fundacion-alborada.org).

[64] "Mi ciudad cuida mis hormonas" (https://miciudadcuidamishormonas.blogspot.be).

[65] Ecologistas en Acción (https://www.ecologistasenaccion.org).

te también, en la grasa corporal [...] La grasa secuestra los tóxicos y se quedan ahí. A la larga ocasiona problemas", manifestó Echevarría.

El sistema nervioso, explica el catedrático Miquel Porta, es especialmente rico en lípidos y los COP (Contaminantes Orgánicos Persistentes) más lipofílicos —es decir, que aman las grasas— se acumulan en él y pueden favorecer enfermedades como el Parkinson y el Alzheimer.[66] El problema, en opinión de Porta, "es que en los estudios de biomonitorización miramos la orina y vemos que más del 90% de los ciudadanos tienen bisfenol A o glifosato. ¿Por qué? Porque estamos expuestos cada día". Hablar de compuestos químicos persistentes es, señala el investigador, hablar de aquellos que tienen capacidad de "bioacumulación" y son potencial o demostradamente dañinos.

La biofísica Ruth Echevarría me planteó otro posible foco de toxicidad procedente de determinados productos de limpieza. ¿Quién limpia?, se pregunta.

En octubre de 2017, recién instalada en Barcelona después de doce años de ausencia, me llamó la atención una noticia con origen en Bruselas que seguramente pasó desapercibida para la mayoría de consumidores: "Cumbre de líderes de la UE vuelve a su antigua sede por intoxicaciones en la nueva".[67] La importante cumbre de los líderes de la Unión Europea del 19 y 20 de octubre de ese año, marcada por el conflicto catalán, se tuvo que trasladar a la antigua sede de la institución por medidas de precaución porque "veinticuatro empleados de las cocinas del edificio Europa, la nueva sede del Consejo inaugurada hacía menos de un año, habían necesitado asistencia médica por una leve intoxicación por gases nocivos". El diario explicaba que "el problema técnico, al igual que en la ocasión precedente (el viernes anterior había habido un caso similar con 15 personas trabajadoras, algunas de ellas también afectadas una semana después), era consecuencia de una "mala reacción química de productos de limpieza". Esa "leve intoxicación" había causado náuseas, vómitos y picor de ojos en las personas empleadas, "todas ellas personal externo al Consejo y vinculado a la empresa que explota los comedores".

[66] M. Porta, E. Puigdomènech y F. Ballester. *Nuestra contaminación interna.* Catarata, 2009.

[67] *La Vanguardia*, EFE, 18 octubre 2017.

En el contexto doméstico, el polvo acumulado también puede ser un motivo de preocupación. Así lo certifica la primera investigación de Greenpeace que en 2003 denunció la presencia de "sustancias químicas peligrosas" en muestras de polvo recogidas en diferentes hogares de Europa, entre ellos España,[68] "como resultado de su liberación de una gran variedad de artículos de decoración y otros productos domésticos presentes en las habitaciones donde se recogieron las muestras".

El informe detalla que todas estas sustancias "comparten unas características comunes": son tóxicas, no se descomponen fácilmente y todas han sido encontradas "entre los contaminantes contenidos en el cuerpo humano". Y entre los compuestos citados, los "alquifenoles", que relaciona con detergentes industriales, pinturas al agua y algunos productos de higiene; los "'piorretardantes bromados', aplicados en tejidos o incorporados a plásticos, espumas y componentes eléctricos y electrónicos"; los "'compuestos organoestánnicos', usados como estabilizantes en plásticos, especialmente PVC", contra los ácaros y el moho, así como los "'éteres de ftalato', usados como flexibilizantes en productos de PVC" como suelos, muebles y ropa. En la foto de la cubierta de este documento, aparece la actriz francesa Marion Cotillard aspirando su apartamento como participante del proyecto "La casa intoxicada", de Greenpeace.

Pero para "limpiar nuestro hogar de tóxicos es importante limpiar antes nuestra mente de una serie de planteamientos erróneos y desmotivadores", manifiesta el periodista Carlos de Prada.[69]

LA SANGRE DE LA CLASE POLÍTICA

Hablar de sustancias que no se descomponen fácilmente es hablar de sustancias "persistentes", de una larga duración, que pueden permanecer años en nuestro organismo. En 2004, un año después del informe de Greenpeace sobre el polvo doméstico, la por entonces ministra de Medio Ambiente Cristina Narbona, junto con otros dirigentes europeos y europarlamentarios, se dejó sacar sangre por la ONG WWF/Adena, promotora de la campaña "DetoX: Campaign-

---

[68] *Consumiendo química. Las sustancias peligrosas en el polvo doméstico como indicador de la exposición química en el hogar.* Greenpeace, octubre 2003, p. 42.

[69] *Hogar sin tóxicos.* Ediciones I, 2013.

ing for safer chemicals",[70] con la intención de dar a conocer a la ciudadanía europea las sustancias tóxicas a las que estamos expuestos. Narbona, actual presidenta del PSOE, presentaba "un cóctel químico peligroso", la más contaminada entre sus colegas.[71] El análisis había detectado el rastro de 43 de las 103 sustancias tóxicas que se buscaban. Ante este resultado de alguien que trabaja en una oficina, nada que ver con la exposición a la que están sometidos los agricultores y sus familias, Narbona dijo que la contaminación química "concierne a todos" y admitió que a la hora de abordar esta problemática "los países nórdicos nos llevan la delantera".

Políticos pero también periodistas, científicos, alguna que otra celebridad y voluntarios participaron en esta larga campaña de tres años, de 2003 a 2006, que pretendía tocar el "nervio del público" sobre "químicos fuera de control", informa el documento. En todos los casos analizados, "los resultados mostraron que las personas están contaminadas con un cóctel de sustancias químicas persistentes, bioacumulativas y tóxicas hechas por el ser humano, para algunas de las cuales las consecuencias siguen siendo desconocidas". WWF o Fondo Mundial para la Naturaleza nació en Suiza en 1961 con la idea de proteger la naturaleza. Es la del logo del oso panda.

PESTICIDAS EN LA MESA

Hablar de pesticidas o fitosanitarios es hablar de agentes químicos o biológicos utilizados para proteger los cultivos y las plantas de enfermedades y plagas. Los pesticidas incluyen fungicidas y bactericidas, herbicidas, acaricidas, insecticidas, molusquicidas, nematicidas, reguladores del crecimiento de plantas y otros productos protectores, me puntualiza la doctora en biología Eva Casanova.

En los últimos cincuenta años, la población global se ha más que doblado, mientras que los terrenos agrícolas solo han aumentado alrededor del 10%. Los pesticidas han ayudado a esta agricultura intensiva, "sin embargo, ello se ha logrado a costa de la salud humana y el medio ambiente, y al mismo tiempo el aumento de la producción

---

[70] "DetoX Campaign: revealing the truth about chemicals". WWF, 2003-2006.

[71] A. ACOSTA. "Narbona presenta el nivel más elevado de tóxicos entre 14 ministros de la UE", *ABC*, 27 octubre 2004.

de los alimentos no ha logrado eliminar el hambre en todo el mundo. La dependencia de plaguicidas peligrosos es una solución a corto plazo", se reflexiona en un informe de las Naciones Unidas sobre el derecho a la alimentación de 2017.[72] El documento arroja una cifra impactante: "Se calcula que los plaguicidas son responsables de 200.000 muertes por intoxicación aguda al año", la mayor parte "en países en desarrollo". Con esta cifra, es lógico pensar que los más afectados son los agricultores que manipulan e inhalan los pesticidas y habitantes de zonas próximas a las fumigaciones.

En 2050, la OMS calcula que la población mundial será de 9.700 millones de personas, un 30% más que en 2017, sobre todo en países en desarrollo,[73] y, como consecuencia, "los plaguicidas se continuarán utilizando porque permiten evitar pérdidas importantes de las cosechas". Sin embargo, sus efectos sobre las personas y el medio ambiente son una preocupación. Por eso, en determinadas condiciones, este organismo aboga por "producir alimentos sin necesidad de plaguicidas".

La toxicóloga griega y científica medioambiental Angeliki Lyssimachou, de la ONG PAN-Europe, remarca que "ejemplos claros de las consecuencias de esta exposición los vemos en agricultores y sus hijos. Vemos —me explica— aumento de cánceres, trastornos del desarrollo neurológico, problemas de reproducción y enfermedades como el Parkinson". Siguiendo en esa misma línea, el eurodiputado de Los Verdes durante los años 2017-2019 Florent Marcellesi reclama escuchar a las principales víctimas que se han visto afectadas por los alteradores hormonales, "que pueden ser, principalmente, a través de los pesticidas", a la vez que reivindica, en primer lugar, reconocerlas como tal, como víctimas, "para que el Estado las escuche, las reconozca, las repare".[74]

---

[72] "Informe de la Relatora Especial sobre el derecho a la alimentación". Naciones Unidas, 24 enero 2017 (https://www.refworld.org/cgi-bin/texis/vtx/rwmain/opendocpdf. pdf?reldoc=y&docid=58ad94864).

[73] "Residuos de plaguicidas en los alimentos". Organización Mundial de la Salud, julio 2017.

[74] Entrevista con la autora.

Un estudio encargado por la Organización de Consumidores y Usuarios, OCU,[75] en seis tipos de frutas y verduras consumidas en el Estado español dio como resultado que el 21% de las muestras tenían más de cinco pesticidas, el 11% tenían cuatro o cinco y el 32% entre dos y tres. Las peras eran las frutas con más carga química, todas con un mínimo de cuatro pesticidas diferentes.[76] Las peras también estaban en la lista de "vegetales y frutas más sucios", según se hizo eco la BBC-Mundo, a partir de una lista elaborada por la ONG norteamericana Environmental Working Group.[77] Junto a las peras, se incluían fresas —"en una fresa puede haber restos de varios pesticidas diferentes"—, espinacas, manzanas, cerezas, uvas, apio, tomates y, entre otros, patatas.

La conclusión de otro análisis realizado por PAN-Europe en 2017 en frutas y verduras en todos los estados miembros[78] desveló que la mayoría de estos residuos "disruptores" se encontraron en frutas y verduras producidas en España, Grecia e Italia, por este orden. Aunque, avisa PAN, "todos los países están afectados" por el uso de pesticidas con actividad disruptora en la agricultura, tanto si producen como si consumen.

Marcellesi y Lyssimachou me recordaron que Francia, a diferencia de España —"el primer productor de pesticidas y el primer productor de transgénicos de Europa"—, tiene una red que conecta a los perjudicados por los pesticidas. Y esto es así porque, entre otras cosas, el 7 de mayo de 2012 el país galo reconoció el Parkinson como una enfermedad de los agricultores relacionada con el manejo de pesticidas.[79] Francia, según la investigadora Paloma Alonso-Magdalena, de la Universidad Miguel Hernández de Elche, "debería ser

---

[75] OCU (www.ocu.org).

[76] "Pesticidas en frutas y verduras". OCU, septiembre 2014.

[77] BBC-Mundo. "Cuáles son las frutas y vegetales que tienen más residuos de pesticidas y cómo reducirlos". "

[78] PAN Europa. "Endocrine disrupting pesticides in European food". Bruselas, 2017.

[79] Prevención Integral. CERpiE, Universitat Politècnica de Catalunya. "Se cumplen cuatro años desde que Francia reconoció la enfermedad de Parkinson como profesional para los aplicadores de pesticidas", 11 agosto 2016.

para nosotros un referente por su implicación y concienciación en el problema de la toxicidad ambiental".[80]

¡Qué paradoja! Más que nunca somos conscientes de lo necesario que es llevar una vida sana, y eso incluye comer fruta y verdura cada día, además de hacer deporte y evitar el tabaco y reducir el alcohol, pero resulta que esa fruta y verdura que tanto necesitamos para llevar una dieta saludable puede que no esté exenta de riesgos.

En territorio español, la mitad de la superficie se destina a actividades agrícolas o ganaderas[81] y ello lleva aparejado un uso masivo de pulverizaciones. Si se suman los 28 países de la UE, el consumo es de 400.000 toneladas de químicos cada año, y según los datos de la Oficina Europea de Estadística, Eurostat, de 2016, referentes al 2014, España es el país que más pesticidas consume de toda la Unión Europea, con un 19,9%. Le siguen Francia, Italia y Alemania.[82]

Pero al mismo tiempo el Estado español es también el país líder de la UE en tierra dedicada al cultivo ecológico, con más de 2 millones de hectáreas (datos de la Eurostat de 2016), aunque una parte importante de esta producción se dedica a la exportación.[83]

La punta del iceberg

En un mundo en el que los equilibrios, y no solo los hormonales, son cada vez más difíciles de mantener, un importante informe publicado por el Programa de Naciones Unidas para el Medio Ambiente (PNUMA) y la Organización Mundial de la Salud (OMS) el 19 de febrero de 2013 arrojó una nueva visión sobre el estado de la ciencia de los alteradores hormonales.[84] El documento se centra en un asunto que "necesita ser resuelto" y utiliza términos tan rotundos como "riesgo global" y "la punta del iceberg".

---

[80] Entrevista con la autora.

[81] La Moncloa, "Agricultura", 1 febrero 2017 (https://www.lamoncloa.gob.es/espana/historico/eh15/agricultura/Paginas/index.aspx).

[82] "Pesticide sales statistic". Eurostat, 2016.

[83] Joaquim ELCACHO. "España mantiene el liderato europeo en agricultura ecológica", *La Vanguardia*, 16 noviembre 2017.

[84] Åke BERGMAN *et al. State of the science of endocrine disrupting chemicals 2012.*

Encargado a 16 expertos internacionales, fue liderado por Åke Bergman, profesor de química medioambiental de la Universidad de Estocolmo y director del Centro Sueco de Investigación Toxicológica, Swetox. En la lista de autores se incluye también a investigadores de la talla de Andreas Kortenkamp, de la Universidad Brunel de Londres, y Niels E. Skakkebaek, especialista en el sistema reproductor masculino, de la Universidad de Copenhague.

El documento habla de efectos que pueden hacerse visibles meses o años después de la exposición química. Futuras generaciones se pueden ver afectadas y de ahí que el incremento de enfermedades actuales podría en parte deberse al chute químico al cual estuvieron expuestos nuestros antepasados. Porque "el bienestar de futuras generaciones de humanos y de la fauna salvaje depende de medioambientes seguros", advierte el informe, que en el prefacio deja claro que los científicos que han colaborado en su redacción no representan a ninguna organización, ni gobierno, ni industria. Al mismo tiempo, animan a seguir investigando.

Parece ser que su publicación no fue nada fácil, relata la periodista francesa Stéphane Horel en el libro *Intoxication*, subtitulado "Perturbadores endocrinos, lobbistas y eurócratas: una batalla de influencia contra la salud",[85] porque aunque estaba listo para imprimir a partir de junio de 2012 no vio la luz hasta febrero de 2013. Y una vez publicado, se vio sometido a duras críticas por parte de la industria química. "El informe parece más una declaración política que un documento científico. En particular, parece reiterar las opiniones del profesor Kortenkamp", recoge Horel a partir de un documento interno del *lobby* Cosmetics Europe dirigido a la Comisión Europea.

El informe de la OMS-PNUMA era el más completo sobre alteradores hormonales que se había hecho en la última década desde el publicado en 2002.[86] Pero si diez años antes se hablaba en términos de "una débil evidencia", el nuevo documento era más contundente. "Muchas sustancias químicas cuyos efectos sobre el sistema hormonal todavía están por investigar podrían tener importantes repercu-

---

[85] París: La Découverte, 2015. Capítulo "Rue de la Loi".

[86] *Global assessment of the state-of-the science of endocrine disruptors*. OMS-PNUMA-ILO, 2002.

siones en la salud", al mismo tiempo que se reconocía que estamos ante un nuevo desafío cuyos efectos dependen del "nivel" y el "momento" de la exposición.

OMS-PNUMA enumeran el aumento de enfermedades y trastornos endocrinos en los últimos años. Aquí va un resumen:

– Línea ascendente de cánceres (de mama, próstata, testicular, tiroides, endometrial) en los últimos 40-50 años.

– En algunos países hasta un 40% de hombres jóvenes tenían un semen de baja calidad.

– Incidencia de malformaciones genitales.

– Problemas de neurocomportamientos asociados a un trastorno de tiroides afectan a una alta proporción de población infantil en algunos países.

– Adelanto de la pubertad femenina en todos los países que se ha estudiado, con el consiguiente riesgo de cáncer de mama que eso conlleva.

– La prevalencia de la obesidad y la diabetes del tipo 2 "ha crecido dramáticamente en todo el mundo en los últimos 40 años". Y una alerta, desde 1980 la obesidad se ha más que doblado en el mundo. Pocos años después, en 2015, la OMS ya hablaba de "epidemia de obesidad y sobrepeso".[87]

Para explicar este incremento de enfermedades en los últimos años, se descartaba que el factor genético fuera la única explicación posible. Hay que tener en cuenta además factores no genéticos como la alimentación, la edad de la madre y la exposición química, aunque sean difíciles de identificar. La e-basura y los electrodomésticos no reciclados convenientemente también se perciben como una fuente importante de disruptores hormonales.

El estudio avisaba también de que hay cerca de 800 sustancias químicas conocidas o sospechosas de ser disruptoras (año 2012) aunque "solo una pequeña fracción de estos químicos han sido investigados en pruebas capaces de identificar efectos endocrinos manifiestos en organismos intactos". Ante este panorama, se vislumbra "la punta del iceberg".

---

[87] "Epidemia de obesidad y sobrepeso vinculada al aumento del suministro de energía alimentaria". OMS, julio 2015.

Con anterioridad a este informe, otros organismos se habían involucrado en un intenso y complejo trabajo científico sobre el posible impacto de los "saboteadores" hormonales en los humanos y la fauna. En 2011 la Comisión Europea publicó *State of the art assessment of endocrine disrupters. Final report*, liderado por el profesor Andreas Kortenkamp.[88]

En 2012, la Agencia Europea de Medio Ambiente dio luz verde a *The impacts of endocrine disrupters on wildlife, people and their environments. The Weybridge+15 (1996-2011) report.*[89]

Y tres años antes, en 2009, la Endocrine Society hizo público su "Endocrine-disrupting chemicals: an Endocrine Society scientific statement".[90]

"¿QUÉ ME HA OCURRIDO?"

El cáncer es una de las principales causas de muerte del mundo. Y las cifras se dispararán en las dos próximas décadas en el Estado español. Entre los tumores más diagnosticados, se incluían el de mama y el de próstata, de dependencia hormonal. Era la alerta de la Sociedad Española de Oncología Médica, SEOM, en su informe *Las cifras del cáncer, 2017*. "En números absolutos, España es uno de los países europeos en los que se diagnostican más tumores y en los que fallecen un mayor número de personas por cáncer", se revelaba en el apartado "Mortalidad". Y atención al dato que SEOM publicaba en enero de 2018: si un año antes los nuevos casos estimados de cáncer en España han sido de 228.482, para 2035 se estima que habrá 315.413 nuevos casos.

"No te voy a besar [...] estoy horrible [...] mi cabello ha abandonado mi cuerpo [...] Esto simplemente no es vida [...] Solo estoy empapado por la quimio", canta el grupo de rock norteamericano Chemical Romance en la canción "Cancer", incluida en el álbum *The Black Parade* (2006), que describe la realidad "desnuda" de un enfermo terminal. El lirismo de esta composición va directo a las

---

[88] http://ec.europa.eu/environment/chemicals/endocrine/pdf/sota_edc_final_report.pdf

[89] https://www.eea.europa.eu/publications/the-impacts-of-endocrine-disrupters

[90] E. DIAMANTI-KANDARAKIS *et al. Endocrine Reviews*, junio 2009.

venas del corazón como la aguja que traspasa la piel amarillácea de una persona comida por el cáncer. "[...] estoy horrible [...] Solo estoy empapado por la quimio". La banda decidió componerla tras haber participado en algunas de las actividades de la fundación Make a Wish. "Quise hacer algo tan brutalmente honesto que se convirtiera en algo hermoso, algo tan totalmente feo que se convirtiera en algo con lo que uno se pueda identificar", afirmó Gerard Way, vocalista del grupo.[91] Años más tarde, Twenty One Pilots haría su particular versión de este tema: "Mis labios están agrietados y pálidos [...] No te voy a besar [...] Entiérrame con mis colores favoritos [...] La parte más difícil de esto es dejarte [...] Oh, mi agonía."

Hubo un momento en que la voz de fondo de Way cantando "Llama a mi tía Marie" se entrelazó con otras dos voces, la del informe *Los límites del crecimiento*, de 1972, y la del estremecedor relato *La metamorfosis*, escrito por Franz Kafka en 1915. "Ayúdala a recoger todas mis cosas [...] No te voy a besar." Encargado por un grupo de científicos del Club de Roma a un equipo del Instituto Tecnológico de Massachusetts, *Los límites del crecimiento* avisaba que "si se mantienen las tendencias actuales de crecimiento de la población mundial, industrialización, contaminación ambiental, producción de alimentos y agotamiento de recursos, este planeta alcanzará los límites de su crecimiento en el curso de los próximos cien años".[92] "No te voy a besar. Porque la parte más difícil de esto es dejarte." "Una mañana", escribió Kafka, "tras un sueño intranquilo, Gregorio Samsa se despertó convertido en un monstruoso insecto... ¿Qué me ha ocurrido?" "Cariño, estoy empapado por la quimio [...] Simplemente esto no es vida."

En esta sociedad hiperdesarrollada nadie se salva de este continuo caldo de sustancias químicas, aunque son las mujeres embarazadas —hay respuestas que se deben buscar en el útero—, la primera infancia y los adolescentes, en una época de cambios hormonales, las personas más vulnerables. "Muchas de las cosas que necesitamos pueden

---

[91]   Wikipedia https://es.wikipedia.org/wiki/Cancer_(canción)

[92]   Ernest GARCIA. "Sostenibilidad y tecnología en el postdesarrollo", *Revista Científica del sitio web del Comité Científico Español del International Human Dimensions Programme on Global Environmental Change (IHDP)*, 2008.

esperar. El niño no puede. Ahora es el momento en que sus huesos se están formando, su sangre se está haciendo y sus sentidos se están desarrollando. A él no podemos contestarle "Mañana". Su nombre es "Hoy". Son las palabras de la chilena Gabriela Mistral, Premio Nobel de la Literatura 1945, recogidas en la primera página del *Legado químico* de Greenpeace. Para la organización ecologista, generaciones futuras pueden recibir como herencia, un "legado químico" que "está por todas partes".[93]

La coordinadora del proyecto europeo de investigación Helix,[94] Martine Vrijheid, destaca que todas las madres e hijos que han analizado en seis países europeos "están expuestos a los químicos que hemos medido. No son niveles altos, pero todos tenemos estos químicos en nuestros cuerpos". Porque "si la madre tiene un químico, el hijo también lo tiene. Algunos en la leche materna. En la leche materna están aquellos que se acumulan en los tejidos grasos, como los COPS (Contaminantes Orgánicos Persistentes), los retardantes de llama, los compuestos perfluorados... No el bisfenol A (BPA) porque se elimina muy fácilmente". La investigadora destaca que en estos análisis incluso se ha detectado DDT en muchas mujeres a pesar de que está prohibido desde hace años.

Vrijheid incluye el DDT, como el plomo y el mercurio, entre los pocos químicos de los que "tenemos evidencias fuertes que tienen efectos claros a niveles también bajos". En el caso del plástico y los pesticidas, "tenemos sospechas".

Los experimentos con animales de laboratorio realizados por el biólogo Frederick vom Saal (1945), de la Universidad de Missouri, "demostraron que pequeñas variaciones hormonales antes del nacimiento suelen tener consecuencias muy importantes que duran toda la vida", recoge Theo Colborn en el libro *Nuestro futuro robado*, que a mediados de los noventa del siglo pasado ya alertaba sobre las consecuencias de los alteradores hormonales. "La parte más difícil de esto es dejarte [...] Oh, mi agonía", canta Gerard Way.

---

[93] Catherine N. DONEY. *Legado químico. Contaminación en la infancia.* Greenpeace, 2004.

[94] www.projecthelix.eu

El abrazo protector de Europa

Desde hace tiempo numerosos estudios intentan determinar la relación de los perturbadores hormonales con el cáncer de dependencia hormonal, la infertilidad, los problemas de tiroides, el no descenso de testículos al nacer, los problemas de aprendizaje, la obesidad, la diabetes y una maduración precoz de las niñas. En 1997, Marcia Hermann-Giddens, de la Universidad de Carolina del Norte, fue de las primeras personas en detectar, tras haber estudiado más de 17.000 niñas, la mayoría blancas, un avance de al menos un año en la pubertad.[95]

A pesar de todo, Europa puede presumir de tener una legislación reconocida como la más estricta del mundo en materia de protección de los consumidores. Es una realidad que ninguna de las personas entrevistadas me ha discutido.

"Las legislaciones de pesticidas y biocidas de la UE están entre las más estrictas y protectoras del mundo", me señaló Roser Domènech Amado, jefa de unidad de la D.G. Santé de la Comisión Europea a través de un correo electrónico. Pero el contacto diario con tantos químicos, advierten algunas voces, nos hace cada vez más vulnerables.

Que la UE tiene "la más sofisticada regulación del mundo" se reconoce también en el informe *No brainer*, 2017,[96] de la doctora Maricel V. Maffini, experta en químicos con base en Maryland, EEUU, revisado por dos reconocidos investigadores, Barbara Demeneix y Philippe Grandjean. La ONG inglesa CHEM Trust[97] participó en este documento que pone el acento en el impacto de los químicos en el desarrollo del cerebro de los más jóvenes. Pero, a la hora de controlar los químicos, los tres investigadores detectan fallos. Por ejemplo, que no hay una adecuada información de seguridad sobre cada una de las sustancias y sobre sus efectos a nivel de neurodesarrollo. Que el proceso a la hora de eliminar los químicos es demasiado lento y las restricciones a menudo tienen grandes lagunas "como resultado del

---

[95] M.E. Herman-Giddens *et al.* "Secondary sexual characteristics and menses in young girls seen in office practice: a study from the Pediatric Research in Office Settings network", *Pediatrics*, abril 1997.

[96] *No brainer. The impact of chemicals on children's brain development: a cause for concern and a need for action.* CHEM Trust, marzo 2017.

[97] www.chemtrust.org

lobby de la industria". Y que siempre estamos expuestos a múltiples sustancias químicas, aunque la legislación casi nunca asuma este tipo de exposición, a pesar de que numerosos estudios científicos han demostrado que puede tener un efecto en nuestros cuerpos.

Alteradores hormonales en la dieta, pero también se pueden encontrar en el agua que bebemos, y en el mar, y en el aire, porque una vez que estas sustancias son liberadas al medio ambiente las más persistentes pueden ser transportadas por el aire o el agua a lugares remotos, a cualquier rincón del planeta. La actividad disruptora no tiene fronteras, anda por ahí, y afecta también a la flora y la fauna, con las que estamos tan íntimamente ligados. En este irremplazable planeta con signos claros de agotamiento no existen piezas sueltas, es un todo compacto.

Un problema de alcance global que necesita un debate global y por lo tanto una solución global. Por ahí va el Enfoque Estratégico de Productos Químicos a nivel internacional, SAICM en sus siglas en inglés, que aunque no tiene carácter vinculante "reafirma el compromiso de gobiernos, organizaciones intergubernamentales y la sociedad civil de minimizar para 2020 los efectos negativos" para la salud humana y el medio ambiente derivados de la producción y el uso de productos químicos.[98] Como destaca la Endocrine Society, SAICM "es un marco político con participación de múltiples grupos de interés, orientado a fomentar la gestión racional de las sustancias químicas".[99]

¿Cuándo habrá suficiente información?

Ante tantos avisos, surge una pregunta inevitable: ¿Hay ya suficiente evidencia científica? Los intereses en juego son muchos, así que, a pesar de todo lo publicado, las investigadoras e investigadores entrevistados en este libro apuestan por seguir investigando. Lo ven como una forma de mejorar incluso la recién inaugurada regulación y así "poder invocar el principio de precaución", matiza Martine Vrij-

---

[98] Ministerio de Agricultura y Pesca, Alimentación y Medio Ambiente. Gobierno de España, "Enfoque estratégico para la gestión de productos químicos a nivel internacional-SAICM".

[99] A.C. Gore *et al. Introducción a las sustancias químicas que perturban el sistema endocrino (EDCs)*. Endocrine Society - IPEN, diciembre 2014.

heid, "porque hay muchos procesos, otras maneras de actuar, que no se incluyen en esta regulación".

Sin embargo, en 2015, en un acto organizado en el Parlamento Europeo sobre disruptores endocrinos, el profesor Åke Bergman, líder del informe de la OMS-PNUMA *State of the science of Endocrine Disrupting Chemicals* (2012), dejaba claro que "tenemos suficiente información científica para actuar ahora".[100] Además de Bergman, la conferencia contó con la presencia de otros científicos de reconocido prestigio como Andreas Kortenkamp, Ana Soto y Barbara Demeneix.

Para la European Society for Paediatric Endocrinology y la Pediatric Endocrine Society, en el marco de un estudio centrado en la exposición química a fetos y niños, parece ser que también. Esto es lo que decían en 2011: "Durante los últimos años, se ha acumulado evidencia de que tanto las especies de vida salvaje como los seres humanos están expuestos a sustancias químicas disruptivas endocrinas ubicuas."[101] Una opinión compartida con el investigador Nicolás Olea, porque "de forma casi diaria se publican en la literatura médica nuevas asociaciones entre la exposición química ambiental y la prevalencia de ciertas enfermedades [...] En las últimas dos décadas han aparecido numerosas publicaciones científicas especializadas relacionando la exposición a ciertos compuestos químicos, introducidos en el medio ambiente por la actividad humana, con la aparición de nuevos síndromes y el desarrollo de enfermedades específicas de causa no bien conocida, pero que implican una disrupción del equilibrio hormonal".[102]

Ante estas y otras alertas, tal vez las cuestiones que se tendrían que formular son: ¿Cuándo habrá suficiente evidencia científica? y ¿Está la ciudadanía bien informada sobre las posibles consecuencias de los "disruptores" endocrinos? A este último interrogante, la investiga-

---

[100] PESTICIDE ACTION NETWORK. *Endocrine disrupting chemicals and future generations: Time for the EU to take action. Opinions from the scientific community.* Conferencia en el Parlamento Europeo, 30 de junio de 2015.

[101] N.E. SKAKKEBAEK *et al.* "The exposure of fetuses and children to endocrine disrupters chemicals: a European Society for Paediatric Endocrinology (ESPE) and Pediatric Endocrine Society (PES) call to action statement", *The Journal of Clinical Endocrinology and Metabolism*, octubre 2011.

[102] Webinario sobre disruptores endocrinos realizado por la autora entre noviembre de 2016 y enero 2017.

dora Alonso-Magdalena, cuyas investigaciones se centran en el papel que juegan los saboteadores hormonales en la diabetes y la obesidad, me responde que "desde la comunidad científica intentamos transmitir nuestro conocimiento y la relevancia de los estudios que en materia de disrupción endocrina estamos realizando, si bien es posible que nuestro mensaje no sea accesible a todos los públicos", al mismo tiempo que reconoce la necesidad "de reforzar las estrategias de comunicación e información al ciudadano desde otros estamentos".

Cada día que pasaba, la nube de los saboteadores hormonales la veía más espesa y cada vez más y más grande. Aparecían, también, en ingredientes activos de productos farmacéuticos, moquetas, cortinas, televisores, pinturas, plásticos, juguetes, metales, productos de limpieza, textiles, utensilios de cocina, cosméticos, materiales de construcción y "tratamientos hospitalarios que conllevan el uso de plástico", apuntaba la Sociedad Española de Salud Pública y Administración Sanitaria (SESPAS) en 2014.[103]

SESPAS, que aglutina a 12 sociedades científicas y 3.800 profesionales y científicos de la salud pública española, hizo llegar un carta a la UE en la que mostraba su "honda preocupación" por los "disruptores" endocrinos a la vez que solicitaba "medidas y políticas urgentes" para rebajar su exposición.

El lazo rosa

"Yo, en mi familia, lo tengo todo. Somos tres hermanas, una con cáncer, otra con problema de tiroides y otra con enfermedades reproductivas. Mi madre tiene diabetes y mi padre, obesidad. En una familia de cinco miembros tenemos todas las enfermedades relacionadas con la disrupción endocrina", se sinceró Dolores Romano, hasta 2018 responsable de políticas de sustancias químicas de Ecologistas en Acción, organización muy activa a la hora de abordar la problemática de los alteradores hormonales. El encuentro con Romano tuvo lugar en la cafetería Exki de la Place Luxembourg, como tantas otras entrevistas realizadas durante la elaboración de este libro. El

---

[103] Sociedad Española de Sanidad Ambiental. "Carta abierta de SESPAS a la UE sobre los disruptores endocrinos", 12 febrero 2014 (www.sanidadambiental.com/2014/02/12/carta-abierta-de-sespas-sobre-los-disruptores-endocrinos).

día de la entrevista, la temperatura marcaba bajo cero y el lago del parque Leopold estaba helado. "Tengo amigas rebotadas con el lazo rosa el Día del Cáncer. ¿Qué es eso de tanto lazo rosa? ¿Dónde está la información para prevenir? ¿Dónde está el debate detrás del lazo rosa?", dejó en el aire.

La campaña del lazo rosa, lanzada por la fundadora de los cosméticos Estée Lauder, Evelyn H. Lauder,[104] es cuestionada por la organización americana The Breast Cancer Action Network bajo el lema "Think Before You Pink",[105] porque en esas carreras o caminatas destinadas a recaudar fondos en diferentes ciudades norteamericanas participa alguna marca de cosmética que utiliza químicos que pueden estar relacionados precisamente con el cáncer de mama.[106] Consciente de esa otra cara, la escritora Lucía Etxebarría habló, en 2017, de "la jugada perfecta. Márketing estratégico se llama"[107] días después que una "marea rosa" reuniera unas 31.000 personas, 2.000 más que el año anterior, en una carrera en Barcelona para concienciar y recoger fondos para la Asociación Española contra el Cáncer de Mama.[108] En su artículo de opinión, Etxebarría apostaba por no ponerse un lacito rosa y sí, en cambio, apoyar "a partidos que defiendan la sanidad pública".

Dolores Romano tiene asumido que su generación —nacidos en la década de 1960, como yo— ha sido expuesta a pesticidas organoclorados, desarrollados para controlar principalmente poblaciones de insectos: "Nos han echado *flit*, cuando éramos pequeñas, para matar los piojos y hemos estado expuestas a PCB, compuestos químicos considerados hoy en día contaminantes." La expresidenta de Greenpeace España, ingeniera agrónoma de formación, fue reconocida en 2016 por el diario *La Vanguardia* como una de las ocho mujeres más influyentes en la protección del medio ambiente en España.[109]

---

[104] "El lazo rosa cumple 25 años", elEconomista.es, 29 septiembre 2017.

[105] www.thinkbeforeyoupink.org

[106] "4 Questions to ask before you walk for breast cancer", thinkbeforeyoupink.org, 11 abril 2016.

[107] "Piensa en rosa: apoyo a la marea blanca", *El Periódico*, 19 noviembre 2017.

[108] "Barcelona vuelve a teñirse de rosa frente al cáncer de mama", *El Periódico*, 12 noviembre 2017.

[109] Antonio CERRILLO. "Las ocho mujeres más influyentes en la protección del medio ambiente en España", *La Vanguardia*, 25 mayo 2016.

En su lucha contra los contaminantes hormonales ha denunciado la presión de la industria química europea y la "no respuesta política" a pesar del interés de mucha gente. La industria química está "empeñada en ganar tiempo" y en "frenar" la regulación de los disruptores, así como en dificultar que llegue la información cuando algo puede dañar a la economía. "¿Cómo se llega a la grandes masas? ¿A los opinadores? Nosotros no llegamos", se lamentó.

Romano, que suele visitar Bruselas por cuestiones de trabajo, reconoce que los eurodiputados están sensibilizados por esta cuestión pero al mismo tiempo es consciente de que "el Parlamento no tiene capacidad legislativa, sus iniciativas no son vinculantes, solo puede decir *sí* o *no* y eso requiere una mayoría", y, como consecuencia, no ve, a corto plazo, un posible avance positivo en este tema.

La también autora de cuadernos sobre las sustancias que pueden alterar el sistema endocrino[110] se pregunta quién financia los congresos médicos al mismo tiempo que pone sobre la mesa un problema añadido, que algunos plaguicidas han sido sustituidos por otros más tóxicos. Y como gestos a seguir, Dolores Romano citó los de Dinamarca y Bélgica, porque "cuando estás embarazada te dan un folleto informativo con medidas generales para reducir la exposición a químicos".

Una novela de ciencia ficción

A los perturbadores hormonales, inodoros, invisibles e inaudibles, me acerqué con sigilo y un cierto recelo, como si fueran alienígenas de una novela de ciencia ficción. Es como la regla de los tres objetos que algunos escritores utilizan para describir a un personaje de la literatura fantástica. No se oyen, no se ven, no se huelen, pero están por todas partes.

El protagonista, del que más se ha escrito, "el elegido" —me apropio de una expresión de la película *Matrix*—, es el bisfenol A (BPA), elemento básico para fabricar el plástico policarbonato y las resinas

---

[110] D. ROMANO. *Sustancias que alteran el sistema hormonal*, "Cuadernos de Ecologistas en Acción" 23, junio 2014 (https://www.ecologistasenaccion.org/IMG/pdf/cuaderno-23_alteradores_hormonales.pdf).

epoxi y que tiene efectos similares a una hormona femenina, el estrógeno.[111]

El BPA tiene muchas aplicaciones en nuestra vida moderna. Dispositivos médicos, juguetes electrónicos, botellas de agua, PVC, DVD, CD, pegamentos, láminas protectoras, revestimiento de las conservas enlatadas y algunos selladores dentales.

En experimentos realizados con ratas, la exposición prenatal a dosis bajas de BPA altera la glándula mamaria y "aumenta la susceptibilidad carcinogénica", explica un documento publicado en la revista norteamericana *Environmental Health Perspectives*.[112] Otro estudio relaciona el BPA con el ovario poliquístico.[113] "Los estudios en animales demuestran que la exposición a dosis bajas de BPA promueve alteraciones del metabolismo de glúcidos y lípidos tales como la intolerancia a la glucosa, resistencia a la insulina, sobrepeso y dislipidemia —elevación anormal de concentración de grasa en la sangre. Los estudios epidemiológicos muestran una relación positiva entre exposición a BPA y riesgo a padecer diabetes y obesidad", me explica la investigadora y también profesora Paloma Alonso-Magdalena. En abril de 2018, la Fundación de la Sociedad Española de Diabetes la reconoció con el premio José Antonio Hedo por su labor investigadora en el papel que juegan los disruptores endocrinos, y concretamente el bisfenol A, en la diabetes.

El BPA es un elemento "escurridizo", se elimina muy fácilmente, así que a la hora de estudiarlo en la orina de una mujer embarazada "solo se obtiene la exposición del último día, pero no de todo el

---

[111] Mariana F. Fernández. "Bisfenol-A: un ejemplo paradigmático en alteración endocrina". Ponencias presentadas en la VIII Conferencia Nacional de Disruptores Endocrinos. *Revista de Salud Ambiental*, 2013; X.L. Cao *et al.* "Concentrations of bisphenol A in the composite food samples from the 2008 Canadian total diet study in Quebec City and dietary intake estimates", *Food Additives and Contaminants. Part A: Chemistry, Analysis, Control, Exposure and Risk Assessment*, junio 2011 (https://www.ncbi.nlm. nih.gov/pubmed/21623504; *Disruptores endocrinos. Nuevas respuestas para nuevos retos*. Instituto Sindical de Trabajo, Ambiente y Salud (ISTAS), 2012; National Institute of Environmental Health Sciences, "Bisphenol A (BPA)".

[112] M. Durango *et al.* "Prenatal Bisphenol A Exposure induces preneoplastic lesions in the mammary gland in Wistar rats", *Environmental Health Perspectives*, enero 2007.

[113] A. Rutkowska. "Bisphenol A (BPA) and its potential role in the pathogenesis of the polycystic ovary syndrome (PCOS)", *Gynecological Endocrinology*, 2014.

embarazo", me comenta la investigadora Martine Vrijheid. Pero a pesar de la complejidad, Vrijheid y su equipo han visto "algunas asociaciones de los hijos con sus madres a la hora de detectar los niveles de bisfenol A. [...] Hemos visto la obesidad de los niños de 4 años, también problemas neuroconductuales y en el sistema respiratorio".

TAMBIÉN EN RECIBOS Y LATAS

Y BPA, también, en el papel térmico, es decir, en los recibos de compra de muchos supermercados y cajeros, el mismo que te deja rastros de un polvillo cuando le pasas un dedo y cuyo manejo en "mujeres embarazadas, ya sean trabajadoras o consumidoras, presenta un riesgo potencial para el feto", según la Agencia Francesa para la Seguridad Alimentaria, Medio Ambiente y Trabajo.[114]

El *Journal of the American Medical Association* advierte que el uso de recibos térmicos aumenta "significativamente" la exposición a BPA, pero la utilización de guantes durante el manejo "minimiza la exposición".[115]

Ante estas y otras muchas alarmas, la Unión Europea decidió prohibir los tiques de compra con BPA en 2020.[116] El Reglamento que recoge esta prohibición, impulsada por una iniciativa francesa de 2014, dice así: "No se comercializará en papel térmico con una concentración igual o superior al 0,002% en peso a partir del 2 de enero de 2020." Pero en el punto 13 de este Reglamento de la UE se señala que el Comité de Evaluación de Riesgos "señaló que el bisfenol S, el sustituto más probable según Francia, puede tener un perfil toxicológico similar al bisfenol A y podría provocar efectos nocivos similares para la salud [...] Para ello, la Agencia —se refiere a la Agencia Europea de Sustancias y Mezclas Químicas— debe vigilar el empleo de bisfenol S en el papel térmico [...], dado que, contrariamente al bisfenol A,

---

[114] "Bisphenol A in thermal paper". French Agency for Food, Environmental and Occupational Health and Safety (ANSES), julio 2014. Apartado "Hazard Identification" (https://www.anses.fr/en/system/files/REACH2013re0004EN.pdf).

[115] "Handling of thermal receipts as a source of exposure to Bisphenol A", *JAMA*, febrero 2014.

[116] Reglamento (UE) 2016/2235, 12 diciembre 2016.

todavía no se ha evaluado el riesgo para la salud que representa el bisfenol S en el papel térmico".

Vamos a ver, ¿cómo es eso posible? ¿Cómo pueden los organismos reguladores de la UE aceptar esa "no buena" sustitución?, le pregunto a Alonso-Magdalena, una de las dos expertas que ha revisado el documento *From BPA to BPZ: a toxic soup?*, de la ONG ChemTrust, en el que se alerta de los peligros que puede comportar sustituir el BPA por otro tipo de bisfenol de similar estructura. Le lanzo estas cuestiones pidiendo disculpas de antemano "por mi ingenuidad". Esta es su respuesta: "Digamos que las compañías han optado por la opción más fácil [...] El problema es que no han tenido en cuenta que tener una estructura similar quiere decir que esos compuestos alternativos podrán unirse a los mismos receptores hormonales y tener efectos similares a los del BPA." Además, "la normativa vigente contempla la regulación de cada compuesto de manera individual [...] Sería más prudente asumir que todos aquellos compuestos que tengan una estructura similar pueden ser potencialmente igual de tóxicos que el compuesto más dañino del grupo y por tanto deben ser regulados del mismo modo".

Entonces, ¿qué significa regular cada compuesto de manera individual? "Hemos necesitado recopilar evidencias durante más de ocho años para que finalmente el BPA fuera regulado y prohibido. Si necesitamos recopilar evidencias de cada uno de los sustitutos de BPA que actualmente se están utilizando, esto podría suponer muchos años hasta completar su regulación", responde Alonso-Magdalena.

Así que a pesar de que "los estudios de biomonitorización en la población han determinado que el 93% de los individuos analizados presenta niveles detectables de BPA en orina"; a pesar de que "el efecto estrogénico del BPA es un hecho bien demostrado del que no cabe duda"; a pesar de que "es un compuesto que se elimina a través de la orina y no se acumula [...], sin embargo, debido su gran presencia medioambiental a través de gran variedad de productos de uso diario nuestra exposición es diaria y continuada", y a pesar de que "el último documento consenso de la Endocrine Society recopila evidencias de los efectos negativos del BPA sobre la salud y su modo de acción", el proceso, concluye Alonso, "es complejo y lento".

Pero el asunto se complica todavía más cuando la profesora me descubre que la Agencia Europea de Sustancias y Mezclas Químicas (ECHA) ha comenzado a abordar el problema de los bisfenoles como alternativas al BPA, especialmente en lo que se refiere a BPS, pero no la Agencia Europea de Seguridad Alimentaria (EFSA), y esto es así porque "algunos compuestos son regulados a través de sistemas diferentes. Por ejemplo, los compuestos en material de empaquetamiento de alimentos, como latas de conserva o botellas, son regulados por la EFSA". Es decir, EFSA ha centrado toda su atención en el BPA "y ha dejado a un lado la problemática de bisfenoles alternativos, mientras que ECHA, al menos, sí que ha considerado el problema [...] y ha realizado un cierto trabajo para comprender el uso y las propiedades del BPS de cara a su regulación. Sin embargo, queda todavía mucho trabajo por hacer para llegar a una prohibición de este y otros sustitutos".

A pesar de todo, la investigadora de la Universidad de Elche insiste que el problema base "sigue siendo cómo enfocar esa regulación", que las restricciones "deberían aplicarse a grupos de químicos similares y no a compuestos individuales. De hecho los estudios realizados hasta la fecha muestran como tanto BPS como BPF pueden alterar ciertas funciones celulares". De ahí que una de sus principales reclamaciones pase porque la industria busque alternativas "realmente diferentes" al bisfenol A y eso significa hacer esfuerzos para "avanzar en lo que conocemos como *química verde*". Que sean o no sean "realmente diferentes", esa es la cuestión.

Fue a raíz de un informe publicado en 2016 por el Instituto Nacional Holandés para la Salud Pública y Medio Ambiente, según el cual pedía estándares europeos más estrictos para una exposición segura de BPA,[117] que EFSA anunció que un grupo de expertos internacionales revisaría el valor de ingesta diaria tolerable de BPA.[118] Entre otras consideraciones, EFSA expone que "el BPA podría afectar el sistema inmunológico en animales, pero la evidencia es demasiado limitada para sacar conclusiones para la salud humana".[119]

---

[117] "RIVM recommends more stringent EU standards BPA". The Dutch National Institute for Public Health and the Environment (RIVM), marzo 2016.

[118] "Bisphenol A: new immune system evidence useful but limited". EFSA, 13 octubre 2016 (http://www.efsa.europa.eu/en/press/news/161013).

[119] EFSA. European Food Safety Authority. "Bisphenol A" (http://www.efsa.europa.eu/en/topics/topic/bisphenol).

El informe holandés de 2016 es la segunda parte de un documento sobre el bisfenol A cuya primera parte se había publicado dos años antes, en 2014. Dirigido por la doctora Fleur van Broekhuizen, alertaba de que nuevos estudios advertían que el BPA puede afectar al sistema inmunológico de los fetos, a las mujeres que amamantan y a los más jóvenes. Como resultado de esta exposición durante el embarazo y en una edad temprana, las criaturas podrían tener una mayor probabilidad de desarrollar intolerancias alimentarias y ser más susceptibles a las enfermedades infecciosas.

Hace ya casi dos décadas que los investigadores Nicolás Olea y Ángel Nadal hacían esta denuncia: "No se debe olvidar que el conocimiento del efecto hormonal del pesticida DDT y sus metabolitos se remonta a los años sesenta y que la primera descripción de la estrogenicidad de bisfenol A corresponde a Dodds y Lawson en el año 1936. Desafortunadamente, estos trabajos pasaron de alguna manera desapercibidos para los diseñadores de procesos y sistemas industriales que en un momento histórico escogieron el bisfenol A como elemento básico para la fabricación del plástico policarbonato y las resinas epoxi."[120]

"Alta preocupación"

El 16 de junio de 2017, el comité de los estados miembros de la Agencia Europa de Sustancias y Mezclas Químicas, ECHA, reunido en Helsinki, reconoció el bisfenol A como una sustancia que, por sus propiedades de alteración endocrina, "puede causar serios efectos en la salud humana". Se acordó, pues, que el nivel de preocupación para esta sustancia química es "equivalente al de las sustancias cancerígenas, mutagénicas y tóxicas para la reproducción".[121] La decisión tomada en la capital de Finlandia respondía a una propuesta francesa que destacaba que numerosas investigaciones alertan desde hace años que el BPA tiene efectos adversos para la salud.

[120] N. Olea y A. Zuluaga. "Exposición infantil a disruptores endocrinos", *Anales de Pediatría*, mayo 2001.

[121] "MSC unanimously agrees that Bisphenol A is an endocrine disruptor". ECHA. European Chemicals Agency. Helsinki, 16 junio 2017.

Este documento de ECHA muestra, en opinión de la investigadora Paloma Alonso-Magdalena, "que el BPA altera la función reproductora, el desarrollo de la glándula mamaria y el metabolismo a través de la alteración de la regulación estrogénica. También indica que los efectos del BPA en el metabolismo se deben a su capacidad para alterar la secreción de insulina por parte de la célula beta-pancreática y para alterar la señalización de esta hormona en tejidos como el hígado, el músculo y el tejido adiposo".

El importante informe de ECHA fue valorado de esta manera por Natacha Cingotti, responsable de Salud y Químicos de la ONG europea Health and Environment Alliance (HEAL), a través de un correo electrónico que me envió: "Las sustancias químicas disruptivas endocrinas que son omnipresentes, como el bisfenol A, son uno de los desafíos de la salud humana de nuestro tiempo. El reconocimiento del BPA como una sustancia de gran preocupación debido a sus propiedades de alteración endocrina para los seres humanos es de importancia crucial para que las medidas para reducir la exposición de la gente a la sustancia se puedan introducir en el futuro." Las dificultades para conseguir este reconocimiento eran otro aviso, en opinión de Cingotti, de la importancia de conseguir unos criterios adecuados en el marco de los pesticidas de la UE que en aquel momento, junio de 2017, se estaban debatiendo.

El BPA se hizo tristemente célebre por su uso en biberones de plástico. La toxicidad aparecía cuando se calentaba el recipiente, favoreciendo que las sustancias químicas llegaran al contenido de los alimentos. En marzo de 2010, Canadá fue el primer país del mundo en prohibir el BPA en sus biberones. La periodista francesa Stéphane Horel, en el apartado dedicado al BPA en su libro *Intoxication*,[122] recuerda que Francia seguiría la iniciativa canadiense pocos meses después, en junio de ese mismo año, y Dinamarca, en julio. Los Estados Unidos seguirían el camino iniciado por su país vecino. Y en junio de 2011 entraría en vigor también en los países de la Unión Europea.[123]

---

[122] *Intoxication. Perturbateurs endocrinien, lobbystes et eurocrates: une bataille d'influence contre la santé.* París: La Découverte, 2015.

[123] "La UE prohíbe los biberones con bisfenol A". Bruselas: EFE, 25 noviembre 2010.

El descubrimiento de BPA en biberones me hizo retroceder a una imagen lejana que, por primera vez, se me reapareció "fría", "desnuda", sin su habitual marco sentimental, como el duro reflejo de una mala práctica pero que en aquella época, que yo supiera, no tenía ningún tipo de cuestionamiento. Con el retrovisor del recuerdo congelado en la mitad de la década de los noventa del siglo pasado y el principio del siglo XXI, me veía a mí misma llenando biberones de plástico irrompible con agua caliente y polvos de leche, a continuación agitándolos —¡Uyyy, cómo quema! Hay que esperar un poco— y, minutos después —Ahora sí, está tibio—, enchufándoselos a la boca de mis dos hijos cuando eran bebés.

Pero en 2015 Francia fue todavía más lejos y prohibió el BPA en todos los recipientes que tuvieran contacto con los alimentos, y eso incluía latas y paquetes, tanto de importación como de exportación.[124] La ley estaba firmada por el presidente de la República, François Hollande.

El anuncio fue hecho por la que era entonces la ministra de Ecología, Ségolène Royal, expareja de François Hollande, que en un comunicado explicó que esa campaña se enmarcaba "en una estrategia nacional contra los perturbadores endocrinos".[125] Ségolène se comprometió, además, a reforzar los controles de los "ftalatos", otro alterador hormonal, en los juguetes.

Estas y otras acciones muestran la sensibilidad del país vecino hacia los disruptores hormonales. Otro ejemplo es la portada del diario *Libération* del 28 de febrero de 2017, que alertaba sobre la toxicidad de estas sustancias. La foto, que ocupaba prácticamente toda la página, estaba protagonizada por envases de plástico que sugerían estar llenos de productos de higiene personal. El título, en letras grandes, gritaba en color rojo: "Perturbateurs endocriniens", y debajo, en negro, soltaba en letras todavía más grandes la impactante frase: "Même se laver tue" ("Incluso lavarse mata"). En el margen derecho

---

[124] Loi n° 2012-1442 du 24 décembre 2012 visant à la suspension de la fabrication, de l'importation, de l'exportation et de la mise sur le marché de tout conditionnement à vocation alimentaire.

[125] "Francia prohíbe desde el 2015 el bisfenol en productos en contacto con alimentos". París: EFE, 9 mayo 2014.

se podía leer: "La Comisión Europea vota este martes sobre estos aditivos químicos, verdaderos venenos cotidianos, presentes en numerosos productos como los cosméticos." El reportaje utilizaba expresiones como "urgencia sanitaria", planteaba la necesidad de hacer algo "antes de que las generaciones futuras nos reprochen no haber hecho nada" y destacaba que en aquellos momentos en Europa se estaba debatiendo la primera regulación en el mundo sobre disruptores endocrinos y que de una definición de Bruselas más o menos restrictiva resultaría una reglamentación más o menos severa. Y avisaba de "una tentativa de instrumentalizar la ciencia", como ha pasado con el tabaco y el cambio climático.

Con la intención de proteger a los consumidores, la UE ha elaborado una página web con información compartida entre todos los estados miembros sobre productos no alimentarios utilizados en nuestra vida diaria que pueden contener sustancias tóxicas, como algunos electrodomésticos y juguetes.[126] En esta web se pueden chequear, por ejemplo, los últimos productos detectados como peligrosos para la salud.

LOS OTROS

Los otros protagonistas de esta historia con tintes fantásticos son, para empezar, los *parabenos* y los *ftalatos*. Los populares *parabenos* se utilizan sobre todo en productos cosméticos —cremas, geles...—, también farmacéuticos, y la polémica se desató a raíz de un estudio publicado en 2004 y liderado por la científica inglesa Philippa Darbre, de la Universidad de Reading, que por primera vez relacionó parabenos —conservantes utilizados en cosméticos, alimentos y productos farmacéuticos— y cáncer de pecho.[127]

Darbre relacionó el cáncer de mama con una exposición de bajas dosis a largo plazo de diferentes mezclas, además del estilo de vida de la persona. La profesora mencionaba centenares de diferentes productos químicos encontrados en el pecho humano.[128] "La doctora Darbre puso parabenos en las ratas que desarrollaron cáncer.

---

[126] European Commission. "Rapid alert system for dangerous non-food products".

[127] "Concentrations of parabens in human breast tumours", *Journal of Applied Toxicology*, enero-febrero 2004.

[128] *Philippa Darbre. The problem of parabens.* YouTube, 5 noviembre 2012.

Por este descubrimiento le han amargado la vida, como siempre pasa cuando alguien aporta nuevos datos", me señala la endocrinóloga Carme Valls-Llobet. Uno de los últimos estudios de la investigadora británica, realizado en 2017, también vincula algunos perturbadores endocrinos con la obesidad.[129] Son los llamados *obesógenos*.

Catorce años después del polémico descubrimiento de Darbre, comienza a ser habitual ver productos de cosmética e higiene con la etiqueta "libre de parabenos". Años antes, en 2011, Dinamarca prohibió algunos de ellos.[130] Y ese mismo año Francia adoptaba una proposición de ley para prohibirlos, junto con los ftalatos, por considerarlos perturbadores endocrinos.[131]

Los *ftalatos* (DEHP, DBP, DHP y BBP, por citar algunos), utilizados como ablandadores de plásticos, se pueden encontrar en pegamentos, productos de PVC... y envases de alimentos.[132] En 2013, dos años antes de mi llegada a Bruselas, un estudio descubrió leche y productos lácteos contaminados por ftalatos en Bélgica. Se apuntaron como posibles fuentes de contaminación el proceso del ordeño mecánico, piensos con ftalatos y materiales de embalaje.[133]

Durante una visita a un centro comercial barcelonés, eché una ojeada a una pequeña alfombra antideslizante de PVC que, para mi sorpresa, incluía en su composición "libre de ftalatos". Compartí este descubrimiento con la vendedora que en aquél momento me atendía y, para mi sorpresa, mostró interés en saber qué era eso de los ftalatos, incluso se apuntó el nombre en un papelito, así como el de otras sustancias con la capacidad de desequilibrar nuestro sistema hormonal. Antes de irme, la dependienta me reconoció que su interés se debía a que varias compañeras de trabajo tenían problemas de tiroides y que algunas incluso habían sido operadas de cáncer.

---

[129] P.D. Darbre. "Endocrine disruptors and obesity", *Current Obesity Reports*, marzo 2017.

[130] "Stricter EU rules on parabens", *ScienceNordic*, junio 2012.

[131] Marielle Court. "L'Assemblée interdit les phtalates et le parabène", *Le Figaro*, 3 mayo 2011.

[132] INMA. Infancia y Medio Ambiente. "Crecimiento y presión arterial infantil y la exposición prenatal a ftalatos", 25 enero 2017.

[133] T. Fierens *et al.* "Transfer of eight phthalates through the milk chain. A case study", *Environment International*, enero 2013.

En el reparto de los alteradores hormonales también se incluyen los llamados *compuestos perfluorados* (PFC), compuesto de flúor y carbono. Los más populares, el PFOAS y el PFOS, no tienen el "reconocimiento" de los anteriores químicos, pero tampoco hay que perderlos de vista.[134] Su origen data de los años cuarenta del siglo pasado en Estados Unidos, aunque poco a poco "ha surgido evidencia de efectos persistentes y bioacumulativos, dando lugar a señales de advertencia".[135]

Están presentes en algunos detergentes, disolventes, retardantes de llama en muebles y alfombras, cosméticos, textiles y en la industria del teflón. El teflón es un compuesto con propiedades antiadherentes que se utiliza, por ejemplo, en las ollas y sartenes para que nada "se pegue", pero esta comodidad parece que no está exenta de riesgos.[136]

Cruzando el Atlántico, la Agencia de Protección Ambiental de Estados Unidos, EPA, también ha puesto la alerta en los PFOAS y PFOS y ha mostrado su compromiso para reducir su exposición en el agua para beber, porque a determinados niveles "puede tener efectos adversos en la salud".[137]

En 2005-2006, un estudio realizado con más de 10.000 menores norteamericanos residentes cerca de una industria de teflón detectó niveles altos de PFC, que podrían estar relacionados con una enfermedad de las hormonas tiroideas que, como recuerda el equipo investigador firmante, desempeñan un papel importante en la regulación del metabolismo, el crecimiento y el desarrollo, especialmente en la maduración y el desarrollo normales del cerebro.[138]

---

[134] "Los compuestos perfluorados (PFCs) están en el agua de grifo y los alimentos, y afectan la salud". Entrevista a Damià Barceló, director del Instituto Catalán de Investigación del Agua y vicedirector del Instituto de Diagnóstico Ambiental y Estudios del Agua. ECODES, mayo 2011.

[135] P. GRANDJEAN y R. CLAPP. "Changing Interpretation of Human Health Risks from Perfluorinated Compounds, *Public Health Reports*, noviembre-diciembre 2014.

[136] M. WENNER MOYER. "Teflón: tan útil como peligroso", *Investigación y Ciencia* (edición española de *Scientific American*), octubre 2010; "Problemas ambientales del teflón. Cocinar con teflón", Universidad de Valladolid.

[137] "Drinking water health advisories for PFOA and PFOS". EPA. United States Environmental Protection Agency.

[138] M.J. LÓPEZ ESPINOSA *et al.* "Thyroid function and perfluoroalkyl acids in children living near a chemical plant", *Environmental Health Perspectives*, julio 2012.

La serie de los alteradores hormonales continúa. Esta vez con las *benzofenonas* que pueden encontrarse en los populares filtros UV empleados en cremas solares y otros productos de cosmética; los aditivos alimentarios *butilhidroxianisol* (BHA) y *butilhidroxitolueno* (BHT) que se pueden encontrar en algunos alimentos congelados; el *percloroetileno*, disolvente empleado con frecuencia para la limpieza en seco; los *pirorretardantes bromados* (PBB), utilizados como retardantes de llama en componentes electrónicos, plásticos...

Además de los *pesticidas organoclorados* y los *metales pesados*, como plomo, arsénico o mercurio, que pueden llegar a nuestros organismos a partir de la ingestión de grasas de animales que previamente se han alimentado de animales que pueden haber estado expuestos a sustancias químicas o haber bebido aguas contaminadas con metales pesados. Algunos usos de estos metales, sobre todo en productos destinados a consumidores, fueron prohibidos, otros se autorizan para aplicaciones excepcionales.

A partir del 1 de enero de 2018, la Unión Europea endureció las medidas contra el mercurio, considerado "una sustancia muy tóxica que representa una gran amenaza mundial para la salud, en particular en forma de metilmercurio, presente en el pescado y marisco, los ecosistemas y la flora y fauna silvestre.[139] Para limitar la contaminación por mercurio, la nueva normativa europea se puso en marcha, en una primera fase, en julio de 2018, prohibiendo su uso en el tratamiento de dientes de leche, menores de quince años y embarazadas. Desde 2019, solo se permite su uso en formato cápsulas.

En cambio, los *bifenilos policlorados* (PCB), que por su alta estabilidad térmica se han usado en conductos eléctricos, y el célebre *dicloro difenil tricloroetano* (DDT), la primera sustancia que fue caracterizada como disruptora endocrina, fueron prohibidos en muchos países hace décadas debido a su toxicidad y a su persistencia en el medio ambiente. Como resultado de esta prohibición, sus niveles en humanos y animales ha descendido, a pesar de que todavía hoy se detectan niveles bajos de estos químicos persistentes, según el in-

---

[139] Reglamento (UE) 2017/852 del Parlamento Europeo y del Consejo, de 17 de mayo de 2017, sobre el mercurio y por el que se deroga el Reglamento (CE) n° 1102/2008, *BOE*.

forme OMS-PNUMA del 2012.[140] Asimismo, este documento alerta que "cientos de químicos comercializados son conocidos por tener efectos disruptores endocrinos. Sin embargo, miles de otros químicos con posibles efectos disruptores no han sido detectados o testados. Y, como ejemplo del coste de la inanición, cita el *plomo*, "conocido neurotóxico desde tiempos romanos" aunque ha sido utilizado en gasolina y pintura en todo el mundo.

Ante tanta pulverización química suelta por el planeta, siento que mi cuerpo, además de una selva de órganos, es un depósito de residuos, un invernadero de tóxicos, un laboratorio en permanente experimentación en el que se puede encontrar cualquier cosa. Si esto es realmente así, ¿cómo pueden reconocer los organismos oficiales que no estamos tan bien protegidos como nos hacen creer?

La contaminación interna

En 2009, un estudio pionero y muy citado en la literatura científica dirigido por Miquel Porta, catedrático de Salud Pública del Instituto Municipal de Investigación Médica del Hospital del Mar (IMIM) de Barcelona, detectó ocho compuestos tóxicos persistentes en más del 85% de la población catalana. El estudio se realizó en una muestra representativa de 919 personas y mediante unos análisis de sangre efectuados en el Consejo Superior de Investigaciones Científicas (CSIC) por el equipo del doctor Joan Grimalt, "un investigador de primer nivel internacional", remarca Porta. En la sangre del 72% de los ciudadanos, me explica el catedrático, se hallaron diez o más compuestos tóxicos. Todos los diecinueve contaminantes analizados se detectaron en unas personas u otras. La media fue de once compuestos por persona. El número mínimo de compuestos hallados en una misma persona fue de tres y el máximo, de diecinueve.[141]

---

[140] Å. Bergman *et al. State of the Science of Endocrine Disrupting Chemicals 2012.* OMS-PNUMA, p. 21.

[141] Miquel Porta, Elisa Puigdomènech, Magda Gasull y Magda Bosch de Basea. *Distribución de las concentraciones séricas de compuestos orgánicos persistentes (COPs) en una muestra representativa de la población general de Cataluña.* Barcelona, Departamento de Salud de la Generalitat de Cataluña, IMIM y Universidad Autónoma de Barcelona, 2009; "Miquel Porta: 'El 100% de la población tiene compuestos tóxicos persistentes en el organismo'". Ecodes, 18 septiembre 2009.

Y ¿qué encontró el equipo del doctor Porta en la sangre de este grupo de ciudadanos? DDT, insecticida prohibido en 1977, y su residuo DDE; PCB (policlorobifenilos), hexaclorobenceno (un fungicida) y betahexaclorociclohexano (un análogo del lindano, insecticida prohibido). Lo que hallaron fueron *contaminantes orgánicos persistentes* (COP) y la principal vía de entrada en nuestro organismo son las grasas de origen animal. Estas grasas, procedentes de animales que han ingerido pienso o forraje contaminado, se acumulan en el tejido graso del organismo humano y son persistentes, tardan mucho en metabolizarse y en algunos casos no acaban eliminándose.

Los COP o POP, por sus siglas en inglés (Persistent Organic Pollutants) son, además de persistentes, altamente tóxicos, bioacumulables, es decir, se acumulan en el organismo de los seres vivos y tienen el potencial para trasladarse a largas distancias, "pudiendo llegar a regiones en las que nunca se han producido o utilizado".[142]

Porta, uno de los tres autores del libro *Nuestra contaminación interna*,[143] apuesta porque esta biomonitorización de 2009 tenga una continuidad para, de esta manera, "hacer un seguimiento de la contaminación interna de las personas". Con la recogida de estos datos "vemos si vamos por el buen camino o no, si las políticas sociales funcionan o no [...] porque una sociedad económicamente avanzada tiene que ir haciendo estudios de monitorización, de vigilancia [...] Y este seguimiento se tiene que hacer gobierne quien gobierne, como se hace en Estados Unidos y Alemania", reclama. Para el investigador, la salud pública no tiene nada que ver, o no tendría que ver, con un gobierno de derechas o de izquierdas, tiene que interesar a toda la ciudadanía y a toda la clase política electa, aunque sus respuestas difieran.

Por eso hay que celebrar que se haya puesto en marcha HBM4EU, proyecto de biovigilancia que pretende evaluar la exposición de los compuestos químicos y su impacto en la población europea para, de

---

[142] CNRCOP, Centro Nacional de Referencia sobre Contaminantes Orgánicos Persistentes.

[143] M. PORTA, E. PUIGDOMÈNECH y F. BALLESTER. *Nuestra contaminación interna. Concentraciones de compuestos tóxicos persistentes en la población española*. La Catarata, 2009.

esta manera, fijar prioridades en temas de salud y medio ambiente.[144] La iniciativa HBM4EU se desarrolla entre 2017 y 2021 y en la lista de las sustancias que priorizan se incluyen bisfenoles, ftalatos, retardantes de llama…, mezclas de compuestos y sustancias emergentes.

Las Naciones Unidas alertan de que la exposición a algunos de los *contaminantes orgánicos persistentes* puede acabar teniendo efectos negativos en el crecimiento y la reproducción de los animales y se puede vincular a una caída demográfica de algunas especies.[145]

Uno de los instrumentos más ambiciosos para regular y controlar los COP es el Convenio de Estocolmo, porque, según me comenta Dolores Romano, en aquella época responsable de políticas de sustancias químicas de la ONG Ecologistas en Acción, fue firmado por 152 países, incluyendo la UE y sus estados miembros, en 2001.[146] En el artículo 7 de este convenio se especifica que cada parte "elaborará un plan para el cumplimiento de sus obligaciones emanadas del presente Convenio y se esforzará en aplicarlo". Y, entre otras cuestiones, reconoce que "la idea de precaución es el fundamento de las preocupaciones de todas las partes y se halla incorporada de manera sustancial en el presente Convenio".

En 2004 entró en vigor en todos los países de la UE[147] y a nivel estatal establece la obligación de elaborar un Plan Nacional de Aplicación[148] que, en palabras de la biofísica Ruth Echevarría de la Fundación Alborada, no se ha desarrollado en territorio español, donde existe "un caos de las competencias en protección y control de sustancias químicas".[149]

A pesar de que "España es una potencia en investigación en disrupción endocrina", afirma Dolores Romano, "la administración no ha

---

[144] www.hbm4eu.eu

[145] Å. BERGMAN *et al. State of the science of Endocrine Disrupting Chemicals 2012.* OMS-PNUMA.

[146] Convenio de Estocolmo sobre contaminantes orgánicos persistentes, 21-22 mayo 2001.

[147] Reglamento (CE) nº 850/2004 relativo a los COP.

[148] *Convenio de Estocolmo. Obligaciones de ámbito estatal.* Ministerio de Agricultura, Alimentación y Medio Ambiente. Centro Nacional de Referencia sobre Contaminantes Orgánicos Persistentes.

[149] Curso *online* sobre disruptores hormonales realizado por la autora.

querido cambiar nada que vaya contra la actual lógica de consumo". Según Romano, hace ya tiempo que le están pidiendo al Ministerio de Sanidad y Medio Ambiente que siga la estela de Francia, "que tiene una estrategia nacional sobre disruptores endocrinos, como Suecia y Dinamarca, pero España no quiere saber nada". Por eso el esfuerzo de su organización se centra en trabajar con ayuntamientos y comunidades autónomas, "porque son más sensibles a este tema y porque la gente quiere saber".

El año del glifosato

2017 fue el año del glifosato. En la capital belga se estaba debatiendo la reautorización en la UE de este popular y polémico herbicida durante un período de diez años. El 27 de noviembre, finalmente, los socios comunitarios lograron, por una mayoría cualificada, un acuerdo de renovación por cinco años[150] de esta sustancia que en 2015 el Centro Internacional de Investigación sobre el Cáncer (IARC), órgano de la OMS con base en Lyon, calificó como "probablemente cancerígeno" para el ser humano.[151] La prestigiosa revista médica británica *The Lancet Oncology* se hizo eco de esta información.[152]

En contradicción con la OMS, la Autoridad Europea de Seguridad Alimentaria, EFSA, señaló que "no hay evidencia" para relacionar glifosato y cáncer en los humanos y que no se tendría que clasificar como una sustancia disruptora endocrina.[153] EFSA había apoyado la conclusión de los expertos del Comité de Evaluación de Riesgos de la Agencia Europea de Sustancias y Mezclas Químicas, ECHA, con sede en Helsinki, que en un esperado dictamen, publicado en marzo de 2017, aseguró que con la evidencia científica disponible el glifosato

---

[150] European Commission. "Glyphosate".

[151] *IARC Monographs Volume 112: evaluation of five organophosphate insecticides and herbicides*. International Agency for Research of Cancer, World Health Organization, 20 marzo 2015 (https://www.iarc.fr/en/media-centre/iarcnews/pdf/MonographVolume112.pdf).

[152] "Carcinogenicity of tetrachlorvinphos, parathion, malathion, diazinon, and glyphosate", *The Lancet Oncology*, vol. 16, n. 5, p. 490-491, mayo 2015.

[153] European Commission. "Glyphosate. European Chemicals Agency's conclusion".

no cumplía los criterios necesarios para clasificarlo como cancerígeno, mutágeno o tóxico para la reproducción.[154]

La renovación del glifosato por parte de la UE, a apenas dos semanas de que expirara la licencia actual, contó con el apoyo de 18 estados miembros, entre ellos España, el Reino Unido y, sorpresa, Alemania —el ministro de Agricultura votó sí a la renovación, en contra de la abstención propuesta por el gobierno alemán—, mientras que Francia, Bélgica e Italia, entre otros, votaron en contra.[155] España se basó en los informes de las agencias eurocomunitarias EFSA y ECHA para apoyar esta renovación.

Los puntos de vista diferentes en Alemania se visualizaron semanas más tarde, a mediados de enero de 2018, cuando la ministra de Medio Ambiente alemana, contradiciendo la decisión adoptada por su ministro de Agricultura, avisó que había que poner punto final al glifosato en la actual legislatura.[156]

Los 1,3 millones de firmas adheridas a la campaña europea "Stop Glyphosate" no se habían tenido en cuenta.[157] Durante meses, esta iniciativa ciudadana había pedido a la Comisión Europea prohibir el glifosato, ya que "la exposición a esta sustancia se ha relacionado con el cáncer en humanos y con la degradación de ecosistemas", al mismo tiempo que reclamaba garantías para que la evaluación científica de los pesticidas se basara "exclusivamente en estudios publicados y encargados por las autoridades públicas competentes en vez de la industria de los pesticidas".

Sin embargo, justo dos años después de la renovación de esta licencia, en enero de 2019, saltaban a los medios de comunicación titulares como este: "Cuestionada la credibilidad de los análisis de la UE sobre el glifosato", publicado el 21 de enero por *La Vanguardia*. Su corresponsal Jaume Masdeu se expresaba en estos términos:

---

[154] ECHA. "Glyphosate not classified as a carcinogen by ECHA". Helsinki, 15 marzo 2017.

[155] "La UE renueva el polémico herbicida glifosato hasta 2022", *El Mundo*, 27 noviembre 2017.

[156] "Ministra de Medio Ambiente alemana quiere poner fin al uso del glifosato", Elmundo.cr, 16 enero 2018.

[157] European Commission. The European citizen's initiative. "Ban glyphosate and protect people and the environment from toxic pesticides".

"[...] un informe encargado por tres grupos del Parlamento Europeo, socialistas, Verdes e Izquierda Unitaria, demuestra que capítulos importantes de la evaluación científica que condujo a su aprobación por la Autoridad Europea de Seguridad Alimentaria (EFSA) son fruto de plagio en más del 50% y de 'copiar y pegar' en más del 70% [...] son una copia literal del dossier de homologación del glifosato enviado a las autoridades europeas por Monsanto y sus aliados industriales reunidos en el Grupo de Acción del Glifosato (Glyphosate Task Force) [...] Además, denuncian que el informe de la agencia que llevó a cabo el estudio, el Instituto Federal de evaluación de riesgos alemán [...] intenta presentar su trabajo como una 'valoración independiente', cuando en realidad la autoridad solo está repitiendo la evaluación de la industria solicitante."

El profesional en la investigación del plagio Stefan Weber y el bioquímico Helmut Burtscher-Schaden son los autores de dicho informe, titulado *Detailed expert report on plagiarism and superordinated copy paste in the renewal assessment report on glyphosate*.[158]

A raíz de la publicación de dicho informe, el belga Bart Staes, eurodipuado de Los Verdes y miembro de la Comisión de Pesticidas, se manifestaba así en un comunicado de prensa fechado el 15 de enero de 2019 en Estrasburgo: "La independencia de la evaluación por parte de las autoridades públicas de las sustancias que la industria química desea comercializar en el mercado europeo es un requisito previo para la adopción de decisiones políticas legítimas."

Pocas semanas más tarde, a principios de marzo de 2019, casi dos años después de la renovación de la licencia del glifosato hasta el 2022, el grupo de Los Verdes celebraba que el Tribunal de Justicia de la Unión Europea dictaminara que la Autoridad Europea de Seguridad Alimentaria, EFSA, estaba obligada a publicar todos los estudios relacionados con los posibles riesgos cancerígenos del glifosato.[159] A pesar de las reticencias de la EFSA, el tribunal europeo señaló que el acceso a estos documentos "reviste un interés público superior con respecto al interés

---

[158] https://www.greens-efa.eu/files/doc/docs/298ff6ed5d6a686ec799e641082cdb63.pdf

[159] InfoCuria - Case-law of the Court of Justice. Judgment of the General Court (Eight Chamber) of 7th March 2019. Case T-329/17.

basado en la protección de intereses comerciales de una persona física o jurídica",[160] se hizo eco el periodista Jaume Masdeu.

No habían pasado más de cinco años que una investigación realizada por la ONG Friends of the Earth Europe,[161] red medioambiental con más de treinta organizaciones nacionales, concluyó que personas de diferentes países europeos tenían trazas de glifosato en muestras de orina.[162]

El controvertido glifosato es un principio activo que se utiliza en algunos herbicidas. El más conocido y el más vendido en el mundo es el Roundup. Pero "los efectos endocrinos y tóxicos del Roundup, no solo del glifosato, se pueden observar en los mamíferos", concluye un estudio científico publicado en 2005 en *Environmental Health Perspectives*.[163] Eso significa que a la hora de valorar la toxicidad de compuestos químicos no solo hay que tener en cuenta su principio activo, también hay que valorar los llamados ingredientes *inertes*, "generalmente no identificados en las etiquetas" y que por el nombre escogido parece que no tengan ningún tipo de consecuencia para la salud, pero que investigadores norteamericanos los relacionan con una posible disrupción hormonal.[164]

Concentración de gigantes

Hablar de Roundup es hablar de Monsanto, el gigante estadounidense de pesticidas que controla la mayor parte de las semillas genéticamente modificadas y de las hormonas de crecimiento animal.[165] Un macropoder aumentado todavía más a partir de marzo de 2018, cuando Bruselas aprobó la compra de Monsanto por parte del grupo

---

[160] J. Masdeu. "Los estudios sobre riesgos del glifosato se harán públicos". *La Vanguardia*, 8 marzo 2019.

[161] http://www.foeeurope.org

[162] *The environmental impacts of glyphosate*. Bruselas: Friends of the Earth Europe, junio 2013.

[163] S. Richard et al. "Differential effects of glyphosate and roundup on human placental cells and aromatase", *Environmental Health Perspectives*, junio 2005.

[164] C. Cox y M. Surgan. "Unidentified inert ingredients in pesticides: implications for human and environmental health", *Environmental Health Perspectives*, diciembre 2006.

[165] Marie-Monique Robin. *El mundo según Monsanto*, 2008.

químico y farmacéutico alemán Bayer, lo que significó, entre otras cosas, que la marca Monsanto tenía los días contados, un gesto para alejarse de la pésima imagen de la compañía.

Justo un año antes, se había autorizado la fusión de Dow Chemical y DuPont y, a continuación, la de Syngenta y ChemChina.[166] "Una mala noticia para la agricultura, el medio ambiente y la seguridad alimentaria", reconocía el eurodiputado de Los Verdes y portavoz de Catalunya en Comú Ernest Urtasun, porque "la agroindustria ya está demasiado concentrada".[167]

Tal vez fue esta fusión la que llevó a Alemania a votar a favor de la renovación del glifosato, vista por el periodista Eliseo Oliveras como el doblegamiento de la UE a las multinacionales.[168] Oliveras la enmarcó en un contexto "de creciente rebelión ciudadana contra la política y la forma de hacer política dentro de la UE". En su opinión, mientras los dirigentes eurocomunitarios reiteran que primarán los intereses de los ciudadanos, "en la práctica acaban prevaleciendo los intereses de las grandes compañías, como Monsanto y el *lobby* de la industria agroalimentaria". Tampoco ha servido, según Oliveras, la crítica de organizaciones cívicas y de la Defensora del Pueblo de la UE, Emily O'Reilly, por "la falta de imparcialidad de las agencias europeas, por los vínculos de sus expertos y responsables con las industrias del sector". Entre las consecuencias negativas que se derivarán de esta renovación, el periodista enumera, entre otras, la pérdida de credibilidad de la Comisión Europea que costará recobrar y el refuerzo, "todavía más", del poder de las multinacionales y los *lobbies*.

La imparcialidad de EFSA, así como de otras agencias europeas, fue cuestionada por el Tribunal Europeo de Auditores.[169] El 1 de ju-

---

[166] "Bruselas aprueba la compra de Monsanto por Bayer con condiciones", Eleconomista.es, 21 marzo 2018.

[167] "Aprobación de la fusión Bayer/Monsanto. Una mala noticia para la agricultura y el medio ambiente". Comunicado de Prensa Los Verdes / Alianza Libre Europa. Parlamento Europeo. Bruselas, 21 marzo 2018.

[168] "Glifosato: la UE se pliega a las multinacionales", *El Periódico de Catalunya*, 1 diciembre 2017.

[169] European Court of Auditors. *Management of conflict of interest in selected EU agencies*. Special report nº 15, 2012 (https://www.eca.europa.eu/Lists/ECADocuments/SR12_15/SR12_15_EN.PDF).

nio de 2017, seis meses antes de que se diera luz verde al glifosato durante un lustro más, asistí en el Parlamento Europeo a un encuentro de periodistas con cuatro europarlamentarios del grupo Los Verdes/ ALE para hablar precisamente sobre lo que se intuía como una inminente renovación de este herbicida. La francesa Michèle Rivasi, el belga Bart Staes, la finlandesa Heidi Hautala y el húngaro Benedek Javor nos anunciaron a los allí presentes que estaban dispuestos a llevar ante el Tribunal de Justicia de la Unión Europea la no divulgación por parte de la Agencia Europea de Seguridad Alimentaria de los estudios empleados para afirmar que el glifosato no es carcinógeno para los seres humanos, al mismo tiempo que denunciaron que el acceso a estos documentos había sido "parcial", así como la metodología empleada.

Los eurodiputados insistieron en la necesidad de "más transparencia" en este asunto, que calificaron de "serio" porque "el interés sanitario tiene que estar por encima del interés comercial" y dejaron claro que no era un "ataque a la EFSA", sino que "pedimos agencias independientes", así como "científicos independientes", para tener "debates científicos", porque nosotros "no somos científicos".

Cuando aquel día Rivasi, Staes, Hautala y Javor pidieron "más transparencia", algo tan básico y necesario para cimentar cualquier democracia, estaban pidiendo que los estudios con financiación pública sean sometidos a la lupa de toda la comunidad científica, que se revisen una y otra vez y de la forma más estricta posible. Que haya réplicas, si son necesarias. Que la ciencia sea independiente y que se incluya toda, toda la información recopilada, sin secretismos. "La ciencia independiente", explica la investigadora y profesora Enriqueta Barranco, de la Universidad de Granada, "sería aquella en la que los proyectos de investigación estuvieran apoyados por las agencias estatales y los profesionales que participaran en los mismos no tuvieran ningún tipo de compromiso con la industria en cualquiera de sus modalidades".[170]

Precisamente uno de los puntos del Reglamento de EFSA es que "debe ser una fuente científica independiente de recomendación, in-

---

[170] Entrevista con la autora.

formación y comunicación del riesgo, para aumentar la confianza de los consumidores".[171]

En aquel encuentro con los periodistas, los eurodiputados de Los Verdes manifestaron también su perplejidad porque un órgano de la OMS, el Centro Internacional de Investigación sobre el Cáncer (IARC), había emitido una conclusión opuesta a EFSA. Las visiones contradictorias entre EFSA —glifosato, no posible cancerígeno— y la IARC —glifosato, posible cancerígeno— nos empujan a preguntar una vez más si el sistema de seguridad alimentaria actual protege realmente nuestra salud.

En el ensayo *Entre el fútbol y el glifosato, no hay partido,*[172] el investigador Miquel Porta entra en "otra fase del partido", la de la "regulación", algo muy poco "sexy", añade, cuando "el hecho en cuestión es el desacuerdo entre dos poderosos organismos reguladores globales acerca de si el glifosato, uno de los herbicidas más utilizados en todo el planeta, es cancerígeno", decisiones que "escapan casi completamente a los poderes locales". Para Porta, la discrepancia, en la que hay "hechos comerciales", puede ser vista con "buenos y malos ojos", pero lo que sí considera "trascendente" es la diferencia de opinión sobre el glifosato entre EFSA e IARC, con un proceso "más sistemático y transparente". Sobre los análisis de EFSA, Porta ve "zonas sombrías", porque "ha tenido en cuenta estudios que no son públicos y que no ha dado a conocer, como tampoco ha informado de todos los profesionales que han intervenido [...] En otras ocasiones, sus analistas y directivos han tenido sonados conflictos de intereses [...] Ha desdeñado pruebas aportadas por estudios humanos de que el glifosato es cancerígeno, así como resultados de estudios en animales". Un asunto, este, el del glifosato, que "nos afecta a todos. Aunque a algunos nos interese menos que el fútbol", sentencia con ironía.

[171] Reglamento (CE) n° 178/2002 del Parlamento Europeo y del Consejo por el que se establecen los principios y los requisitos generales de la legislación alimentaria, se crea la Agencia Europea de Seguridad Alimentaria y se fijan procedimientos relativos a la seguridad alimentaria.

[172] *Claves* n° 249, noviembre-diciembre 2016.

LOS PAPELES DE MONSANTO

Meses después de la publicación de este artículo de opinión, en 2017, dos periodistas franceses —Stéphane Foucart, hombre, y Stéphane Horel, mujer— firmaban la noticia principal de la portada de *Le Monde* sobre los llamados "documentos de Monsanto".[173]

A doble página, Foucart y Horel desmenuzaban una "operación de intoxicación" por parte de la corporación norteamericana Monsanto sobre su producto estrella, el glifosato. Los periodistas hablaban de presiones a los científicos, fondos amenazados, acoso judicial y de difundir *junk science*, 'ciencia basura', para confundir al consumidor. Según esta inusual investigación periodística, las hostilidades habían comenzado después de la publicación por parte de la IARC de un estudio que concluía que el glifosato era posiblemente cancerígeno para los humanos.

Aquella portada de *Le Monde* era insólita por partida doble: por el tema que denunciaba —no estamos acostumbrados a ver abriendo diarios denuncias como esta, que, entre otras cosas, implican tiempo y dinero para investigar— y porque ese día, viernes 2 de junio de 2017, la mayoría de portadas de los medios de comunicación estaban protagonizadas por la decisión de Donald Trump, anunciada la tarde anterior, de sacar a EEUU del pacto climático de París de 2015. Fue dos días después de ese anuncio, el 3 de junio, cuando *Le Monde* publicó en portada la foto de Trump y su polémica retirada. Ese 3 de junio, Horel y Foucart airearon la segunda parte de la llamada "Opération intoxication" de los "Monsanto Papers".[174] En esta segunda entrega, los periodistas, además de evidenciar la discrepancia entre EFSA e IARC sobre el glifosato, fijaban su atención en la agencia de noticias Reuters porque se refería a IARC como una agencia "semiautónoma". Reuters cuestionó el trabajo de IARC:[175] "A pesar del tamaño y el presupuesto modestos de IARC, sus monografías —evaluaciones de

---

[173] S. FOUCART y S. HOREL. "Monsanto Papers. La guerre contre la science du géant des pesticides", *Le Monde*, 2 junio 2017.

[174] S. FOUCART y S. HOREL. "Les moissons du fiel. Monsanto papers 2/2", *Le Monde*, 3 junio 2017.

[175] Kate KELLAND. "Cancer agency left in the dark over glyphosate evidence". Reuters, 14 junio 2017.

si algo es una causa de cáncer— a menudo captan la atención de los políticos y del público. Monografías recientes de IARC han incluido juicios sobre que la carne roja es carcinogénica y debe clasificarse junto con el arsénico y el tabaco, y que el café, que anteriormente IARC dijo que podría causar cáncer, probablemente no sea cancerígeno". Por esta publicación, la periodista Kate Kelland ganó el premio Science Story of the Year en una ceremonia celebrada en Londres.[176]

La investigación de *Le Monde* incluía una de las pocas voces que habían aceptado hablar con este diario, Fiorella Belpoggi, directora de investigación del Istituto Ramazzini, que reúne a 180 científicos especializados en salud ambiental. Belpoggi se expresó así: "Antes de todo esto no era consciente de lo importantes que somos. Pero si te deshaces de IARC, del NIEHS —Instituto Nacional de Ciencias de la Salud Ambiental de EEUU— y del Istituto Ramazzini, te deshaces de tres símbolos de la independencia de la ciencia." Los ataques, según el rotativo, parece que van a continuar los próximos años, porque después del glifosato hay otras sustancias químicas en la lista de prioridades de IARC, como el *bisfenol A*, que NIEHS muestra como motivo de preocupación para la salud,[177] y el *aspartamo*, que el Istituto Ramazzini lleva más de una década cuestionando.[178]

A mediados de mayo de 2018, Belpoggi presentaba en el Parlamento Europeo un estudio preliminar que forma parte del primer estudio a nivel mundial sobre este popular herbicida. El Istituto Ramazzini, junto con otras instituciones, está buscando financiación para completar este pionera investigación "independiente" que pretende conocer los posibles efectos del glifosato en el desarrollo fetal, en la alteración endocrina y su carcinogenicidad, entre otros niveles.[179]

"¿El glifosato es seguro para usted y su familia?" Así empieza el vídeo promocional que ha lanzado esta institución italiana y que, entre otros datos, incluye que el uso de este herbicida se ha multipli-

---

[176] "Reuters wins journalism awards from Foreign Press Association and American Association for the advancement of science". Reuters, 22 noviembre 2017.

[177] National Institute of Environmental Health Sciences (NIH). "Bisphenol A (BPA)".

[178] Istituto Ramazzini. Cooperativa Sociale Onlus. "Aspartame"; "El aspartamo, ¿un edulcorante peligroso?", *Discovery DSalud*, nº 98, octubre 2007.

[179] Istituto Ramazzini. "Global Glyphosate Study".

cado por quince desde que se introdujeron los cultivos modificados genéticamente en 1996. También detalla rastros de glifosato en la orina humana, en alimentos, en el aire, en el agua de lluvia, en aguas subterráneas, en el aire y en la Gran Barrera de Coral.

En 2013, el Istituto Ramazzini, academia independiente fundada en 1982 que tiene como objetivo la salud pública y pretende servir de puente entre el descubrimiento científico y los centros políticos sociales, se puede leer en su web,[180] publicó un manifiesto sobre alteradores hormonales en el que urgía a la UE a considerar la investigación académica "de alta calidad" porque "solo de esta manera la UE puede cumplir el requisito de un enfoque de precaución que proteja a la población en general y a los trabajadores contra estos graves riesgos".[181]

La investigación de los periodistas Horel y Foucart, que también mencionaban cómo Monsanto menoscababa la reputación de sus oponentes —por ahí iba el título de la publicación de *Le Monde* el 3 de junio—, obtuvo el Gran Premio Varenne en el apartado de Prensa Diaria Nacional 2017.[182]

El diario belga *Le Soir* se hizo eco de la revelación publicada por *Le Monde*.[183] El rotativo le dedicó una página entera, en el margen derecho y en la sección "La Société", e incluyó declaraciones de Stéphane Horel. La periodista explicó que llevaba años examinando la industria química, especialmente los disruptores endocrinos, pero que por primera vez los científicos con los que había intentado hablar no le habían contestado. Sobre IARC, Horel señaló que es la única agencia que elimina los estudios proporcionados por la industria, realiza una revisión por pares —un mecanismo efectivo de validación— y que son de dominio público. "Como resultado, sus conclusiones son difíciles de ignorar por las otras agencias", señaló Horel. Sobre la decisión de la Autoridad Europea de Seguridad Alimentaria y la Agencia Europea de Sustancias y Mezclas Químicas, que concluyen el carácter no cancerígeno del glifosato a partir de estudios confidenciales, Horel denun-

---

[180] Istituto Ramazzini. "Centro di ricerca".

[181] "Endocrine disrupting chemicals in the European Union". Collegium Ramazzini, junio 2013.

[182] Fondation Varenne. "Prix Varenne 2017: les talents du journalism à l'honneur".

[183] Bernard PADOAN. "Monsanto veut sauver son glyphosate", *Le Soir*, 2 junio 2017.

ció que "la confidencialidad de las fuentes plantea un gran problema cuando la salud de cientos de millones de personas y la preservación del medio ambiente están en juego". Al mismo tiempo, recordó que más de ocho millones de toneladas de glifosato se han rociado sobre la Tierra desde mediados de los años setenta.[184]

A punto de renovarse la licencia del glifosato a finales de 2017, esto fue lo que dijo el comisario europeo de Salud y Seguridad Alimentaria, Vytenis Andriukaitis, en una entrevista: "Hay una cierta confusión al respecto. Una agencia que trabaja con la OMS (IARC) publicó hace dos años un informe donde se apuntaba 'la posibilidad' que fuera cancerígeno. A pesar de eso, la OMS publicó una segunda investigación que desmentía aquel primer informe. En la UE también hemos investigado sobre la cuestión, y la Agencia Europea de Seguridad Alimentaria (EFSA) y todos los organismos nacionales competentes han publicado sus propios estudios, y todos han coincidido que es 'improbable' que sea cancerígeno. También esta ha sido la conclusión de otros países como Australia, Japón, Canadá o Estados Unidos. Por lo tanto, solo hay un único informe en el mundo —que, además, utilizó su propia metodología— que habla de una probabilidad que sí que lo sea. A pesar de todo, nos hemos propuesto que se reduzca el uso, por ejemplo, en algunas áreas como colegios o parques, porque realmente nos importa la opinión pública. Estamos en contacto con la industria para que produzca pesticidas más verdes y menos tóxicos. En cualquier caso, yo no tengo dudas: el glifosato no es cancerígeno."[185]

Semanas después que la UE aprobara la renovación de la licencia del controvertido glifosato, otro informe, en esta ocasión dirigido por el profesor Gilles-Éric Séralini, de la Universidad de Normandía, aireaba que "el glifosato no era el principal compuesto tóxico en las formulaciones de los herbicidas". Que más tóxicos que el glifosato son los compuestos a base de petróleo en los herbicidas.[186]

---

[184] Istituto Ramazzini. "Cuánto glifosato se utiliza en todo el mundo".

[185] Esther HERRERA. "Entrevista a Vytenis Andriukaitis, comissari europeu de Salut i Seguretat Alimentària", *Món Empresarial*, 22 diciembre 2017.

[186] "Toxicity of formulants and heavy metals in glyphosate-based herbicides and other pesticides", *Toxicology Reports*, vol. 5, 2018 (https://www.sciencedirect.com/science/article/pii/S221475001730149X).

Nada es gratis

Hubo un momento, perdida entre papeles y libros amontonados sobre la mesa del comedor de Bruselas, abierta de par en par, en que pensé en abandonar. Sentía la sombra de la expresión "cierta confusión" mencionada por el entonces comisario Andriukaitis tan pesada y sus pellizcos eran tan constantes que me estaba ahogando en un estrecho círculo obsesivo. Necesitaba restituirme. Los poros de mi cuerpo, hasta entonces llenos de ráfagas de vitalidad, estaban secos y la curiosidad, el principal sustento del periodismo de largo aliento, simplemente había desaparecido. Trotaba por casa sin rumbo, con los cabellos desordenados y los ojos sin color, envuelta del doloroso "Ne me quitte pas", 'No me abandones', del cantautor belga Jacques Brel (1929-1978). Crear un libro de la nada es como un acto de amor, con sus altos y bajos, que necesita, canta Brel, "resurgir el fuego del antiguo volcán".

El empuje desdoblado durante los primeros meses de descubrimiento del mundo de los perturbadores hormonales se había reducido a la anchura de un hilo. Andaba extraviada. Hasta mi fiel compañera, la soledad, había acabado desorientada y ya no era "la sombra de tu sombra". "Ne me quitte pas". Como domadora solitaria de una fiera gigante, estaba exhausta.

Mi hipotiroidismo y/o signos de menopausia también empujaban hacia abajo. De manera que un día, con la producción de estrógenos por debajo de los suelos, metí en un enorme cajón meses de trabajo. En un cubo lleno de sudor se hundía "Ne me quitte pas". Ese "cautiverio" lo sentí casi permanente. Era verano, estaba en Bruselas, y en verano lo que aquí llueve son actividades culturales en espacios abiertos, así que la mesa de trabajo la cambié por un confuso ir y venir por las calles bruselenses. Y no paré de caminar para no alejarme más todavía de todos aquellos papeles muertos. "Camina, camina", me había sugerido el escritor israelí David Grossman (Jerusalén, 1954) en 2010, durante una pausa con motivo de la publicación de su último libro, *La vida entera*. "Camina, camina." Con la llegada del buen tiempo esta ciudad se muestra abierta, espontánea, alegre, la alegría de vivir al aire libre. Una ciudad "que tiene la virtud de la modestia, con una gran vida cultural y asociativa. Tienes que saber buscar las puertas", me aconsejó un vecino que desde hace muchos años trabaja en la Comisión Europea.

Y caminé y caminé y semanas después, aprendiendo a "hacer y desobedecer", como dijo el cantautor de origen griego Georges Moustaki (1934-2013), y con los apuntes todavía guardados bajo llave, "Ne me quitte pas"!, me inscribí en un curso *online* sobre alteradores hormonales. Lo organizaba, por segundo año consecutivo, la Fundación Alborada para el Desarrollo y Divulgación de la Medicina Ambiental, con sede en Madrid. Así conocí a la biofísica Ruth Echevarría.

Si me decidí por este curso es porque en la lista de profesores virtuales aparecía el nombre del catedrático Nicolás Olea, quejoso porque hace más de veinte años "que estudiamos lo mismo". A Olea lo había leído y también escuchado en YouTube. Engancha su forma sencilla, directa, muy didáctica, de abordar los disruptores endocrinos. "¿Alguien se había creído que esto era gratis? ¿Que estar hasta aquí de PBB era gratis?", había soltado durante una conferencia. El equipo docente del curso en línea se completaba con la doctora Pilar Muñoz-Calero, presidenta de la Fundación Alborada y profesora colaboradora de la Universidad Complutense de Madrid, aquejada de sensibilidad química, y la ambientóloga Esther Fernández.

Fui una de las 128 alumnas de aquel curso realizado entre noviembre de 2016 y enero de 2017. La mayoría eran, sí, mujeres.

Entre las muchas consideraciones, se destacó que el momento de la exposición era "decisivo", que los efectos pueden permanecer "latentes durante años", que "no existe un umbral de seguridad" —las dosis bajas también pueden afectar a nuestro sistema hormonal y "no es una nimiedad"—, que "no hay solo" un producto "malo", que posiblemente es un "efecto combinado" y que esta "es una batalla continua", porque "continuamente salen nuevos productos". En esta exposición "no hay democracia", y en términos de enfermedad "el código postal es más importante que el código genético".

Entre mis apuntes rescato también "esa manía de estar con la botellita de plástico todo el día [...] Hemos estudiado que el 67% del agua embotellada en el mercado español tiene estrogénicos y se debe fundamentalmente al componente del plástico". Pero, a pesar de todo lo publicado, "la industria no se tambalea" porque "va mucho con la política del riesgo, no vaya a ser que no estés en lo cierto, que no sea verdad y hagamos un daño irreparable. Y yo les digo", continuó

Olea, "pero ¡si el daño ya está hecho!" Hace poco "se publicó la relación del DDT con el cáncer de mama, 56 años después de la exposición. ¡56 años después!".

En el foro virtual era donde las alumnas hacían sus preguntas, mostraban sus dudas o reflexionaban sobre los comentarios del equipo docente.

Una de las participantes constató que todos estamos contaminados. Esta es la respuesta que recibió: "La realidad es que de media estamos contaminados por más de tres sustancias. Algunas están en la sangre porque son contaminaciones recientes y otras se encuentran depositadas en nuestros órganos y grasas [...] Se acumulan en órganos fundamentales como el cerebro, el hígado, la grasa en general [...] Los más difíciles de eliminar son los metales pesados y los compuestos orgánicos persistentes o COPS."

Otra alumna expuso su malestar porque "cuando intento transmitirlo a mi entorno, me tachan de loca". Respuesta: "Lo importante es que exijamos a nuestros gobernantes que eliminen los contaminantes hormonales."

Otra inscrita quiso saber qué ocurre al adelgazar con los DE acumulados en los tejidos grasos del organismo. "Se sigue estudiando. Cuando se pierde peso de súbito, estos DE se liberan por el torrente sanguíneo, por lo tanto hay una exposición a esas sustancias. Se recomienda perder peso de forma gradual", fue la respuesta.

Un alumno, hombre, uno de los pocos, pidió información adicional sobre los efectos para la salud de las "radiaciones electromagnéticas no ionizantes", es decir, aquellas que provienen de los dispositivos inalámbricos como el wifi, 3G, 4G, móviles en general. Le contestaron adjuntando el informe de un profesor emérito de la Washington State University, el bioquímico Martin L. Pall.[187]

"¡Ufffff!, otro informe", pensé, horas después de haberme metido en el estómago la minipastilla diaria de Eutirox que me había recetado por primera vez un endocrino en Jerusalén después de revisar un análisis de sangre.

---

[187] "How to approach the challenge of minimizing non-thermal health effects of microwave radiation from electrical devices", octubre 2015.

El curso había que complementarlo con tests y trabajos —que yo obvié, como dejé claro desde el momento de mi inscripción. Lo mío era tomar notas—, y la supervisión del documental *La letra pequeña*, de la Fundación Vivo Sano,[188] promotora de la campaña "Hogar sin tóxicos", que aborda cómo afectan las sustancias químicas con las que estamos en contacto cada día y que generó un gran debate entre las participantes. Una de las primeras intervenciones del documental es la de la doctora Miren Cajaraville, catedrática en Biología Celular de la Universidad del País Vasco. Cajaraville narra la sorpresa de encontrar, en una reserva de la biosfera de su comunidad, grandes cantidades de mejillones hermafroditas, en el año 2003-2004. "Un 26% de hermafroditas en mejillón es una prevalencia muy alta [...] Obviamente que los organismos macho se feminicen [...] Un cambio de sexo total [...] Esto va a tener consecuencias sobre la población y el ecosistema", sostiene la investigadora. Otro experto en Medicina Ambiental y Neuroinmunología Clínica del Reino Unido, el doctor Daniel Goyal, afirma en el documental que hay "evidencia reciente de la Universidad de Stanford y del centro de control de la enfermedad que indica una relación muy fuerte entre el autismo y el medio ambiente [...] Estamos bastante convencidos de que el factor ambiental es el más prevalente".

Finalizado el curso, las ideas seguían enredadas y los papeles "dormían" en un cajón. El eco de las notas de Jacques Brel sonaba lejano pero todavía estaba ahí. "Ne me quitte pas". Hasta que un día me senté frente a un endocrino belga cuya consulta está en la clínica que hay al lado de la Place Jourdan y las famosas *frites* de Antoine. Era mi primer contacto con este especialista desde mi llegada a Bélgica hacía poco más de un año. Tras barrer con una mirada mi análisis de sangre, dijo que estaba bien y que de momento siguiera tomando la misma medicación, Eutirox 50 mg. Mi falta de energía y de concentración, mis lapsus de memoria, los achacó al proceso menopáusico.

Mientras el especialista escribía en un recibo la cantidad que le tenía que abonar por su brevísima consulta —y que a continuación tenía que hacer llegar a mi mutua, así funciona la sanidad en Bélgica—, aproveché para preguntarle si el origen de mi problema de tiroides

---

[188] *La letra pequeña*. Fundación Vivo Sano, 2013.

podría tener alguna relación con los llamados *alteradores hormonales*. "Lo he leído por ahí", le comenté, sin darle más importancia. "No, no hay estudios que lo demuestren. Bueno, hay algo, pero poca cosa", me contestó con parsimonia.

Esas últimas palabras me desencadenaron un torrente de reflexiones. Me fui de la consulta cavilando sobre el enorme vacío —el doctor Miquel Porta habla de "precipicio"— entre especialistas clínicos e investigadores. Reflexionando sobre el derecho a saber, pilar del sistema democrático. El derecho a tener a mano el máximo de información posible para poder decidir de la mejor forma posible. "La obligación de resistir nos da derecho a saber", del filósofo y biólogo francés Jean Rostand (1894-1977), fue recordado por la bióloga estadounidense Rachel Carson (1907-1964) en el capítulo "La obligación de resistir", de su clásico *Primavera silenciosa*.[189]

Cuando llegué a casa, ojeé la Declaración Universal de los Derechos Humanos, que, en su artículo 11, apela al derecho de tener una comida sana, sin sustancias adversas para la salud, y que son los estados los que tienen que garantizar esa seguridad a sus ciudadanos. Me pregunté si a estas alturas de la evolución humana existe todavía la posibilidad de comer alimentos realmente sanos, de beber agua sana y de respirar aire sano, mientras me retornaba el consejo del vecino estresado que trabaja en la Comisión: "Tienes que saber buscar las puertas." Y en lo que fue un gesto intuitivo, marcado por una nueva energía y un renovado sentido del asombro, desparramé sobre la mesa del comedor con mucho cuidado un montón de papeles y libros. "Camina, camina." Fue como recuperar a un viejo amante. "Ne me quitte pas." "No me dejes, no. Olvidar el tiempo de malentendidos." Hasta en el aire había buenas vibraciones. No necesitaba más. "Camina, camina." Decididamente entregada, una fiera menos peligrosa me estaba esperando.

---

[189] *Silent Spring*, 1962. Versión en castellano de Joandomènec Ros, 2010.

CAPÍTULO 3
LLUVIA FINA

Regular sustancias que alteran el sistema hormonal significa regular nuestra manera de vivir, porque buena parte de los químicos que están "bajo sospecha" se pueden encontrar en muchos de los productos de consumo cotidiano. Para empezar, en los alimentos, pero también en electrodomésticos, muebles, ropa, plásticos, juguetes, cosméticos, alfombras, gafas, sartenes, cortinas, champús... Compuestos químicos que pueden acabar en nuestra sangre, en nuestra orina, en la leche materna y hasta en la placenta.

En 2007, una investigación de la Universidad de Granada detectó, a partir de 150 muestras de placenta de mujeres andaluzas, una media de al menos ocho pesticidas por placenta.[190] Entre los químicos detectados, dos disruptores endocrinos prohibidos hace años, el DDT y el lindano. Es la llamada "contaminación interna", expresión del catedrático Miquel Porta, que empieza en el vientre materno.[191]

La Asociación Española de Pediatría, a pesar de ser consciente de que "la contaminación química alcanza a todos los ecosistemas del planeta"[192] y "que la leche materna se ha utilizado como marcador biológico de la contaminación ambiental, ya que, por los procesos de bioacumulación en tejido graso, muchos compuestos químicos alcan-

---

[190] M.J. López-Espinosa, A. Granada, J. Carreno, M. Salvatierra, F. Olea-Serrano y N. Olea. "Organochlorine pesticides in placentas from Southern Spain and some related factors". *Placenta*, noviembre 2006.

[191] M. Porta, E. Puigdomènech y F. Ballester. *Nuestra contaminación interna.* La Catarata, 2009

[192] N.M. Díaz Gómez, Comité de Lactancia Materna de la AEP *et al.* "Contaminantes químicos y lactancia materna: tomando posiciones". *Anales de Pediatría*, 2013.

zan concentraciones fácilmente medibles en la leche materna", destaca "la importancia de promover la lactancia materna como la opción más saludable".

Estas son algunas de sus recomendaciones: "Lavar y enjuagar bien" la fruta y verdura; consumir, cuando sea posible, productos ecológicos, "que contienen una menor trazabilidad de sustancias químicas indeseables [...]"; buscar alternativas al uso de plásticos con ftalatos y bisfenol A, así como evitar productos químicos comunes que "pueden contener compuestos tóxicos, entre los que se incluyen: algunos disolventes de pinturas [...], esmalte de uñas, laca de pelo [...] y los plaguicidas que se emplean en casas y en los jardines". En el apartado "Conflicto de intereses", los autores declaran "no tener ningún conflicto de intereses".

Durante mi estancia en Bruselas descubrí la ONG familiar flamenca De Gezinsbond,[193] integrada en la coalición EDC Free Europe,[194] que representa a 250.000 familias de la zona de Flandes y donde los menores tienen una especial atención. Preocupada por el impacto de los disruptores endocrinos en la salud de los más pequeños, De Gezinsbond apoyó la posición de Childproof, asociación de investigadores belgas y holandeses sobre los alteradores hormonales.[195] En la misiva, Childproof, también en la línea de proteger a las personas más vulnerables, urgió a la Comisión Europea a identificar todos los alteradores hormonales y a eliminarlos de forma gradual. Y, mientras existan en el mercado, informar a la ciudadanía para que pueda actuar en consecuencia.

En un contexto de labor divulgativa, De Gezinsbond ha publicado un folleto informativo, también en francés, destinado a las mujeres embarazadas, para que limiten su exposición a alteradores hormonales.[196]

En la cocina se aconseja el uso de productos de limpieza ecológicos y preferentemente no perfumados; lavar bien todas las frutas y verdu-

---

[193] https://www.gezinsbond.be/fr

[194] http://www.edc-free-europe.org

[195] "Prise de position de Childproof relative aux perturbateurs hormonaux". Childproof.

[196] "Protégez votre bébé, limitez les perturbateurs endocriniens. Brochure explicative pour femmes enceintes". Folleto financiado por el programa Life+ de la DG de Medio Ambiente de la Comisión Europea. Para más información: www.gezinsbond.be/kindnorm y www.chilprotectfromchemicals.eu.

ras, así como los utensilios de cocina antes de su primer uso, y utilizar un recipiente de vidrio o de cerámica para calentar la comida en el microondas. En el baño se recomienda utilizar productos corporales o cosméticos "no perfumados" o "sin aroma" y evitar, entre otros, los que contengan parabenos, ftalatos, bisfenol A —componente que puede encontrarse en "productos como las gafas, los ordenadores y los embalajes alimentarios en plástico"—, así como Triclosan, agente antibacteriano presente en jabones y otros artículos de higiene personal. Y, entre otras sugerencias, mantener alejados algunos tintes capilares, aunque en algunos comercios ya se anuncian con la etiqueta "sin parabenos ni amoniacos".

En el dormitorio, las recomendaciones pasan por lavar todos los textiles que tengan contacto con la piel antes de su primer uso para de esta manera "eliminar el excedente de sustancias químicas"; evitar los juguetes perfumados y comprar solo los que tengan la etiqueta UE que garantiza el respeto a las exigencias de salud y seguridad, así como airear bien las habitaciones después de la instalación de muebles nuevos. "Es importante adoptar una posición madura y con espíritu crítico que nos lleve a cuestionarnos hasta qué punto están controladas las cosas de verdad", remarca Carlos de Prada en *Hogar sin tóxicos*.[197]

ESA OTRA VERDAD INCÓMODA

Al Gore, vicepresidente estadounidense entre 1993 y 2001 y Premio Nobel de la Paz 2007, habló de "una verdad incómoda" para abordar el cambio climático en 2006. Los alteradores hormonales pueden ser "otra verdad incómoda", me han repetido varias de las personas entrevistadas, y no solo para la industria química, también para la ciudadanía. Pero ¿cómo se puede abordar a este "enemigo invisible"? Con información, sin alarmismos, presionando a las autoridades, me han sugerido algunas voces.

El periodista de *La Vanguardia* Antonio Cerrillo, con más de 25 años cubriendo temas medioambientales, coincide en que "tenemos que informar, interpretar, analizar, concienciar", pero "también alarmar. A algunos políticos no les interesa que alarmemos",

---

[197] Ediciones I, 2013.

apostilla sentado en la redacción del diario en la avenida Diagonal de Barcelona. Y no son precisamente los políticos los que "lideran el debate en este campo", asegura. El problema, en su opinión, es que "hablamos de algo que no es visible", que se necesitan más periodistas especializados en el área de salud y medio ambiente y, sobre todo, en contaminantes, porque "la sociedad española no tiene el nivel mínimo de información en salud ambiental", aunque está convencido de que "esa lluvia fina" hace efecto y a modo de ejemplo cita los jabones sin parabenos. "Esa es la modesta aportación que podemos hacer", reflexiona, consciente de que los temas que lideran el debate social hoy en día son la contaminación del aire, el cambio climático y el problema del agua en todas sus fases. Y en esa lista de los asuntos que más preocupan a la ciudadanía sitúa los perturbadores hormonales bastante abajo, en un posible número 50.

Cuando Cerrilló me habló de esa falta de profesionales especializados, recordé una interesante entrevista realizada a la periodista Milagros Pérez Oliva (Huesca, 1955), Premio Margarita Rivière, con la que coincidí durante los quince años que trabajé en el diario *El País* en Barcelona. Pérez Oliva, una de las primeras mujeres en especializarse en salud en España y con una larga y rigurosa trayectoria periodística, manifestó a la revista del Col·legi de Periodistes de Catalunya en 2015 que, con la crisis del 2008, la Asociación de Periodistas Científicos de Estados Unidos constató que lo primero que se recortó en las redacciones fue el periodismo especializado. Y, en el terreno español, "muchos medios ya no tienen especialistas, mientras el periodismo digital vuelve a poner en valor el periodismo 'todo terreno', que necesita periodistas muy polivalentes", señaló.[198]

ECOLOGÍA ENVUELTA CON PLÁSTICO

Cuando faltaban aún unos meses para volver a Barcelona de forma definitiva, empecé a buscar como nunca productos ecológicos. El chute de información diario sobre los alteradores hormonales empezaba a tener efecto en mi rutina. Recuerdo mirar con envidia tomates espléndidos y grandes por menos de un euro el kilo mientras alar-

[198] *Capçalera*, n° 170, diciembre 2015.

gaba sin entusiasmo el brazo hacia cuatro tomates menos radiantes que estaban a 3,80 el kilo. En el barrio europeo de Bruselas, cuatro trocitos de pollo sin hormonas, guardados en una cajita de plástico transparente, salen por un ojo de la cara. Como la carne ecológica, también servida en bandejitas blancas de porexpan, una especie de plástico espumado. El salmón y el jamón dulce, y el serrano, y algún que otro queso, y varias frutas y verduras ecológicas, como las manzanas y los calabacines, también los tenía que liberar del plástico que los envolvía.

Poco a poco, las verduras ecológicas se van abriendo paso en los comercios más populares de la zona, donde un pepino —en Bruselas los venden a pieza, eso sí, bien largos— sale por 1, 63 euros mientras que el de al lado, uno "normal", no bío, costaba 0,68 euros, y si estaba en oferta por el precio de uno te llevabas otro de regalo. En esta cadena de origen alemán, también vendían sartenes "libres de PFOA (ácido perfluoroctánico)" o PFOS a un precio, eso sí, mucho más elevado que el de una sartén "normal" antiadherente.

Fuera alimento ecológico o no, me llamó la atención que las bandejitas de porexpan y las películas de plástico ahogaban a muchos alimentos. ¿Es esa una práctica sostenible? ¿De qué sirve cobrar con orgullo una bolsa de plástico si se está metiendo toda clase de alimentos en cajas de plástico y bandejas de porexpan? ¿Qué impacto medioambiental tiene comprar alimentos, ecológicos o no, que han viajado miles de kilómetros? ¿Y qué pasa con los alimentos que están en contacto con determinados envoltorios?

En 2014, el diario británico *The Guardian* publicó la respuesta de algunos científicos, que veían fuera de lugar la preocupación de colegas que consideran envoltorios y plásticos una fuente de contaminación química.[199] Entre los colegas preocupados, la doctora suiza Jane Muncke. Muncke ha liderado un estudio,[200] con participación del catedrático Miquel Porta, que sostiene que la exposición a largo plazo

---

[199] Sarah BOSELEY. "Concerns over chemicals in food packaging misplaced, say scientists". *The Guardian*, 19 febrero 2014.

[200] J. MUNCKE *et al.* "Food packaging and migration of food contact materials: will epidemiologists rise to the neotoxic challenge?". *Journal of Epidemiology & Community Health*, vol. 68, 2013 (http://jech.bmj.com/content/68/7/592).

a tales químicos es motivo de preocupación "aunque legalmente no están considerados como contaminantes", recogía el diario. Muncke y su equipo advierten que la "mayoría" de materiales sintéticos que están en contacto con los alimentos "no son inertes" y pueden acabar difundiéndose en los alimentos. Un nuevo desafío que hasta ahora "ha recibido poca atención en estudios relacionados con los efectos sobre la salud humana".

Hasta en el Ártico

Tras el hallazgo del informe de la suiza Jane Muncke hice algo tan humano como desviar la atención hacia otro sitio, por ejemplo el pescado. Cambié el foco de interés para acercarme a otra compra que tampoco está exenta de riesgos. Así descubrí que en Japón tuvo lugar uno de los casos más sonados de contaminación del agua provocada por Chisso, el primer fabricante químico del país.[201] Aunque la enfermedad de Minamata se identificó oficialmente en 1956, "en 1968 Chisso dejó de utilizar el proceso que causaba la contaminación". De esta manera, "el gobierno concurrió, priorizando el crecimiento industrial sobre la salud pública", denuncia el informe *Lecciones tardías de alertas tempranas*.

Entre 1932 y 1968, explica un documento de la OMS,[202] una fábrica vertió líquidos con elevadas concentraciones de metilmercurio en la bahía japonesa de Minamata que contaminaron el pescado, principal fuente de alimentación de los vecinos: "Al menos 50.000 personas resultaron afectadas en mayor o menor medida, y se acreditaron más de 2.000 casos de la enfermedad de Minamata, que alcanzó su apogeo en el decenio de 1950, con enfermos de gravedad afectados de lesiones cerebrales, parálisis, habla incoherente y estados delirantes."

Para la OMS, el mercurio es uno de los diez productos químicos que plantea problemas especiales para la salud pública, y reconoce que "la principal vía de exposición humana es el consumo de pescado y marisco contaminado con metilmercurio". Uno de los dos grupos más

---

[201] Agencia Europea del Medio Ambiente. *Lecciones tardías de alertas tempranas: ciencia, precaución, innovación*. Capítulo "Enfermedad de Minamata: un desafío a la democracia y a la justicia".

[202] *El mercurio y la salud*, marzo 2017.

vulnerables, los fetos. "La exposición intrauterina a metilmercurio por consumo materno de pescado o marisco puede dañar el cerebro y el sistema nervioso en pleno crecimiento del bebé", avisa. El otro grupo vulnerable: quienes practican la pesca de subsistencia o personas expuestas por razones de trabajo.

Para algunos investigadores no son solo motivo de preocupación los restos de químicos contaminantes que pueden acabar en los mares y ríos, también los miles de millones de fragmentos de plásticos —derivado del petróleo— esparcidos por los océanos de todo el mundo y que están llegando a una zona tan remota como el Ártico. Un grupo de expertos liderado por el profesor Andrés Cózar, de la Universidad de Cádiz, ha publicado un estudio en *Science Advances*[203] en el que se alerta de que la corriente marina ha arrastrado partículas sintéticas hasta los mares remotos de Groenlandia y de Barents, en el extremo norte del Atlántico y el norte de Escandinavia. "Cada año se vierten en el océano 8 millones de toneladas de plástico; los científicos estiman que ya hay 110 millones de toneladas. Aunque todavía no se entienden los efectos medioambientales de la polución de plásticos, ya están presentes en la cadena alimentaria", denunciaba en 2017 el diario *The New York Times* a partir del informe de Cózar y su equipo.[204]

Ante este signo de alerta, recuperé, entre los muchos papeles acumulados sobre mi mesa de trabajo, un dossier breve que había cogido de un estand informativo del Parlamento Europeo. "Plásticos en una economía circular" es su título y, entre otras informaciones, cita una obviedad y, a continuación, una evidencia o un deseo: "Los plásticos impregnan la vida moderna. La producción de plásticos ha estado creciendo exponencialmente desde 1960 y se espera que se duplique para 2036".[205] El documento indica que hay "cerca de mil tipos de plásticos" que ofrecen "toda una serie de beneficios",

---

[203] "The Arctic Ocean as a dead end for a floating plastics in the North Atlantic branch of the Thermohaline Circulation", 19 abril 2017.

[204] Tatiana Schlossberg. "El Ártico, afectado por la contaminación del plástico". *The New York Times*, versión en castellano, 19 abril 2017.

[205] Didier Bourguignon. "Plastics in a circular economy. Opportunities and challenges". European Parliamentary Research Service, mayo 2017.

aunque también generan "problemas" y, en este punto, menciona "la basura marina y los microplásticos".

Los microplásticos, según el biólogo Joandomènec Ros, es uno de los problemas de contaminación marina más preocupante, un tema que planteaba a sus alumnos cuando ejercía de docente en la universidad para que tomaran conciencia de este drama ambiental.[206] Un drama descrito por el diario *The Guardian* en estos términos: "océano de plástico", a partir de diferentes estudios.[207] La noticia, publicada a principios de 2017, iba acompañada de una imagen de plásticos flotando en una costa y de este pie de foto: "Desechos de plástico en Dakar... En 2050 habrá más plástico que peces en el mar." Esa era la conclusión de un informe de la exnavegante británica Ellen MacArthur para la fundación que lleva su nombre.

La industria del plástico, cuyo origen se remonta a 1907, emplea a un millón y medio de personas, con datos de 2015, se puede leer en el dosier "Plásticos en una economía circular". Un término, *economía circular*, que parece estar muy de moda y cuya ideóloga es la millonaria Ellen MacArthur, cuyo modelo empresarial es "el aumento de la tasa de reciclaje, reutilización y refabricación para crear miles de puestos de empleo en los próximos cinco años".[208] MacArthur ha llevado "su revolucionario sistema hasta el registro de *lobbies* de Bruselas para que los eurodiputados 'aprendan a quererlo'". A la Fundación Ellen MacArthur se han sumado Google, Philips, Renault, Danone e Ikea.[209]

Ante esta avalancha de plásticos, la Comisión Europea propuso en enero de 2018 la creación de un impuesto sobre el plástico con el objetivo de reducir los envases de este material y, de paso, obtener nuevos ingresos para la institución comunitaria. Pero días después de este anuncio, y desde la misma Comisión, ya se planteaban "dudas"

---

[206] Entrevista con la autora.

[207] Susan SMILLIE. "From sea to plate: how plastic got into our fish". *The Guardian*, 14 febrero 2017.

[208] Jorge DE LORENZO. "Ellen MacArthur, la millonaria que inventó la economía global". *Crónica Global*, 29 enero 2017.

[209] www.ellenmacarthurfoundation.org

sobre la "posibilidad de conseguirlo en un futuro".[210] En lo que sí se pusieron de acuerdo meses más tarde fue en la eliminación de los plásticos de un solo uso que con más frecuencia se encuentran en playas y mares de Europa y su sustitución "por alternativas más limpias", según el comunicado de prensa de la Comisión.[211]

En el año 2000, el Departamento de Salud de la Generalitat de Catalunya "puso en marcha el primer estudio de dieta total en Cataluña para estimar la ingesta de diversos contaminantes químicos entre la población catalana".[212] Como resultado se detectó que "pescado y marisco son el grupo de alimentos que contribuyen de manera más significativa a la ingesta dietética de contaminantes". En concreto, se detectó una exposición a bifenilos policlorados (PCB), furanos y dioxinas, entre otras sustancias. La exposición prolongada "permite que se acumulen en el organismo y alcancen concentraciones altas que pueden provocar efectos tóxicos en la reproducción, el desarrollo y el sistema inmunitario".[213] El informe, de 2016 a partir de muestras de pescado de 2012, menciona que "se ha demostrado" que las mezclas de PCB "producen efectos endocrinos, inmunitarios y cancerígenos en animales adultos y, en dosis más bajas, efectos en el desarrollo cerebral del feto".

INFORMADA PERO NO TANTO

Comprar a conciencia, con sentido crítico, es una ardua tarea. No es solo cuestión de tiempo, es que, además, tienes entre las manos información muy compleja, difícil de manejar. Así que mientras iba entendiendo de qué iba eso de la alteración hormonal, ir al supermercado se convirtió en una duda constante. Llegué a leer con devoción casi religiosa las etiquetas de los alimentos, pero como no entendía,

---

[210] "¿Saldrá adelante el impuesto europeo al plástico? Debería cubrir el agujero que deja el Brexit". Eleconomista.es, 17 enero 2018.

[211] "Plásticos de un solo uso: nuevas normas de la UE para reducir la basura marina". Comisión Europea, comunicado de prensa. Bruselas, 28 mayo 2018.

[212] "Estudis d'exposició pel consum de peix i marisc". Generalitat de Catalunya. Agència Catalana de Seguretat Alimentària (http://acsa.gencat.cat/ca/seguretat_alimentaria/avaluacio_de_riscos/estudis-dexposicio).

[213] "Exposició a dioxines, furans i bifenils policlorats pel consum de peix i marisc a Catalunya". Departament de Salut de la Generalitat de Catalunya, 2016.

ni entiendo, lo que dicen la mayoría de ellas, a veces iba a la compra con dos listas, una con los alimentos que necesitaba comprar y otra con los químicos que se aconsejan evitar.

Pero convertirse en una consumidora bien informada también requiere pericia. ¿Cómo, si no, se cogen los tiques de la compra —los que dicen que tienen bisfenol A, ese estrógeno sintético— que amablemente te entrega la única persona, la más expuesta, que te atiende en un supermercado? O bien lo rechazas, o te lo metes directamente en el bolso, o le das la vuelta, pellizcándolo por la parte de detrás, la que no está impresa, o lo acabas sujetando por una esquina. El día que mi hijo menor me hizo ver que en el reverso de los tiques de la compra de la cadena de cafeterías Exki de Bruselas se incluía la información "libre de bisfenol A", BPA, respiré aliviada, sobre todo por el amable personal con el que coincidía tan a menudo. Ese día descubrí que la "lluvia fina" en casa también acaba teniendo efecto.

Pero esa lógica alegría maternal solo duró unos meses. Hasta que en marzo de 2018, y ya viviendo en Barcelona, la ONG británica ChemTrust publicó el informe "From BPA to BPZ: a toxic soup?"[214] Hasta que la doctora Paloma Alonso-Magdalena, de la Universidad Miguel Hernández de Elche, una de las dos investigadoras que ha revisado este documento, me respondió así cuando le pregunté si creía que en el caso del papel térmico podían haber sustituido el BPA por otro químico de características similares y, por lo tanto, de similares consecuencias: "El papel térmico es una fuente de exposición a BPA muy importante. La manipulación de los tiques de la compra se traduce en una exposición directa a este compuesto. Así lo demuestran estudios en sujetos humanos en los que se midió los niveles de BPA en plasma en individuos tras el contacto con tiques de la compra a diferentes tiempos [...] De hecho, los estudios experimentales en animales que se están llevando a cabo muestran ya que algunos de los actuales sustitutos empleados como BPS o BPF tienen efectos negativos [...] Sí, el BPS se utiliza ampliamente como sustitutivo del BPA." Y, a modo de ejemplo, la científica me adjuntó esta referencia: "Handling

---

[214] Greg HOWARD. "From BPA to BPZ: a toxic soup? How companies switch from a known hazardous chemical to one with similar properties, and how regulators could stop them". Revisado por P. ALONSO y O. MARTIN, marzo 2018.

of thermal paper: Implications for dermal exposure to bisphenol A and its alternatives", de M.R. Bernier y L.N. Vandenberg, publicado en junio de 2017.

UNA ASIGNATURA PENDIENTE

El cuidado del medio ambiente y de nuestra salud es una asignatura pendiente en el actual sistema educativo. Desde la más tierna infancia, habría que fomentar la curiosidad por la ecología, una ciencia útil e imprescindible que ayudaría a entender la naturaleza como ente integrador. Educación ambiental para dar a conocer, sensibilizar y comprometer, formar a futuros ciudadanos y ciudadanas para que sean conscientes del impacto ambiental a causa de la actividad humana.

Para el escritor francés y antiguo profesor de secundaria Daniel Pennac, la escuela, sin embargo, es un bastión muy débil contra las ingerencias de la publicidad y la demagogia, que no pretenden construir ciudadanos libres y críticos, sino meros consumidores.[215] Pennac habla de la necesidad de despertar la curiosidad y el deseo de saber entre los más jóvenes, fomentar la "felicidad de entender" en una sociedad cada vez más pragmática y menos pensadora.

Las nuevas generaciones podrían aprender a descifrar los códigos de reciclaje en los plásticos, siete en total, esos triangulitos que a primera vista parecen acertijos difíciles de descifrar. Por ejemplo, un triángulo con un 1 en su interior es PET o PETE, es decir, polietileno tereftlato. El PET, una vez reciclado, se puede convertir en "muebles, alfombras, fibras textiles, piezas de automóvil y, ocasionalmente, en nuevos envases de alimentos", cita la guía Eroski, escogida al azar.[216] Un triángulo con un 3 es PVC o V, policloruro de vinilo o vinílicos, que, "aunque no se recicla a menudo, en tal caso se utiliza en paneles, tarimas [...] El PVC puede soltar diversas toxinas (no hay que quemarlo ni dejar que toque alimentos), por lo que es preferible utilizar otro tipo de sustancias naturales".

---

[215] "¿Somos adultos? La escuela de la vida". Charla con Daniel Pennac. Centre de Cultura Contemporània de Barcelona, 7 de mayo 2018.

[216] Álex FERNÁNDEZ MUERZA. "Las claves para entender los símbolos de reciclaje". Eroski Consumer, 12 marzo 2012.

El PVC es una constante en nuestras vidas. Tuberías de PVC. Carpinterías de PVC. Revestimientos de paredes de PVC. "PVC es la antítesis del material de un edificio verde", concluye el científico Joe Thornton en su informe *Environmental impacts of polyvinyl chloride building materials*,[217] porque ha "significado una parte importante de la carga mundial de contaminantes orgánicos persistentes y sustancias químicas que alteran el sistema endocrino —incluidas las dioxinas y los ftalatos—, que ahora están presentes universalmente en el medio ambiente y en los cuerpos de la población humana".

Retomando la guía Eroski, leo que el plástico con un triangulito y el número 6 quiere decir poliestireno (PS) y "algunas organizaciones ecologistas subrayan que es un material difícil de reciclar (aunque en tal caso se pueden obtener otros productos) y que puede emitir toxinas". Mientras que el número 7 es "un cajón de sastre" que "incluye una gran diversidad de plásticos muy difíciles de reciclar [...]. Se elaboran algunas clases de botellas de agua [...], DVD, gafas de sol, MP3 y PC, ciertos envases de alimentos, etc.". Durante el curso *online* de disruptores hormonales, nos aconsejaron evitar los plásticos con los números 3, 6 y 7 porque, según explicaron, el resto experimentan menos degradación ante el calor.

Sí, tiene razón el pedagogo Daniel Pennac, se trata de la felicidad de entender, a pesar de que, como él mismo denuncia, estamos en una sociedad mercantilista, de consumo, en la que no hay reflexión sobre lo que es la necesidad de aprender.

En la ropa, también

Los plásticos *are everywhere*, también en la ropa. ¿Qué es el poliéster, sino plástico? El poliéster es el rey de la casa. Desde un pijama hasta el tapizado de un sofá, pasando por una cortina de baño. Cada año se producen 42 millones de toneladas de poliéster, principalmente para la industria textil. Los mayores productores mundiales de esta fibra sintética son India y China.[218]

---

[217] Washington DC: Healthy Building Network, 2002.
[218] http://thepoliestiren.blogspot.com.es

En 2017, un estudio de científicos de la Universitat Rovira i Virgili de Tarragona advertía que determinados textiles, como toallas o pijamas, pueden comportar riesgos para la salud derivados del contacto continuo con la piel.[219] Esto es así porque en algunas prendas de vestir de poliéster, muy utilizado en camisetas deportivas, los investigadores han detectado un nivel más alto del permitido del componente químico *antimonio*. "Se estudiaron casi 30 metales diferentes que contenían los tejidos y sus efectos cuando interactúan con la piel [...] Este trabajo pone de manifiesto que en algunas piezas de poliamida negra se encuentran niveles elevados de cromo y otras piezas de color verde, azul o marrón incluyen altos niveles de cobre", pero de todos los resultados obtenidos, publica el diario digital de la Universitat Rovira i Virgili, lo que ha puesto en alerta a estos científicos ha sido "el derivado de la presencia de antimonio en algunas piezas de poliéster".[220]

Entre los efectos del antimonio en contacto con la piel, "algunas afectaciones dérmicas, así como problemas en el tracto gastrointestinal y en el aparato reproductor". Estos expertos en toxicología recuerdan también que la Agencia Internacional para la Investigación del Cáncer (IARC), de la OMS, ha clasificado el trióxido de antimonio como posiblemente cancerígeno para los humanos. Sus próximas líneas de investigación se centrarán en estudiar otras sustancias químicas que se pueden encontrar en la ropa en contacto con la piel, como los retardantes de llama y los compuestos perfluorados.

Los retardantes de llama, sustancias químicas que se agregan para disminuir o prevenir la propagación del fuego y cuyo origen hay que buscarlo en los teatros de París hace 300 años, se utilizan en objetos cotidianos como muebles, aparatos electrónicos y material para la construcción.[221] Pero también está presente en el textil. Y desde hace años es objeto de estudio y preocupación de la científica norteameri-

---

[219] J. ROVIRA, M. NADAL, M. SCHUHMACHER y J.L. DOMINGO. "Home textile as a potential pathway for dermal exposure to trace elements: assessment of health risks". *The Journal of the Textile Institute*, vol. 108, 16 marzo 2017.

[220] "Avaluen per primer cop els riscos per a la salut derivats de vestir algunes peces de roba". Urvactiv@, 16 noviembre 2017.

[221] ChemicalSafetyFacts.org. "Retardantes de llamas".

cana Arlene Blum, directora ejecutiva de Green Science Policy Institute.[222]

En la década de los setenta de siglo pasado, la también reconocida montañera había advertido que el uso de retardante del fuego en productos cotidianos como los pijamas infantiles tenía que evitarse por sus compuestos químicos "altamente tóxicos".[223] El subtítulo de aquel estudio publicado por la revista *Science* era implacable: "El retardante del fuego en pijamas infantiles es mutágeno y no debería usarse". En este caso su advertencia fue escuchada.

Cuatro décadas después, en 2012, aquella investigación de Blum abría un artículo en *The New York Times Magazine* con otro título impactante: "¿Cómo es de peligroso tu sofá?",[224] que hacía referencia a los químicos que se utilizan, por ejemplo, en la espuma de los sofás y que una vez se liberan en el aire pueden provocar reacciones adversas para la salud. Químicos asociados "a una variedad de problemas de salud, incluyendo comportamiento antisocial, fertilidad alterada, disminución del peso al nacer, diabetes, pérdida de memoria, testículos no descendidos, niveles bajos de hormonas masculinas e hipertiroidismo". Para esta información, la periodista también había recurrido a otros informes, como el de la Universidad de Duke que había hallado retardante de llama en las muestras de sangre de todos los niños y niñas que había testado.[225]

Otro mundo

La cosmética, con sus populares *benzofenonas* y *parabenos*, es otro mundo. Aunque para leer la composición de muchos de estos productos se necesita una lupa. Me deprimo y me indigno, la lupa agranda las letras pero también mi ignorancia ante el desfile de una lista de nombres extraños, imposible de retener.

---

[222] www.greensciencepolicy.org

[223] A. BLUM y B.N. AMES. "Flame-retardant additives as possible cancer hazards. The main flame retardant in children's pajamas is a mutagen and should not be used". *Science*, 1977.

[224] Dashka SLATER. "How dangerous is your couch?". *The New York Times Magazine*, 6 septiembre 2012.

[225] http://greensciencepolicy.org/topics/childrens-products

—¿Lleva parabenos esta crema? —le pregunté un día a una joven esteticista.

—Pues… míralo tú misma —me contestó después de echar un vistazo a la lista de componentes.

Empecé a leer nombres desconocidos —seguro que la esteticista pensó que estaba ante una experta— hasta que llegué a "metilparabeno", una forma de conservar el producto. Me paré en seco. Intuí que algo tenía que ver con los parabenos y lo descarté. "Cosas de mi hipotiroidismo", le dije a la joven, que me respondió con una sonrisa artificial.

Cuando llegué a casa, descubrí metilparabeno también en una crema "nutritiva para el cabello", que además incluía filtros UVA, entre otros componentes. Seguí inspeccionando el resto de productos de mi baño. En un champú solo pude leer los primeros ingredientes, como el benzoato de sodio, otro conservante que no sabía calibrar, y al que encima le habían puesto el adhesivo con el código de barras. ¿Es eso legal? Un gel purificante de rostro incluía PEG8, que, según la base de datos de la ONG estadounidense Environmental Working Group, EWG,[226] es de riesgo "bajo". En este caso, el triangulito no llevaba el número de reciclaje, sino las letras HDPE. Consultando una lista cualquiera, me informé de que se trataba de polietileno de alta densidad. Su número, el 2.[227] Respiré un poco tranquila, no eran los fatídicos 3, 6 o 7.

Cuando me calmé, pensé en la multitud de cremas utilizadas a lo largo de la vida, pegadas, a base de masajes, al rostro, al cuerpo, para una mejor penetración, sin ser consciente de que así podían llegar al torrente sanguíneo. ¿Qué hay en mi champú? ¿Qué hay en mis cremas? Hasta algunos esmaltes de uñas pueden ser menos inofensivos de lo que parecen, según EWG, por contener el disruptor endocrino *fosfato de trifenilo*, utilizado para hacer plástico y como retardante de llama.[228]

---

[226] www.ewg.org, Skin Deep

[227] Álex Fernández Muerza. "Las claves para entender los símbolos de reciclaje". Eroski Consumer, 12 marzo 2012.

[228] "Tell nail polish brands to stop using endocrine-disrupting chemicals". EWG.

¿Y qué decir del tinte del pelo? El Instituto Nacional del Cáncer de EEUU avisa que en los tintes "se usan más de 5.000 sustancias químicas diferentes, algunas de las cuales se han descrito como cancerígenas en animales".[229] Los profesionales de la peluquería podrían tener más probabilidades de contraer cáncer de vejiga.

En 2006, la Comisión Europea prohibió 22 sustancias químicas presentes en algunos tintes para el pelo.[230] Al final de esa noticia, la agencia EFE daba los siguientes datos: "El mercado de los tintes para cabello en la UE registró en 2004 un volumen de negocio de 2.600 millones de euros. Más del 60% de las mujeres y hasta el 10% de los hombres en la UE se tiñe el pelo, una media de entre seis y ocho veces por año."

Desde 2004, la campaña norteamericana Safe Cosmetics[231] presiona a la industria de la cosmética para conseguir productos más seguros para la salud. Ni las máscaras de pestañas se salvan de su escrutinio.

La primera peluquería "bio" que pisé fue en el barrio europeo de Bruselas, a pocos metros del Consejo y la Comisión Europea. Llegué temprano, a las 8.45 de la mañana, pensando que sería la primera cliente del día. ¡Qué va! A esa hora ya estaban acabando de retocar a dos mujeres y un hombre con estilo de eurócratas. Aquel día le hice el salto a una joven y políglota peluquera de Armenia —además de armenio y ruso, hablaba francés, inglés y flamenco y con todos estos idiomas se desenvolvía en su pequeño negocio— que siempre estaba sobrecargada de trabajo. La peluquería del barrio europeo, con un precio que doblaba los de la armenia, publicita "tintes sin parabenos" en su escaparate, y de amoniaco "muy poco", me dijo la chica que me atendió, "lo justo para que el color aguante". Cuando le hablé de mi hipotiroidismo, la peluquera no se sorprendió y me explicó que muchas mujeres que pasan por sus manos tenían problemas de tiroides.

---

[229] "Tintes para el cabello y el riesgo de cáncer". NIH.

[230] "Europa prohibirá 22 sustancias en tintes para cabello por su riesgo de cáncer". Elmundo.es, *Salud*, 20 julio 2006.

[231] www.safecosmetics.org

"Muchas sustancias tóxicas pueden producir una hipersensibilización que genere después reacciones frente a las sustancias que iniciaron el cuadro y/o ante otras", informan desde el web Hogar Sin Tóxicos.[232] Y añaden: "Uno de los problemas más serios vinculado a estas reacciones es la Sensibilidad Química Múltiple (SQM), una enfermedad ambiental cuya incidencia no para de crecer."

La información iba acompañada de la imagen de un niño con una mascarilla tapándole la nariz y la boca. La foto me hizo pensar porque desde hacía unos meses había empezado a percibir "demasiado" los olores, el de las pinturas, el de los ambientadores, el de los humos de los coches, también el de las colonias. Olores que antes no me molestaban ahora me producían un cierto rechazo. Incluso en alguna ocasión había experimentado mareos, dolores de cabeza y un cosquilleo en los ojos. "Olores que ponen enfermo", tituló en 2008 el diario *El País* para alertar sobre un nuevo síndrome, la SQM.[233] ¿Hipersensibilidad olfativa por un sistema inmune tocado por el hipotiroidismo o cosas de la menopausia?

"La obsesión es otra enfermedad", me espetó un día la toxicóloga Angeliki Lyssimachou, de la ONG PAN-Europe, sentada en su oficina de Bruselas mientras sorbía mate, herencia de un antiguo novio, me comentó. Fue una respuesta inesperada, sostenida con la tranquilidad de quien ha superado la lógica angustia inicial de toda persona primeriza en los entresijos de los alteradores hormonales.

[232] www.hogarsintoxicos.org. Hipersensibilidad
[233] Joan Carles Ambrojo. "Olores que ponen enfermo". *El País*, 5 febrero 2008.

CAPÍTULO 4
CARSON Y COLBORN

El 15 de abril de 1964, *The New York Times* publicaba este obituario: "Rachel Carson dies of cancer. *Silent spring* author was 56" ('Rachel Carson muere de cáncer. La autora de *Primavera silenciosa* tenía 56 años'). El revolucionario libro, publicado dos años antes de su muerte, "provocó una importante controversia sobre los efectos de los plaguicidas", destacaba el rotativo. La bióloga y escritora había muerto en su casa de Silver Spring, Maryland, no muy lejos de Washington DC, después de haber luchado "durante años" contra una enfermedad de la que era consciente. Originaria de Pensilvania, Carson padeció una mastectomía radical mientras escribía su obra más emblemática y murió precisamente como consecuencia de complicaciones con el tratamiento que estaba recibiendo contra el cáncer de mama.

Primavera silenciosa, un himno poético a la naturaleza que alertaba sobre su degradación, pero sobre todo la del ser humano por culpa del uso descontrolado de pesticidas, se publicó por primera vez por entregas en la revista *The New Yorker* en junio de 1962, y tres meses más tarde en formato de libro. La investigadora aportaba muchos detalles científicos de expertos sobre DDT y otros pesticidas. "Por primera vez en la historia del mundo, todo ser humano se halla ahora sometido al contacto con sustancias químicas peligrosas, desde su nacimiento hasta su muerte [...] los plaguicidas sintéticos [...] que se encuentran prácticamente en todas partes [...] en la mayoría de los sistemas fluviales importantes [...] Residuos de estos productos químicos se acumulan en suelos [...] se han alojado en el cuerpo de peces, aves reptiles y animales salvajes y domésticos [...] en peces de remotos lagos de montaña [...] almacenadas en el cuerpo de la mayoría de los seres humanos, sin descripción de edad", dejó escrito en el capítulo "Elixires de muerte".

El que era el cuarto libro de la naturalista se atrevió a cuestionar por primera vez las bondades del DDT e introdujo de alguna manera el principio de precaución. Unos años antes, un compatriota suyo, Charles Broley (1879-1959), conocido como "el Hombre Águila" en Estados Unidos y Canadá, ya había alertado que el uso masivo del DDT era el responsable del aumento de la infertilidad de las águilas calvas —las de la cabeza blanca, cuerpo marrón y pico y patas de color amarillo—, el símbolo de los Estados Unidos. "En todos los años que llevaba observando a las águilas calvas, Charles Broley no había visto nunca nada semejante, de modo que lo anotó meticulosamente en su diario de campo, un registro que, con el tiempo, documentaría el declive de esta ave en toda la costa este de Canadá y Estados Unidos [...] en 1947, la situación cambió [...] parecían indiferentes al ritual del anidamiento [...] Continuó con su estudio y a mediados de los cincuenta estaba firmemente convencido de que el 80% de las águilas calvas de Florida eran estériles", escribió otra bióloga, Theo Colborn, que, años después, seguiría el camino iniciado por Carson.[234]

La preocupación de Rachel Carson por el abuso de los nuevos plaguicidas venía de lejos. "Recién acabada la Segunda Guerra Mundial, algunos biólogos empezaron a alertar de sus probables efectos peligrosos e indeseados, que los mosquitos empezaban a ser inmunes al DDT y que además podía llegar a la cadena alimentaria. Carson, atenta a estos avisos, se dio cuenta enseguida de las implicaciones de esas fumigaciones e intentó escribir sobre el tema para *Reader's Digest*, pero la revista no lo aceptó por miedo a la reacción de las amas de casa.[235]

La bióloga, entonces, se dedicó a escribir su famosa trilogía marina y una década después, convertida ya en una escritora de éxito y habiendo dejado atrás su puesto en la Administración, volvió a la carga. Y lo hizo con *Primavera silenciosa*, resultado de muchos años dedicados a escribir sobre temas científicos para el gran público, un

---

[234] T. COLBORN, D. DUMANOSKI y P. MEYERS. *Nuestro futuro robado*. Penguin, 1996.

[235] Michelle FERRARI. *Rachel Carson*. AmericanExperience, PBS, 2017.

texto didáctico y sembrado de preguntas que intentaban remover conciencias: "Entre los herbicidas hay algunos clasificados como *mutágenos*, o agentes capaces de modificar los genes, esto es, los elementos de la herencia. Nos impresionan, y con razón, los efectos genéticos de la radiación; ¿por qué, entonces, podemos quedar indiferentes ante el mismo efecto causado por los productos químicos que diseminamos extensamente en nuestro entorno?"[236]

CURAR ANTES QUE PREVENIR

La escritura, junto con la ciencia, eran las dos pasiones de Rachel Carson. De muy pequeña, leía y escribía. Era "meticulosa a la hora de escribir y perfeccionista en forma y estructura", precisa Linda Lear, biógrafa de Carson.[237] "Tal vez fue esa manera de plantearlo. Si hubiera sido un libro más académico en la escritura, si no hubiera puesto tanta poesía, que es como ella escribía, tal vez no hubiera tenido tanta difusión. Tenía una escritura emocional, pero muchas de las cosas que dijo no solo eran ciertas, sino que se han acabado cumpliendo [...] Ella explicaba cómo quedaba afectada la naturaleza por una fumigación sin criterio, sin querer saber sus consecuencias", me explica el ecólogo Joandomènec Ros, autor de la edición y de la traducción al castellano de *Silent spring* en 2010. De este doctor en Biología y catedrático de Ecología, presidente del Institut d'Estudis Catalans, es el mérito de la traducción más acertada de este clásico. Antes hubo otras, pero contenían incorrecciones, me precisa.

> Los agentes químicos del cáncer se han atrincherado en nuestro mundo de dos maneras: la primera, e irónicamente, debido a la búsqueda del hombre de un modo de vida mejor y más fácil; la segunda, porque la fabricación y venta de tales productos se han convertido en una parte reconocida de nuestra economía y de nuestro modo de vivir. [...]

> [...] ¿Por qué hemos ido tan lentos en la adopción de estas medidas de sentido común para abordar la resolución del problema? Probable-

---

[236] Capítulo "Elixires de muerte".

[237] Rachel CARSON. *Lost Woods. The discovered writing of Rachel Carson.* Introducción de Linda Lear, 1998.

mente el "objetivo de curar a las víctimas del cáncer es más atractivo, más tangible, más brillante y remunerador que la prevención", dice el Dr. Hueper.[238]

El "mazazo" de *Primavera silenciosa*, remarca Ros, puso en alerta a la industria agroquímica y a algunos científicos, que criticaron con dureza el trabajo de la investigadora. Entre las críticas más contundentes, la del bioquímico Robert White-Stevens, que en una entrevista televisiva en 1963 sentenció que "el científico moderno cree que el hombre controla la naturaleza" y si "el hombre sigue las enseñanzas de la señora Carson entonces volveremos a la era de las cavernas y los insectos, las enfermedades y los gusanos gobernarán de nuevo la tierra".

Carson, en opinión de Ros, se atrevió a sacudir "una serie de ideas preconcebidas, como en su momento hizo Darwin cuando dijo que los hombres procedían de los primates. Ella denunció los males que provocaba la guerra química sin freno en el medio ambiente [...] Ella inventó el término *biocida*. En aquella época había insecticidas y herbicidas, pero ella fue la que dijo: 'No solo matáis insectos y malas hierbas, sino que también matáis a todos los organismos, por lo tanto son biocidas.' Y tenía razón".

Llegaron incluso a cuestionar sus descubrimientos, a pesar de estar bien documentados, con múltiples referencias científicas. La acusaron de ser una mujer sin un doctorado, en definitiva, de no saber de qué estaba hablando aunque "la investigación previa [...] le llevó más de cuatro años de estudio, de trabajos publicados (de fisiología, ecología, medicina, toxicología, etcétera) y de informes internos de departamentos y agencias gubernamentales y del Congreso de los Estados Unidos, así como de entrevistas y solicitud de información a científicos y expertos de todo el mundo", precisa el ecólogo en el prólogo del libro.

No podían admitir que esta precursora del pensamiento ambiental se hubiera enfrentado "a uno de los problemas más graves" que dejó en herencia la Revolución Industrial, el siglo XX y las conductas del ser humano: "la contaminación y sus efectos", asegura Eduardo Angulo, de la Universidad del País Vasco.[239]

---

[238] Capítulo "Uno de cada cuatro".

[239] Eduardo ANGULO. "El caso de Rachel Carson". *Cuaderno de Cultura Científica*. Universidad del País Vasco, 14 abril 2014.

Con una ojeada a *Primavera silenciosa* es fácil ver que está plagado de citas con nombres concretos: "El Dr. Hueper tiene poca paciencia con los que sueñan en la promesa 'de una píldora mágica que tomaremos cada mañana con el desayuno' como protección contra el cáncer [...] El profesor Rolf Eliassen, del Instituto de Tecnología de Massachusetts, declaraba [...] Si alguien duda de que nuestras aguas se han contaminado casi totalmente con los insecticidas, que estudie un breve informe publicado por el Servicio de Pesca y Caza de los Estados Unidos en 1960 [...] Las posibles interacciones entre esas sustancias [...] preocupan profundamente a los funcionarios del Servicio de Salud Pública de los Estados Unidos [...] Aunque el Departamento de Salud Pública de California declaró no ver en ello ningún peligro, sin embargo [...] Walter P. Nickell, uno de los más conocidos y mejor informados de los naturalistas del estado [...] El juez William O. Douglas, que disentía enérgicamente de la decisión de no revisarlo, sostuvo [...] Esta lúgubre situación la resumió sucintamente en la primavera de 1962 el director de investigaciones entomológicas de la Estación Agrícola Experimental de la Universidad del Estado de Luisiana, el Dr. L.D. Newson [...] Un informe de la Clínica Médica de Lund indica [...] En Inglaterra, F.H. Jacob ha declarado que [...] El Dr. A.D. Pickett, de Nueva Escocia, escribía [...]."

En cualquier caso, este trabajo minucioso, de largo recorrido, seguramente fue posible porque Carson se dejaba guiar por el "sentido del asombro", ese "inagotable antídoto contra el aburrimiento y el desencanto de los años posteriores a la niñez, los años de la estéril preocupación por problemas artificiales, del distanciamiento de la fuente de nuestra fuerza", dejó escrito la propia Carson, hoy símbolo del ecologismo, en el libro breve *El sentido del asombro*.[240]

"Comunista"

Hasta su vida privada fue cuestionada, el hecho de que no estuviera casada. Incluso el exsecretario de Agricultura del gobierno de EEUU durante la presidencia de Eisenhower —de 1953 a 1961—, Ezra Taf Benson, puntualizó en la parte final de una misiva que sos-

---

[240] Rachel Carson. Editorial Encuentro, 2012.

pechaba de ella "porque siendo soltera aunque físicamente atractiva probablemente es una comunista".[241] Con ese perfil, se había atrevido a cuestionar algunos de los pilares de la sociedad patriarcal norteamericana, la industria agrícola y la industria química. No es de extrañar, pues, que más de uno la considerada una infiltrada, una comunista, etiqueta peligrosa en un país que acababa de salir de la "caza de brujas" impulsada por el impecable senador Joseph McCarthy.

Carson nunca llegó a casarse pero estableció una relación muy especial con Dorothy Freeman, su vecina desde que en 1952 la investigadora compró una casa en la isla de Southport, en Maine. Con su profundo bosque y escarpada costa, era un lugar perfecto para ella, bióloga marina y una enamorada de la naturaleza. Todavía faltaban algunos años para la publicación de *Primavera silenciosa*. Freeman, casada, y Carson mantuvieron una larga e intensa correspondencia durante doce años recogida por Martha Freeman, nieta de Dorothy, en el libro *Always, Rachel*.

La llegaron a comparar incluso con la activista Carrie A. Nation (1846-1911), que llevaba hasta sus últimas consecuencias su lucha contra el alcohol. Nation era capaz de entrar en los bares con un hacha dispuesta a cargarse todo lo que encontrara a su paso. Una foto la retrata con un hacha en una mano y con una Biblia en la otra. Con profundas convicciones religiosas, Nation había tenido un primer marido alcohólico que murió poco después del nacimiento de su primer hijo y estaba convencida de que el alcohol era un grave problema para la humanidad y, por lo tanto, que sus tácticas expeditivas eran necesarias. Nada que ver con Carson. La bióloga exhibía maneras moderadas pero defendía con firmeza la necesidad de hacer un uso razonable de las sustancias químicas, estaba en contra de su aplicación indiscriminada, convencida de sus consecuencias nefastas para el ser humano, los animales y el medio ambiente. Aun así, no hizo de sus conocimientos una cruzada ecologista.

Monsanto, con intereses en la química y las semillas, contraatacó con el artículo "The desolate year", publicado en su revista interna. Si Carson imaginó una primavera silenciosa, sin el cantar de los pája-

---

[241] Iñaki Barcena Hinojal. "Rachel Carson (1907-1964). El compromiso científico al servicio de la salud de personas y ecosistemas". *Ecología Política*, 26 junio 2009.

ros, por culpa del abuso de los químicos, el texto de esta macro compañía imaginaba un año sin pesticidas en los Estados Unidos, "el año desolado",[242] donde los insectos, miles de ellos, millones, pulularían a sus anchas por todas partes provocando no solo molestias, también enfermedades y, en algunos casos, la muerte.

"¿Necesita realmente el mundo pesticidas químicos? ¿Es mejor dejar de lado estos compuestos (utilizados para controlar insectos, roedores, malas hierbas, parásitos y enfermedades de las plantas)? ¿Se le está vendiendo al mundo una monstruosa 'lista de virtudes'?" Con estas preguntas se iniciaba este escrito, con dibujos de insectos de fondo, que presagiaba una sociedad donde "los insectos están en todas partes. No se ven. No se oyen. Increíblemente universales. Encima o debajo de cada metro cuadrado de tierra". Además de Monsanto, se le pusieron en contra otras firmas de la industria química, como "Dupont, Velsicol, entre otras grandes empresas [...] y sectores de la Administración", relata Ros.[243]

CREAR CONCIENCIA SOCIAL

A pesar de la campaña de difamación, la denuncia de *Primavera silenciosa* fue un éxito de ventas, se había creado una conciencia social. Su labor divulgativa había funcionado. "Es el público al que se le pide que asuma los riesgos que calculan los controladores de insectos. El público debe decidir si desea seguir por el actual camino, y solo puede hacerlo cuando esté en plena posesión de los hechos", apostilló Carson en el programa *The Silent Spring of Rachel Carson*, CBS Reports, el 3 abril de 1963. Ya por entonces la investigadora sufría un cáncer galopante.

Detrás de la típica imagen de mujer norteamericana de los años cincuenta, había una persona inteligente, de origen humilde y con responsabilidades familiares, ya que se hizo cargo económicamente de su madre tras la inesperada muerte de su padre, y de dos de sus sobrinas tras el fallecimiento de una hermana. Y cuando una de

---

[242] "The desolate year". *Monsanto Magazine*, octubre 1962.

[243] Prólogo de la versión en castellano de *Primavera silenciosa*.

sus sobrinas murió, también de forma inesperada, adoptó a su hijo pequeño de cinco años.

"Cuando el público protesta, enfrentado con alguna prueba evidente de los resultados perjudiciales de las aplicaciones de plaguicidas, se le suministran píldoras tranquilizantes de medias verdades", dejó escrito. Comprometida con la naturaleza, sus textos son una mezcla de habilidades analíticas y también de emociones. Pero el conocimiento, según su visión, no solo se aprende, también se experimenta. Una mujer sensible pero que no escribía "sensiblerías", no había en sus textos un sentimentalismo trivial o ñoño.

Primavera silenciosa fue escrito en el contexto de la llamada "crisis de los arándanos", desatada justo antes de la celebración de Acción de Gracias en 1959. Ese año, el público estadounidense fue informado de que una parte de esa pequeña fruta (que acompaña al tradicional pavo) procedente de dos estados podía estar contaminada con un herbicida que producía cáncer de tiroides en ratas, el aminotriazol.[244] En aquella época, tener miedo a un alimento contaminado era un sentimiento nuevo que, con el tiempo, se ha ido normalizando. La crisis de 1959 quedó en un susto y, aunque el aminotriazol se retiró de los cultivos —parece ser que el problema se desencadenó por un mal uso de la pulverización—, la industria no sufrió grandes pérdidas, porque su alta eficacia hizo que se utilizara para controlar las malezas en caminos, parques y vías de tren. Pero Carson no se olvidó del aminotriazol en su libro: "Por ejemplo, el ahora famoso herbicida del arándano, el aminotriazol o amitrol, está clasificado como de toxicidad relativamente baja. Pero, a la larga, su tendencia a causar tumores malignos en la glándula tiroides puede ser bastante más importante para la fauna salvaje y quizá también para el hombre."

Tres años después de la crisis de los arándanos, en 1962, paralelamente a la publicación del incendiario *Primavera silenciosa* y en el punto álgido de la Guerra Fría, la física y doctora farmacológica canadiense Frances Oldham Kelsey (1914-2015), supervisora en la Administración de Alimentos y Medicamentos en Washington, se negó a autorizar la comercialización en Estados Unidos del fármaco

---

[244] John F. HENAHAN. "Whatever happened to the cranberry crisis? *The Atlanticonline*, marzo 1977.

talidomida, que ya había sido utilizado por miles de mujeres europeas y, en apariencia, sin ningún problema. Para Kelsey, este sedante para prevenir malestares en embarazadas no era seguro. Meses más tarde se conocerían los devastadores efectos de este medicamento, que provocaba un retraso en el desarrollo del feto y, como consecuencia, las criaturas nacían con malformaciones.

EL "MILAGROSO" DDT

Muchas de estas sustancias químicas fueron descubiertas en Estados Unidos en los años cuarenta, durante la Segunda Guerra Mundial, para acabar con los insectos que provocaban enfermedades como la malaria o el tifus, pero una vez acabada la contienda siguieron utilizándose sobre todo en los cultivos para incrementar la producción agrícola y también en el ámbito doméstico. El público norteamericano estaba familiarizado con las potentes pulverizaciones de DDT, que era visto como un milagro químico que mataba los insectos rápidamente y no parecía tener secuelas. En YouTube se pueden ver documentales de la época en los que campos agrícolas y también espacios públicos llenos de gente son rociados con alegría con DDT. "Porque nos enfrentamos a una guerra sin cuartel, nos hemos lanzado a la búsqueda de un insecticida más potente. La respuesta a nuestra búsqueda es DDT", publicitaba un anuncio.[245]

En junio de 1944, la revista *Time Magazine* reconocía el DDT como "uno de los grandes descubrimientos científicos de la Segunda Guerra Mundial".[246] Una sustancia que "ha detenido la epidemia de tifus en Nápoles. Promete liquidar el mosquito y la malaria [...] la cucaracha y el chinche; controlar algunos de los insectos más dañinos de las cosechas". Incluso un militar de la Oficina General de Cirugía exclamó convencido: "El DDT será para la medicina preventiva lo que el descubrimiento de Lister sobre los antisépticos fue para la cirugía." Joseph Lister está considerado el padre de la cirugía antiséptica. El médico inglés desarrolló el método antiséptico consistente en

---

[245] https://www.youtube.com/watch?v=rs_xK32EV2I

[246] *Time Magazine*, 12 junio 1944 (http://content.time.com/time/magazine/article/0,9171,775033,00.html).

aplicar sobre la herida una sustancia que mata los gérmenes, solucionando así los terribles efectos de las infecciones.[247]

El milagroso DDT, "la bomba de los insectos", llegó después del bombardeo atómico de Hiroshima y Nagasaki. El padre del DDT fue el suizo Paul Herman Müller (1899-1965), Premio Nobel en 1948 por el descubrimiento de este insecticida que actúa sobre el sistema nervioso y la coordinación motora. "Con el desarrollo de los nuevos insecticidas orgánicos y la abundancia de aviones sobrantes tras la Segunda Guerra Mundial, todo esto se olvidó" —se refiere a que en un principio las pulverizaciones se hacían con mucho más cuidado—, escribió Carson en el capítulo "Indiscriminadamente desde los cielos" sobre las pulverizaciones aéreas.

En un artículo sobre Hiroshima y Nagasaki, se menciona el estudio feminista de *Primavera silenciosa* de Patricia Hynes, titulado *The recurring silent spring*.[248] Hynes señala que "la bomba atómica fue la piedra de toque de mediados del siglo de la dominación masculina, con la naturaleza como el instrumento de la destrucción"[249] y en este contexto cita una reflexión de Carson de 1962: "Recuerdo claramente que en los días anteriores a Hiroshima solía preguntarme si la naturaleza [...] en realidad necesitaba protección del hombre [...] Pero estaba equivocada." Ese descubrimiento, junto al cáncer que la devoraba, seguramente dejó en Carson un poso de amargura y de falta de confianza en el ser humano: "Nos encontramos ahora en una encrucijada, en la que divergen dos caminos [...] El que hemos estado siguiendo desde hace tiempo es de una facilidad engañosa."[250]

SER PARTE DE LA NATURALEZA

Carson amaba la naturaleza, no se la miraba con ojos de conquistadora, se sabía "parte minúscula de un vasto e increíble universo", una "red de vida" que necesitamos para sobrevivir. Se sentía una pieza más de una "trama vital en la que hay relaciones íntimas y

---

[247] "Joseph Lister (1827-1912)". *Galenus*, 43.

[248] Nueva York: Pergamon, 1989.

[249] R. LIFTON, J.W. TREAT y P. BRIANS. "Hiroshima and Nagasaki after the 1960s and recent nuclear criticism". *Oxford Research Encyclopedia of Literature*.

[250] Capítulo "El otro camino".

esenciales entre plantas y animales. A veces no tenemos otra opción que perturbar tales relaciones, pero eso debe hacerse cuidadosamente, con pleno conocimiento de que lo que hagamos puede tener consecuencias remotas en tiempo y en lugar. Sin embargo, tal humildad no es la característica de la proliferación del negocio de los herbicidas en la actualidad, en el que las ventas en aumento y los usos en expansión marcan la producción de sustancias químicas para eliminar plantas".[251] La investigadora estaba convencida de que nuestro dominio y madurez hay que demostrarlos, "no sobre la naturaleza, sino sobre nosotros mismos".

Mujer, ecologista, científica, revolucionaria, escritora. "Dicho de otro modo y telegráficamente: sin el libro de Rachel Carson, hoy seguramente no existiría Greenpeace", sentencia Joandomènec Ros en el prólogo de la versión en castellano.

Carson intuyó una primavera silenciosa sin el trinar de los pájaros, otoños sin polinización y un drama ambiental que llevaba a la contaminación de la cadena alimentaria. La lechuga corriente "puede presentar fácilmente una combinación de insecticidas de fosfatos orgánicos. Residuos que se hallen dentro de los límites legalmente permisibles pueden interactuar". Y no hizo concesiones: "¿Puede alguien creer que sea posible extender semejante andanada de venenos sobre la superficie de la Tierra sin que resulten inadecuados para todo ser viviente?" Químicos, incluso, "en la leche de las madres y probablemente en los tejidos de los niños por nacer", porque "el veneno también puede ser transmitido por la madre a su descendencia". Aunque se hable, en referencia al DDT, de "cantidades normalmente pequeñas, no son, sin embargo, menospreciables, porque los niños son más susceptibles al envenenamiento que los adultos".

Rachel Carson alertó de los peligros para las personas que pulverizaban con una sustancia una semana y la próxima con otro. "También puede producirse el daño por el hecho de que dos o más carcinógenos diferentes actúen juntos, de forma que se establezca una suma de efectos."[252] ¿Precursora del efecto cóctel? En su opinión, el manto químico contaminaba el agua, pero también peces, aves,

---

[251] Capítulo "El manto verde de la Tierra".
[252] Capítulo "Uno de cada cuatro".

reptiles, animales salvajes y domésticos y sus orígenes eran diversos: residuos radiactivos procedentes de reactores, laboratorios y hospitales, explosiones nucleares, desechos domésticos y pulverizaciones químicas. Estaba convencida de que un mayor conocimiento de los detalles de la naturaleza induciría a la gente a protegerla y practicaba la que, según ella, era "la mayor virtud ambiental", la humildad.

Esa relación moderada, sin vanidad, con la naturaleza la impulsaba a lanzar mensajes directos y anticipatorios porque "el más alarmante de todos los atentados del hombre contra el ambiente es la contaminación".

En 1963, un año después del impacto social de *Primavera silenciosa*, el comité científico impulsado por el presidente norteamericano John Kennedy acabó apoyando las conclusiones de la investigadora. Pero para entonces su salud estaba ya muy debilitada y no tardaría en sucumbir al cáncer. Carson no sería testigo de que sus conocimientos biológicos y ecológicos contribuirían, en 1970, a la creación de la Agencia de Protección Ambiental de los Estados Unidos, bajo la presidencia de Richard Nixon, y que en 1972 se prohibiría el DDT y se sometería a un estricto control en algunos países.

El legado de la bióloga fue concienciar a las generaciones futuras sobre los efectos de un uso indiscriminado de los agentes químicos, porque llevarse por delante lo que se quiere eliminar pero también lo que no se quiere eliminar tiene sus consecuencias. Su mensaje no tuvo fronteras, como los químicos que ella más cuestionaba. "El control químico de las plagas forestales es, en el mejor de los casos, una medida momentánea que no reporta una solución auténtica, y en el peor de los casos destruye los peces de los ríos forestales, produce plagas de insectos y destruye los controles naturales y los que podamos tratar de introducir [...] darnos cuenta de que estamos tratando con la vida, con poblaciones de seres vivos [...] Solo si tenemos en cuenta esas fuerzas vivas y tratamos de guiarlas prudentemente hacia canales que nos sean favorables podemos conseguir una conciliación razonable entre las multitudes de insectos y nosotros."[253]

A lo largo de su vida y también a título póstumo, Carson recibió numerosos premios. En 2006, la revista de ciencia *Discover* incluyó

---

[253] Capítulo "El otro camino".

Primavera silenciosa en la lista de los 25 libros imprescindibles de todos los tiempos. La bióloga estaba al lado de Darwin, Einstein, Galileo, Newton, Aristóteles... Ella y la también zoóloga estadounidense Dian Fossey, autora de *Gorilas en la niebla* (1983), son las únicas mujeres de este registro. Años antes, la revista *Life* incluyó el nombre de Rachel Carson en el listado de los cien estadounidenses más influyentes —atención, influyentes, no famosos— del siglo XX.[254]

El primer divulgador de *Primavera silenciosa* en el Estado español fue el periodista y político catalán Josep Maria Massip (Sitges, 1904 – Washington, 1973), corresponsal de *ABC* y *Diario de Barcelona* en Washington en los años sesenta.[255]

Del "silencio" al "robo"

Otra bióloga de los Estados Unidos, otra pionera, tomó el relevo de Rachel Carson. Theo Colborn (1927-2004) abriría nuevas líneas de investigación entorno a los desequilibrios hormonales a causa de la contaminación química.

Pasados los cincuenta años, después de décadas trabajando como farmacéutica, separada y con cuatro hijos ya mayores, esta otra amante de la naturaleza volvió a la universidad. "Cuando era una niña, todo lo que quería hacer era estar fuera", recordaría al final de su vida.[256] Obtuvo un máster en Ecología y en 1985, con 58 años, consiguió el título de doctora en Zoología en la Universidad de Wisconsin. Fue entonces cuando se trasladó a Washington DC, donde inició una nueva carrera profesional. Trabajando para la ONG World Wildlife Fund, descubrió que 16 especies que se alimentaban de los Grandes Lagos en la frontera entre los Estados Unidos y Canadá tenían problemas en la reproducción. Así empezó a encajar las piezas de un puzle global en el que se dio cuenta que la contaminación no tenía fronteras.

---

[254] "100 most important Americans of the 20th century". *Life Magazine*.

[255] "Josep Maria Massip, el primer divulgador de *Primavera silenciosa* en España". *Ciencia y Medio Ambiente*. Blog de Joaquim Elcacho, 5 diciembre 2012.

[256] Elizabeth GROSSMAN. *Theo Colborn. A brief biography*. The Endocrine Disruption Exchange.

Para compartir estos hallazgos, la zoóloga fue el alma del mítico encuentro científico en el centro de conferencias Wingspread, Wisconsin, en julio de 1991, organizado por la World Wildlife Fund. En un edificio diseñado por Frank Lloyd Wright, se reunió a un grupo multidisciplinar de expertos en sistema endocrino, estudio de los mamíferos, inmunología, psiconeurología, toxicología, antropología, ecología, zoología, etc. El encuentro originaría la famosa declaración de Wingspread que puso sobre la mesa un nuevo concepto: *disruptor endocrino*.[257]

La primera parte del texto se expresaba en estos términos:

> Estamos seguros de que:
>
> Una gran cantidad de productos químicos producidos por el hombre que se han liberado en el medio ambiente, así como algunos naturales, tienen el potencial de alterar el sistema endocrino de los animales, incluidos los humanos. Entre estos se encuentran los compuestos bioacumulativos, organohalogenados y persistentes que incluyen algunos pesticidas (fungicidas, herbicidas e insecticidas) y químicos industriales, otros productos sintéticos y algunos metales.
>
> Muchas poblaciones de vida salvaje ya están afectadas por estos compuestos. Los impactos incluyen disfunción tiroidea en aves y peces; disminución de la fertilidad en aves, peces, moluscos y mamíferos; menor éxito de la eclosión de los huevos en aves, peces y tortugas; deformidades graves en el nacimiento de aves, peces y tortugas; anomalías metabólicas en aves, peces y mamíferos; anomalías de comportamiento en aves; demasculinización y feminización de peces machos, aves y mamíferos; defeminización y masculinización de peces y aves hembras, y sistemas inmunológicos comprometidos en aves y mamíferos.
>
> Estimamos con seguridad que:
>
> A menos que se reduzca y se controle la carga ambiental de disruptores de hormonas sintéticas, se puede producir una disfunción a gran escala en la población. El alcance y el peligro potencial para la vida salvaje y los seres humanos son grandes, debido a la probabilidad de exposición repetida y/o constante a numerosos productos químicos sintéticos que se sabe que son disruptores endocrinos.

---

[257] "Statement from the work session on chemically-induced alterations in sexual development: the wildlife/human connection". Wingspread Conference Center. Racine, Wisconsin, julio 1991 (http://www.ourstolenfuture.org/consensus/wingspread1.htm).

En la declaración de Wingspread se recordaron los efectos adversos causados por la ingesta de DES en las embarazadas, se hizo un llamamiento a reducir la exposición química y a tener al alcance la mayor información posible de unas sustancias que pueden alterar el sistema hormonal, pero cuyos efectos tardan años en manifestarse. Entre la lista de químicos que "se sabe que bloquean el sistema endocrino" citaban, entre otros, el DDT, el DEHP (ftalato), el mercurio, el plomo, el cadmio, los herbicidas de triacina, algunas dioxinas, productos de soja y alimentos para animales de laboratorio y mascotas.

Colborn es también recordada por ser la coautora de otro libro clásico, *Nuestro futuro robado*, 1996,[258] donde por primera vez se mencionaban casos evidentes de alteración hormonal como consecuencia de la lluvia química que años antes tanto había preocupado a Rachel Carson. Publicado junto con la periodista Dianne Dumanoski y el doctor en Zoología John Peterson Myers, el prólogo fue firmado por el entonces vicepresidente estadounidense Al Gore. Y lo hizo precisamente un año después de haber escrito, como él mismo recordaba, "el prólogo a la edición del trigésimo aniversario del clásico de Rachel Carson, *Primavera silenciosa* [...] Un libro —el de Colborn— que, en muchos aspectos, es continuación de aquel". Para Al Gore, *Nuestro futuro robado* es "transcendental" y "nos obliga a plantearnos nuevas preguntas acerca de las sustancias químicas sintéticas que hemos esparcido por toda la Tierra".

"Here, there and everywhere"

Basándose en décadas de investigación y planteado como una novela científica detectivesca, *Nuestro fururo robado* alertaba de contaminantes químicos que ya están en todas partes —"here, there and everywhere"— y que pueden amenazar nuestra fertilidad, inteligencia y hasta nuestra supervivencia.

Los autores hablaban de defectos congénitos, fallos de reproducción, anomalías sexuales y muerte. Y citaban casos concretos:

– La infertilidad de las águilas calvas en la costa del golfo de Florida, 1952. Aquí aparece el nombre de Charles Broley.

---

[258] Versión en castellano, EcoEspaña (http://redcritica.net/wp-content/uploads/2016/04/NUESTRO-FUTURO-ROBADO.pdf).

– El descenso de las nutrias en Inglaterra, en los cincuenta. Hubo una sospecha, el insecticida Dieldrín.

– La caída de la descendencia de los visones del lago Michigan, en los sesenta, por culpa de los PCB.

– La muerte de tantos polluelos de gaviotas antes de salir del huevo en el lago Ontario, y con extrañas deformidades, en los setenta. Una hipótesis que fue ampliamente rechazada: síntomas de contaminación con dioxinas.

– El descenso reproductivo de los caimanes del lago Apopka, de Florida, en los ochenta, además de "una extraña deformidad en muchos de los machos: al menos el sesenta por ciento tenía el pene anormalmente pequeño. Nunca se había observado nada semejante. ¿Qué clase de efecto tóxico era este?".

La lista sigue con los abortos y muertes de las focas en la isla de Anholt, en el estrecho que separa Suecia y Dinamarca, a finales de los ochenta. Llegaron nuevos informes preocupantes de zonas costeras del mar del Norte. También en el norte de Escocia y en el mar de Irlanda "aparecieron cadáveres de focas flotando a flor de agua". En total había muerto "más del cuarenta por ciento" de la población de focas del mar del Norte. Las focas muertas estaban infectadas por un "virus destemperado (moquillo)".

Y, entre otras evidencias científicas, los delfines muertos o moribundos del mar Mediterráneo, a principios de los noventa. Los primeros cuerpos aparecieron en la costa valenciana, y más tarde en la costa catalana y en la de las Islas Baleares y se extendió a la de Italia, la de Marruecos y la de Grecia. El recuento oficial superaba los 1.100 cadáveres, pero otros tantos desaparecían en las profundidades del mar. "Una vez más, el asesino resultó ser un virus de la familia de los destemperados (moquillo), pero los investigadores encontraron indicios de que la contaminación desempeñaba también un papel en la matanza." El moquillo, según leo en una web cualquiera sobre animales, es una enfermedad vírica que suele aparecer en perros y gatos, afecta las vías respiratorias, el sistema digestivo y el sistema nervioso. Puede ser letal y altamente contagioso.[259]

---

[259] Eloise LANCASTER. "Moquillo en perros". Pet Darling.

Para entender esta "matanza" de delfines, se citaban las investigaciones del catedrático de Biología Animal de la Universidad de Barcelona Àlex Aguilar, que llevaba años "recogiendo muestras de la grasa de los delfines listados que seguían la estela de los barcos en costas catalanas", y "al comparar sus muestras con las que se tomaron de los cadáveres arrastrados a las playas descubrió que las víctimas de la epidemia presentaban niveles de PCB dos o tres veces mayores que los encontrados en delfines sanos". Los efectos de estos contaminantes persistentes, reconocidos como disruptores endocrinos y prohibidos a mediados de los setenta, parecen vivos. Se han utilizado, por ejemplo, en pinturas, fluidos hidráulicos y aceites lubricantes. En España no se prohibieron hasta 1986.[260]

En 2016, Aguilar, junto a otros investigadores, seguía advirtiendo "de las altas concentraciones de PCB" en la grasa de los delfines listados y en los delfines mulares del Mediterráneo, así como en las orcas y marsopas del Atlántico.[261] Esa "fuerte contaminación", arrastrada por la lluvia de tierra firme al mar, podía ser "la causa del declive de los delfines", manifestaba el investigador a un periódico.[262]

En todos los casos se encontró una superación del umbral permitido de PCB, que puede dejar tocado el sistema inmunitario de estos animales y hacerlos más vulnerables a las enfermedades. Aguilar reconoció que los PCB, eliminados hacía cuarenta años, fueron los culpables de la "drástica reducción" de los delfines en los años ochenta y principios de los noventa en el Mediterráneo, una mortandad que después se extendió a otros mares. El problema, explicó Aguilar en 2016, "no es tan alarmante como entonces, pero sigue siendo preocupante".

INFORMES VOLADORES

"Zas, zas: dos más." Un marea de papel inundaba el despacho de Theo Colborn en 1987. No paraba de recibir artículos científicos. "En ocasiones, le llegaba media docena de documentos en solo una

---

[260] "¿Qué son los PCB?". Ministerio para la Transición Ecológica.

[261] "PCB pollution continues to impact populations of orcas and other dolphins in European water". *Scientific Reports*, 14 enero 2016.

[262] Antonio CERRILLO. "Un contaminante prohibido hace 40 años amenaza la supervivencia de los delfines". *La Vanguardia*, 13 enero 2016.

hora."[263] De poco le sirvió cerrar la puerta. "El director del proyecto se los lanzaba por debajo de la puerta, y había adquirido tal destreza que podía hacer llegar un documento hasta el centro mismo de la habitación [...] Había reunido cientos de informes [...] Hacía solo dos años que había llegado a Washington, siendo una abuela de 58 años."

En esos informes "voladores" se hacía referencia a las consecuencias dramáticas para los descendientes de las mujeres que habían tomado el "estrógeno sintético DES" en los años sesenta y setenta. Y a la contaminación de la leche materna entre las indígenas del Ártico. Y a las epidemias de focas y delfines, que habían empezado en el Mediterráneo y se habían extendido a otros mares, como el Báltico, el mar del Norte, el golfo de México, la costa este de Australia, incluso el lago Baikal de Siberia. Y al declive en la descendencia de las osas en Svalvard, muy por encima del Círculo Polar Ártico, en 1992, porque en la grasa de algunos de estos animales se había encontrado una proporción de PCB y DDT, entre otros químicos artificiales persistentes, que trastornaban su reproducción.

Los PCB, recuerda el libro de Theo Colborn, fueron presentados en 1929 y, aunque parecía que tenían muchas virtudes y ningún defecto, en 1936 ya se empezaron a detectar sus efectos tóxicos en trabajadores. Pero no fue hasta 1964 cuando el químico danés Sören Jensen se dio cuenta de que este compuesto químico estaba en todas partes, hasta en muestras de cabello de su mujer e hija. Necesitó dos años para identificar este químico sintético como PBC. Una década después, en 1976, los Estados Unidos prohibirían su fabricación.

Sentir la urgencia

A principios de 1990, Colborn se percató de que el problema llegaba mucho más allá de los Grandes Lagos. Los artículos científicos que guardaban sus archivadores demostraban que esas mismas sustancias químicas persistentes se podían encontrar en otros muchos lugares donde se habían hecho estudios. La contaminación tenía alcance mundial.

---

[263] *Nuestro futuro robado*. Capítulo "Venenos de segunda mano".

Colborn y sus dos colegas nos interpelan cuando dicen que "nuestro bienestar tiene sus raíces en sistemas naturales", que es igual que uno viva "en Tokio, Nueva York o en un remoto poblado inuit en el Ártico", porque "todos hemos acumulado una reserva de sustancias químicas persistentes en nuestra grasa corporal". Y para entender "esa red de conexión ineludible" citan un principio ecológico, de principios del siglo XX, del filósofo norteamericano John Muir, probablemente uno de los primeros ecologistas modernos: "Cuando intentamos identificar algo por sí mismo, descubrimos que está atado por 1.000 cuerdas invisibles [...] a todo lo que hay en el universo."[264]

El mismo año de la publicación de *Nuestro futuro robado*, 1996, la Unión Europea, la Organización Mundial de la Salud y otras instituciones organizaron en Weybridge, Inglaterra, una gran conferencia sobre químicos bloqueadores hormonales que dio lugar a un nuevo informe, el informe Weybridge, que lanza una señal de alerta sobre los riesgos de los químicos sobre la salud humana, animal y del medio ambiente en general después de las evidencias acumuladas "durante los últimos seis años", indicaba la revista *Environmental Health News*.[265] La actualización de ese informe, con nuevos datos científicos y nuevas recomendaciones, se publicaría años más tarde, en 2012.[266] El nuevo documento subrayaba que enfermedades como el cáncer de tiroides, de mama, de próstata y malformaciones genitales estaban aumentando en Europa y "los D.E. pueden jugar un papel en estas condiciones". Y tales químicos "pueden encontrarse en alimentos, productos del hogar y cosmética".

Ya al final de su vida, Theo Colborn se mostró "desalentada ante la incapacidad de los responsables políticos para responder a la abundante evidencia científica" sobre los efectos de los alteradores hormonales.[267] "La ciencia está ahí. No necesitamos más ciencia. Necesitamos trabajar en una esfera completamente diferente", dijo.

---

[264] Capítulo "Destinos alterados".

[265] "El informe Weybridge", *Environmental Health News*, 22 mayo 1997.

[266] *The impacts of endocrine disrupters on wildlife, people and their environments. The Weybrigde+15 (1996-2011) report.* European Environment Agency, 10 mayo 2012 (http://www.eea.europa.eu/publications/the-impacts-of-endocrine-disrupters).

[267] Elizabeth GROSSMAN. *Theo Colborn. A brief biography.* The Endocrine Disruption Exchange.

En diciembre de 2013, con 86 años, su máxima preocupación era haber dejado que "esto" se alargara durante tanto tiempo: "Ahora estamos en la cuarta generación expuesta a la gran cantidad de sustancias químicas sintéticas desde la Segunda Guerra Mundial." E interpeló al entonces presidente Barack Obama porque sentía la urgencia de prevenir la continua exposición química ambiental.

Theo Colborn moriría un año después. Hacía poco que la incansable investigadora, galardonada con numerosos premios por su larga y fructífera carrera, había fundado su propia ONG, The Endocrine Disruption Exchange, TDEX.[268] Un grupo de investigadoras está al frente de esta base de datos que recopila evidencia científica sobre disrupción endocrina, una de las primeras organizaciones, informa la propia web, en alertar de los posibles riesgos para la salud del *fracking*, la fracturación hidráulica para obtener gas y petróleo.

Tres años después de su muerte, en enero de 2017, Donald Trump conseguía la presidencia de los Estados Unidos y un abogado conservador, Scott Pruitt, asumía el cargo de director de la EPA (la Agencia de Protección Ambiental en sus siglas en inglés). Pruitt (paradojas de la vida, un reconocido anti-EPA) demandó a este organismo 14 veces, según el diario *The New York Times*.[269] Hacía 47 años que el presidente Richard Nixon había inaugurado esta agencia gracias, precisamente, al toque de atención de la *Primavera silenciosa* de Rachel Carson.

---

[268] TDEX (www.tedx.org).

[269] Eric LIPTON y Coral DAVENPORT. "Scott Pruitt, Trump's E.P.A. pick, backed industry donors over regulators". *The New York Times*, 14 enero 2017.

CAPÍTULO 5
UNA PIEDRA EN EL ZAPATO DE LA UE

Noviembre, 2018. La Comisión Europea presenta finalmente su estrategia sobre los alteradores hormonales[270] para la "protección de los ciudadanos y el medio ambiente". En el comunicado de prensa de aquel día, la Comisión puntualizó que estaba "actualizando su enfoque para los próximos años, basándose en los conocimientos acumulados, la experiencia adquirida y los resultados logrados en los veinte años transcurridos desde la adopción de la estrategia comunitaria sobre los alteradores hormonales". Y se marcaba tres objetivos: minimizar la exposición global a los alteradores hormonales, acelerar el desarrollo de una base rigurosa de investigación y promover el diálogo activo. Por primera vez, la Comisión pondría en marcha un "examen exhaustivo aplicable a los alteradores endocrinos". No se especificaba un calendario.

Koldo Hernández, abogado y desde 2018 responsable de la campaña de contaminantes hormonales en Ecologistas en Acción, resumía de esta manera su decepción: "Veinte años de aplicación de la Estrategia comunitaria sobre disruptores endocrinos de 1999 y la única respuesta es más investigación o bien más retraso y mayor exposición a estos tóxicos".[271]

Unos meses antes, en junio de 2018, ECHA y EFSA habían publicado una guía, un documento de orientación para aplicar los criterios científicos aprobados en el marco de los pesticidas y de alguna mane-

---

[270] "Endocrine disruptors: A strategy for the future that protects EU citizens and the environment". European Commission, 7 noviembre 2018; "Process to set scientific criteria to identify endocrine disruptors". European Commission.

[271] Mensaje enviado a la autora vía correo electrónico.

ra también de los biocidas.[272] En la introducción de esta guía se especifica que el documento, en un futuro, podría necesitar ser revisado, cuando se disponga de más conocimiento científico. Los cosméticos, de momento, quedaban fuera.

Cuando a finales de 2018 se hizo pública la esperada estrategia sobre los alteradores hormonales, habían pasado más de dos años desde que la Comisión Europea, en junio de 2016 y con retraso, publicara su primera propuesta reguladora de los perturbadores hormonales, que, tras algunas modificaciones, había sido finalmente aprobada por los estados miembros a mediados de abril de 2018.[273]

La respuesta a la estrategia de noviembre 2018 por parte de la investigadora Barbara Demeneix, dedicada al estudio de los alteradores hormonales desde hace muchos años, no se hizo esperar. Demeneix, junto con Rémy Slama, de la Universidad de Grenoble, firmó un largo informe, publicado en marzo de 2019[274] a petición del Parlamento Europeo, en el que proponían una acción conjunta en todos los sectores para reducir la exposición humana a determinados químicos, algunos de ellos sospechosos de alterar el sistema endocrino.

A su entender, hay bienes de consumo, recipientes que están en contacto con alimentos, cosméticos y juguetes, por poner algunos ejemplos, que necesitan un mayor control. Tras aportar datos científicos a partir de investigaciones multidisciplinarias, Demeneix y Slama afirman que "la actual regulación de la UE carece de coherencia [...] Ignora hechos científicos claves [...] Es ineficiente para proteger la salud de los seres humanos". Advierten, además, que las hormonas pueden actuar a partir de la exposición a dosis muy bajas de sustancias químicas; que uno de los objetivos que se debería tener en cuenta en la regulación es el reconocimiento de los alteradores endocrinos como un peligro similar a los agentes químicos (CMR en inglés, cancerígenos, mutágenos y tóxicos para la reproducción), y manifiestan

---

[272] "Guidance for the identification of endocrine disruptors in the context of Regulations (EU) No 528/2012 and (EC) No 1107/2009". EFSA, 7 junio 2018.

[273] "Reglamento (UE) 2018/605 de la Comisión". *Diario Oficial de la Unión Europea*, 19 abril 2018.

[274] Barbara DEMENEIX y Rémy SLAMA. *Endocrine disruptors: from scientific evidence to human health protection*. Marzo 2019.

la necesidad de establecer tres categorías de disruptores hormonales: conocidos, presuntos y sospechosos.

"Reparar es veinte veces más difícil que prevenir", del filósofo y escritor suizo Henri-Frédéric Amiel (1821-1881), es una de las dos citas que encabeza este informe de más de 100 páginas y cerca de 300 referencias.

Un mes después de la publicación de este documento, en abril de 2019, llegaría el varapalo del Parlamento, con la llamada "Propuesta de resolución B8-0241/2019",[275] que desmonta argumentos esgrimidos por la Comisión sobre los alteradores hormonales. Pero vayamos por partes.

HACIA UN ENTORNO NO TÓXICO

Si la estrategia de 2018 sobre disruptores endocrinos —que ha costado tantos años en salir adelante— es vista como un globo poco hinchado, el brindis hay que hacerlo sin excesos mientras nos preguntamos si realmente la salud pública ha estado por encima de todo. De ahí la importancia de entender esta primera regulación en su contexto, en algunas de las circunstancias que la motivaron. Porque así, poniendo el máximo de baldosas, aparece un dibujo bastante amplio de los alteradores hormonales, que, como tantos otros asuntos de interés público, tienen su historia, su cronología.

A las puertas del siglo XXI, se estableció una estrategia comunitaria que invitaba a mejorar el conocimiento científico sobre los disruptores endocrinos, identificar sus causas, sus consecuencias, adaptarlos en un marco legal y una política de acción basada en el principio de precaución. La razón de ser de esa estrategia era la creciente preocupación por una serie de sustancias que se sospecha que interfieren con el sistema endocrino, los llamados *disruptores endocrinos*, y por ello era necesario "establecer una política apropiada fundamentada en el principio de cautela para responder pronta y eficazmente al problema", así como la necesidad de fomentar la investigación.[276]

---

[275] http://www.europarl.europa.eu/doceo/document/B-8-2019-0241_ES.html
[276] Estrategia comunitaria en materia de alteradores hormonales. Documento 51999DC0706, 1999.

En la introducción de este documento comunitario se dejaba constancia de que en la UE, desde 1997, se han dirigido a la Comisión un número cada vez mayor de preguntas parlamentarias sobre el uso y la regulación de una serie de sustancias sospechosas de alteración endocrina. Y, entre las advertencias científicas, se citaba el dictamen del Comité Científico de la Toxicidad, la Ecotoxicidad y el Medio Ambiente de la Comisión, de 4 de marzo de 1999,[277] en el que se identificaba que "existe una relación entre las sustancias químicas alteradoras de los procesos endocrinos hasta ahora estudiadas y trastornos de la salud humana como los cánceres de testículo, mama y próstata, disminución del número de espermatozoides, deformidades de los órganos reproductores, disfunciones tiroideas, y problemas neurológicos y relacionados con la inteligencia. Con todo, la relación causal no ha podido verificarse". Respecto a los efectos en la fauna, el Comité concluyó que "hay posibilidades de que el problema se dé a escala mundial".

En el caso del ser humano, se señalaba que "algunas vías posibles de exposición a alteradores endocrinos son la exposición directa en el lugar de trabajo o a través de productos de consumo como alimentos, ciertos plásticos, pinturas, detergentes y cosméticos, o indirecta a través del medio ambiente (aire, agua y suelo)".

Entre las medidas de esa táctica comunitaria, el compromiso de "vivir bien, pero respetando los límites del planeta", programa de medio ambiente que abarca el periodo 2013-2020.[278] Con esa visión a largo plazo, lo que se intenta conseguir es "un entorno no tóxico", teniendo en cuenta la información de la OMS, "que los factores medioambientales podrían estar detrás de hasta un 20% de las muertes que se producen en Europa". Y eso conlleva "controlar los riesgos asociados al uso de sustancias químicas en productos y preparados químicos, especialmente los que afectan al sistema endocrino", se puede leer en la penúltima página de este dossier, en el que

---

[277] "Human and Wildlife Health Effects of Endocrine Disrupting Chemicals, with emphasis on Wildlife and on Ecotoxicology test methods". Scientific Committee for Toxicity Ecotoxicity and Environment (SCTEE), 4 marzo 1999.

[278] "Vivir bien, respetando los límites de nuestro planeta. VII PMA. Programa General de Acción de la Unión en Materia de Medio Ambiente hasta 2020". Comisión Europea.

se reconoce también la necesidad de facilitar al público el acceso al conocimiento científico.

La importante estrategia comunitaria de 1999 ya era consciente de que el fenómeno de la disrupción endocrina no era nuevo, venía de lejos, desde el uso del DES: "En 1938 el DES (dietilestilbestrol) comenzó a utilizarse como medicamento para prevenir los abortos espontáneos en las mujeres y para estimular el crecimiento en el ganado. En los años setenta y ochenta, se demostró que causaba graves problemas en los aparatos reproductores masculino y femenino que incluían anomalías y cáncer. Es el primer ejemplo documentado de una sustancia química que, administrada a la madre, puede causar cáncer en su descendencia femenina."[279] Y, dada la "complejidad y el coste de las investigaciones", se apostaba por una cooperación a "escala mundial",[280] así como "asesoramiento científico independiente".[281]

La responsable de políticas de sustancias químicas de la ONG Ecologistas en Acción hasta 2018, Dolores Romano, recuerda que "gracias a esta estrategia comunitaria se invierte mucho dinero en investigación. Los disruptores hormonales pasan a ser una prioridad [...] Se establecen reglamentos que incluyen los alteradores hormonales. Como el Reglamento REACH, en 2006, que regula las sustancias de uso industrial. El Reglamento de plaguicidas, del 2009, que los prohíbe. El Reglamento de los cosméticos, también del 2009. El Reglamento de los biocidas, del 2012, que también los prohíbe [...] Con este panorama y con la rapidez que iba todo, se pensaba que los alteradores hormonales iban a estar bien regulados en Europa. No fue así".

Tres son las normativas europeas que enmarcan con más fuerza los disruptores endocrinos: la de biocidas,[282] la de fitosanitarios o plaguicidas[283] y el Reglamento REACH.[284] Pero en 2017 estos tres marcos

---

[279] Estrategia comunitaria en materia de alteradores hormonales. Documento 51999DC0706. Apartado "Efectos y fuentes de exposición", 1999.

[280] Apartado "Necesidad de cooperación internacional".

[281] Apartado "Asesoramiento científico independiente".

[282] (UE) n° 528/2012.

[283] (CE) n° 1107/2009.

[284] (CE) n° 1907/2006.

normativos no se podían aplicar a los alteradores hormonales porque todavía no se había llegado a un acuerdo sobre qué sustancias son capaces de alterar el sistema hormonal. Así que, hasta que no llegó ese momento, se mantuvieron criterios provisionales, cualquier sustancia sospechosa de ser cancerígena y tóxica para la reproducción es considerada disruptora endocrina y no puede ser comercializada.

La revolución

El Reglamento REACH es un caso aparte. En REACH (en inglés, abreviatura de Registro, Evaluación, Autorización y Restricción de Sustancias y Preparados Químicos)[285] se alienta a que en determinados casos de gran preocupación se busquen alternativas menos dañinas, y que son las empresas las encargadas de demostrar que las sustancias que quieren comercializar no afectan negativamente la salud ni el medio ambiente.

La Agencia Europea de los Productos Químicos, ECHA, reconoce que REACH "es la principal legislación sobre productos químicos, que abarca en principio todas las sustancias [...] de uso industrial, profesional o de consumo. Por ello, el Reglamento REACH afecta a la mayor parte de los sectores industriales y se aplica a la mayoría de las empresas en la UE".[286]

Para la investigadora Martine Vrijheid no es una normativa tan amplia como cabría esperar, porque "no incluye todos los efectos" y por eso "está bien solo para algunos químicos".

Desde su oficina del European Environment Bureau, EEB, una federación de ONG medioambientales, en Bruselas, la química Tatiana Santos reflexionaba: "REACH ha sido una revolución. Por ejemplo, está basado en el principio de precaución. Tiene, además, el principio de sustitución, que promueve que si hay alternativas más seguras se eliminen las sustancias peligrosas. Y otro dato importante, sin datos no hay mercado, son las empresas las que tienen que demostrar que sus productos son seguros antes de acceder al mercado. Con la nor-

---

[285] "Reglamento REACH". Ministerio de Agricultura y Pesca, Alimentación y Medio Ambiente. Gobierno de España.
[286] "Seguridad química en su negocio". ECHA, 2015.

mativa anterior, la obligación recaía en los Estados [...] REACH es la más moderna a nivel global [...] Se luchó mucho por tener REACH."

Sin embargo, Santos veía aspectos "éticos" de REACH mejorables: "En Europa podemos prohibir el uso de sustancias altamente preocupantes, pero, en cambio, se pueden exportar a otros países o importar productos de terceros países que contienen sustancias químicas prohibidas en Europa [...] E imagínate los productos que se compran en la China o en la India." Y, a modo de ejemplo, cita el plástico producido en Europa: "El plástico de aquí no tiene ftalatos si se comercializa en la Unión Europea, pero el plástico que se exporta fuera o que se produce en cualquier otro país puede que sí lo tenga, porque en ese país no hay un control sobre esas sustancias." Es lo que pasa cuando "se tiene que lidiar con la oposición internacional o se tiene doble rasero". Si conseguir REACH "fue muy complicado a nivel interno de Europa, imagínate lo que suponía a nivel internacional [...], porque identifica qué sustancias son peligrosas, las pone en una lista negra que tarde o temprano irán a la lista reguladora y una vez aquí, quedan prohibidas". Santos habló también de "excepciones" en los casos de sustancias que comportan riesgos para la salud pero que tienen un beneficio inmediato y necesario para la sociedad.

En esa "pelea" por minimizar REACH, Santos recordaba la presión que en su momento ejercieron, "y siguen ejerciendo", los EEUU. No fue la única presión. En 2004, la entonces eurodiputada sueca de Los Verdes, Inger Schörling, se manifestó así de contundente: "Se lanzó una campaña dirigida a los europarlamentarios. Incluía seminarios, talleres, reuniones, almuerzos, cenas, cartas, correos electrónicos, llamadas telefónicas, visitas a plantas, comunicados de prensa y cualquier otro componente que pudiera utilizarse. Los principales objetivos de la campaña fueron parlamentarios de Alemania, el Reino Unido, Francia e Italia, todos grandes productores de productos químicos. Especialmente los socialdemócratas alemanes que apoyan a REACH fueron atacados con acusaciones de ser antiindustria."[287]

---

[287] Inger Schörling y Gunnar Lind. *The Only Planet Guide to the Secrets of Chemicals Policy in the EU. REACH. What Happened and Why?* Apartado: "Behind the scenes". Bruselas, abril 2004.

Otra negociación muy dura, en opinión de Santos, fue con los disruptores endocrinos, "sobre si podrían considerarse 'controlables'. Nosotros luchamos por el 'no', porque una cantidad ínfima puede causar un efecto grande. Como pasa con los cancerígenos. No hay dosis cancerígenas que se puedan considerar seguras". Santos me puntualizó que los miembros de su organización "somos observadores acreditados en todo el proceso. Estamos presentes desde en los comités científicos hasta en los órganos de decisión".

REACH sirvió para poner orden en el descontrol de las sustancias químicas, pero, en palabras del especialista en materias ambientales Carlos de Prada, la industria química de la UE y estadounidense rebajó su expectativa.[288] Como consecuencia de las presiones ejercidas, De Prada asegura que se exigen "unos exorbitados niveles de prueba para demostrar, por ejemplo, los daños de las sustancias que producen alteraciones hormonales en el cuerpo humano". El efecto cóctel "ha sido marginado en buena medida". Se desoyó "la obligación de sustituir las sustancias peligrosas por seguras". Se podrán "autorizar sustancias peligrosas si los productores aseguran [...] que la exposición a las mismas puede ser 'controlada adecuadamente'" y "no controlará muchos miles de sustancias químicas que se producen por debajo de una cantidad determinada".

Ante tanto caos químico, Tatiana Santos mira con envidia hacia Dinamarca, por ser "pionera en el trabajo de los disruptores [...] Los daneses fueron los primeros que propusieron que los ftalatos se prohibieran en Europa e hicieron una restricción a nivel nacional [...] Y, a nivel europeo, el que pide una restricción es el que pone las condiciones, de hecho han hecho la propuesta a la ECHA, ahora" —en referencia al año 2017— "se está discutiendo en los comités científicos y luego la Comisión Europea tomará una decisión". Santos se refería a una propuesta danesa que apostó por la prohibición de cuatro tipos de ftalatos, porque su uso en determinados artículos "no está adecuadamente controlado" y puede "conllevar un riesgo para la

---

[288] Carlos DE PRADA. *La epidemia química. La crisis de salud provocada por la contaminación química cotidiana.* Ediciones i, 2012.

salud humana".[289] Entre los principales artículos de consumo citados están, entre otros, colchones, calzado, alambres y cables, suministros y equipamientos de oficina.

Desde mediados de los años ochenta, Dinamarca lleva también desarrollando planes para reducir el uso de pesticidas. En 2017, y después del informe "Proteger el agua, la naturaleza y la salud humana. Estrategia de Pesticidas 2013-2015",[290] toda una declaración de intenciones, el país escandinavo, de 5,5 millones de habitantes, promovió una nueva estrategia, apoyada por una mayoría parlamentaria, encaminada a introducir dentro de sus fronteras pesticidas más seguros los próximos años.[291]

Otra iniciativa interesante es la que planteó Francia a través del Plan Ecophyto 2008-2018 de reducción de uso de pesticidas, que prevé una reducción de sustancias químicas en la agricultura de un 50% teniendo como horizonte el año 2025, aunque en los primeros cinco años de su aplicación parece que la exposición a estas sustancias no ha ido disminuyendo como se esperaba.[292]

Dinamarca, junto a Francia, Suecia, Holanda y, en algunos aspectos, Alemania ("hay que tener en cuenta que su industria química tiene mucho poder"), son, me remarcó Santos, los países más receptivos a la hora de abordar los alteradores hormonales.

Por su embarazo, a finales de marzo de 2017, y por ser madre en aquel momento de un niño todavía muy pequeño, la química era consciente de que estaba en la franja de población considerada "más vulnerable" a la exposición de los alteradores hormonales. "Y lo llevo fatal", dijo con pesar. "Tienes demasiada información. Yo intervengo en el proceso científico que trata sobre las consecuencias del bisfenol A (BPA) en los recibos. Y ahí ponen BPA para fijar la tinta

---

[289] *Annex XV Restriction Report. Proposal for a Restriction. Substance names: four phtalates (DEHP, BBP, DBP, DIBP)*. European Chemicals Agency, abril 2016 (https://echa.europa.eu/documents/10162/e06ddac2-5ff7-4863-83d5-2fb071a1ec13).

[290] Gobierno danés, febrero 2013 (http://eng.mst.dk/media/mst/69655/MST_sprøjtemiddelstrategi_uk_web_let.pdf).

[291] Christian W. "Danish government ushers in new pesticide plan". *CPH Post*, 21 abril 2017.

[292] L. GUICHARD. "Le plan Ecophyto de réduction d'usage des pesticides en France: décryptage d'un échec et raisons d'espérer". *Cahiers Agricultures*, enero-febrero 2017.

[...] Voy a un sitio, me dan un tique y les digo 'No, no me lo des, mételo aquí, en el bolso', no lo quiero ni tocar, pero claro, me miran como si estuviera loca, y si no puede ser, lo intento coger por detrás porque normalmente no ponen BPA [...] Ya tomo medidas, pero ahora que estoy embarazada, más [...] Todo bío, intento cocinar yo, uso vidrio, el plástico lo evito todo lo que puedo [...] He llegado a la conclusión que hay que volver a los productos de antes, simplificar, por ejemplo a sartenes de hierro o de acero inoxidable [...] En cosmética, aceites ecológicos [...] En productos de limpieza, igual, busco lo más sencillo, vinagre, limón, jabón de Marsella [...] Quitar el polvo con frecuencia, tengo un bebé en casa que se pasa el día gateando. Y cuando veo que se mete un plástico en la boca, sufro."

PRINCIPIO DE PRECAUCIÓN, ESE GRAN DESCONOCIDO

Principio de precaución, de cautela, más vale prevenir que curar. Prevenir el daño. Acción preventiva y estimular otros caminos. Va por ahí. Un instrumento más para los gobernantes.

La Conferencia de las Naciones Unidas sobre Medio Ambiente y Desarrollo de Rio de Janeiro en 1992 reflejó, en su apartado 15, la importancia de este principio "con el fin de proteger el medio ambiente".

Una perspectiva bastante desconocida, con derivaciones éticas —¿una actitud?—, sociales, económicas y políticas. Que se mueve en un contexto de "complejidad", de "inseguridad", también de "ignorancia", según David Gee, experto en política sanitaria y riesgos ambientales de la organización independiente Agencia Europea de Medio Ambiente (EEA, por sus sigas en inglés),[293] establecida en Copenhague en 1993.

Gee, que lleva años trabajando con instituciones, estados miembros y ONG, es el líder del monumental volumen 2 *Lecciones tardías de alertas tempranas: ciencia, precaución, innovación*, del 2013: "Las sociedades podrían escuchar las lecciones del pasado y usar el principio de precaución para anticipar y minimizar muchos peligros futuros,

---

[293] http://ec.europa.eu/environment/archives/health/pdf/davidgee_presentation.pdf

al tiempo que se estimula la innovación".[294] Como experto en el principio de precaución, habla de tomar acciones preventivas aunque no tengamos todas las respuestas, también de llenar vacíos aunque no se tenga una absoluta certeza científica y seguir el rastro de las evidencias claras de peligro.

Cuando se pide "escuchar las lecciones del pasado", el informe de la EEA recuerda aquellas "alertas tempranas" que tuvieron consecuencias por no ser atendidas o minimizadas. Algunos ejemplos:

– El uso del plomo en la gasolina que provoca efectos neurotóxicos, "que la mente falle", aunque en 1925 "muchos expertos alertaron de los probables impactos en la salud por el plomo añadido [...] a pesar de estar disponible un aditivo de alcohol igual de eficaz y valorado por expertos como más limpio".

– Los problemas de salud de los fumadores "pasivos" que tanto costó reconocer: "¿Quién generó y financió la ciencia empleada para refutar los datos sobre los efectos adversos en la salud?"

– Las evaluaciones divergentes en torno al bisfenol A, "uno de los químicos más vendidos".

– También las muchas advertencias acerca de la influencia humana en el cambio climático a pesar de que el primer aviso científico por las emisiones de dióxido de carbono (CO_2) "procedentes de la quema de combustibles fósiles" data de 1897.

– La alarma de apicultores franceses que ya en 1994 alertaban de que muchas abejas no retornaban a las colmenas y cuya evidencia apuntaba a un insecticida para el tratamiento de semillas. En este caso "los científicos estaban en una difícil posición [...] Los resultados de su trabajo fueron centrales para el debate social, con muchos intereses económicos y sociales".

– O el aviso, en 2011, de la Agencia Internacional para la Investigación del Cáncer (IARC), de la OMS, que clasificó "los campos de radiación de los teléfonos móviles y otros aparatos que emiten campos electromagnéticos no ionizantes" como "posible carcinógeno humano" por los "posibles vínculos entre uso de teléfonos móviles

---

[294] https://www.eea.europa.eu/publications/late-lessons-2. Resumen en castellano realizado por la Fundación Vivo Sano (http://www.vivosano.org/Portals/13/rs/doc/LL2_resumen.pdf).

y tumores cerebrales". Casi una década antes, la IARC había dado la misma clasificación a los campos magnéticos de las líneas de alta tensión.

La polémica entorno al principio de precaución ya aparecía en la introducción del primer informe de *Lecciones tardías de alertas tempranas*, publicado en 2001:[295] "El principio de precaución se ha vuelto controvertido, especialmente a causa de las disputas entre la UE y los Estados Unidos sobre las hormonas de la carne de vacuno, los organismos modificados genéticamente (OMG), el calentamiento global y otras cuestiones en las que se han invocado enfoques preventivos."

Entre los muchos ejemplos expuestos para concienciar sobre la importancia de hacer uso de este principio, se cita también el de los PCB, cuya producción en masa para uso comercial empezó en 1929: "Treinta y siete años transcurridos antes de que los PCB se convirtieran en una cuestión pública importante, reconocidos como contaminantes ambientales, y un peligro para los animales y los seres humanos." Sin embargo, en algunos países se continuó utilizando hasta la década de los ochenta del siglo pasado. "Los PCB son el primer ejemplo obvio de una sustancia que no se diseminó intencionadamente en el medio ambiente, pero que sin embargo se extendió y se bioacumuló a alta concentración", señala el informe, que destaca que "en la década de 1960 se hizo evidente que la fertilidad de las tres especies de focas del mar Báltico estaba en declive. En la década de 1970 casi el 80% de las hembras eran infértiles. Algunos estudios establecieron un vínculo con la presencia de contaminantes persistentes: se habían registrado altos niveles de DDT y PCB en las tres especies".

Paralelamente a la publicación del segundo volumen de *Lecciones tardías de alertas tempranas*, la eurodiputada socialista sueca Åsa Westlund lideró una iniciativa que apoyaba el enfoque precautorio en los perturbadores hormonales. Westlund mencionó miles de estudios de investigación sobre disruptores endocrinos y sus efectos humanos y animales. Habló de que una de cada nueve mujeres será diagnosticada con un cáncer de mama en algún momento de su vida y que

---

[295] D. GEE, S. GUEDES y European Environment Agency. *Late lessons from early warnings: the precautionary principle 1896-2000*. Copenhague, 2001 (http://chemicals-policy.org/downloads/Issue%20Report%20No%2022.pdf).

este rápido cambio "solo puede ser explicado por factores medioambientales externos", a la vez que admitió que era imposible saber con detalle cómo un disruptor endocrino específico, presente "en todas partes en nuestra vida diaria", causa una enfermedad específica, y eso se explica, entre otros factores, "por el largo tiempo transcurrido entre la exposición y el efecto".[296]

Si el libro *Primavera silenciosa*, de Rachel Carson, sobre las consecuencias de los plaguicidas en el medio ambiente y posiblemente en la salud del ser humano, puede ser considerado una de las "alertas tempranas" más significativas, el origen del uso del principio de precaución en el medio ambiente en nuestra historia reciente probablemente hay que buscarlo en la decadencia de los bosques alemanes una década después, en los años setenta del siglo XX. Aunque era imposible trazar certezas sobre qué estaba originando ese desastre ambiental, científicos y políticos de la época no descartaron que podía estar relacionado con la contaminación del aire.

La publicación del libro del filósofo alemán Hans Jonas (1903-1993) *El principio de responsabilidad*, en 1979, un referente de la ética ecológica, ayudó a Jonas a desarrollar los fundamentos de lo que más tarde se conocería como el "principio de precaución", aunque su argumentación cercana al "riesgo cero" no se considera válida en el mundo actual. Partiendo de la visión de Jonas, el inicio del abuso del hombre sobre la naturaleza fueron las bombas de Hiroshima y Nagasaki.[297]

"Hemos descubierto la bomba más terrible de la historia del mundo [...] Un experimento en Nuevo Méjico nos está deslumbrando [...] Seis quilos de explosivo causaron la completa desintegración de una torre de acero de 18 metros de altura, provocaron un cráter de 2 metros de profundidad y 40 metros de diámetro, e hicieron caer una torre de acero a 800 metros de distancia y a un hombre que estaba a 10 kilómetros del lugar. La explosión ha sido visible a más de 300 kilómetros y se ha podido oír 70 kilómetros más allá [...] Esta arma será utilizada contra

---

[296] Åsa WESTLUND. "Report on the protection of public health from endocrine disrupters". A7-0027/2013. Parlamento Europeo, enero 2013.

[297] José Eduardo DE SIQUEIRA. "El principio Responsabilidad de Hans Jonas". *BioThikos*. Centro Universitario São Camilo, 2009.

Japón entre hoy y el 10 de agosto", escribió el presidente Truman en su diario. "[...] Casi nadie en Hiroshima recuerda haber oído nada igual cuando la bomba cayó. [...] La gente se preguntaba cómo daños de esta magnitud habían podido salir de un cielo silencioso."[298]

El encuentro de Wingspread

Desde el imperativo de responsabilidad lanzado por Jonas ante una naturaleza cada vez más vulnerable y una sociedad más tecnológica, el enfoque precautorio se ha ido introduciendo en la agenda política y en tratados internacionales, y no solo en el apartado de medio ambiente, también en lo relativo a la protección de la salud de las personas.

En 1998, veinte años más tarde de la publicación de *El principio de responsabilidad*, se celebró en Estados Unidos la histórica Conferencia de 32 expertos de Wingspread,[299] que empezó a plantear la necesidad de medidas protectoras ante sospechas fundadas: "Cuando una actividad se plantea como una amenaza para la salud humana o el medio ambiente, deben tomarse medidas precautorias, a pesar de que algunas relaciones de causa y efecto no se hayan establecido de manera científica en su totalidad." El grupo, consciente de que, cuando ocurren daños, las víctimas y sus defensores tienen la difícil tarea de demostrar que un producto o actividad es responsable, hacía una llamada a las corporaciones, las entidades gubernamentales, las organizaciones, las comunidades, el mundo científico y otras personas para adoptar un enfoque de precaución para todos los esfuerzos humanos.

Catorce años más tarde de ese histórico encuentro, y ante el desafío que todavía plantean los disruptores endocrinos, la OMS y las Naciones Unidas subrayaron que "quizás la respuesta es hacer uso del principio de precaución y prohibir o restringir sustancias químicas para evitar una exposición temprana, incluso cuando hay datos significativos pero incompletos y antes de que haya un significativo y duradero daño".[300]

---

[298] Albert Elfa y Anna Garcia. *Look at això!* Capítulo "Los Álamos". Cossetània Edicions, 2009.

[299] "Wingspread Conference on the Precautionary Principle". Science & Environmental Health Network, 26 enero 1998.

[300] *State of the science of endocrine disrupting chemicals*, p. 21. OMS-PNUMA, 2012.

Otro informe de las Naciones Unidas centrado en el derecho a la alimentación y que pone el foco en los pesticidas recomienda "establecer procesos imparciales e independientes de evaluación de riesgos y registro para los plaguicidas [...] Tales procesos deben basarse en el principio de precaución, teniendo en cuenta los efectos peligrosos de los pesticidas sobre la salud humana y el medio ambiente".[301]

Las intervenciones preventivas son especialmente apropiadas para la población más vulnerable, recomienda un estudio firmado por Nicolás Olea y Ángel Nadal, porque en los periodos pre y postnatal "la exposición es crítica, y los estudios experimentales denuncian con frecuencia la irreversibilidad del proceso y sus consecuencias".[302]

"QUIEN CONTAMINA, PAGA"

También en el Tratado de Funcionamiento de la Unión Europea, apartado de Medio Ambiente, artículo 191,[303] se detalla que la política de la Unión se basará "en los principios de cautela y acción preventiva, en los principios de corrección de los atentados al medio ambiente [...] y en el principio de quien contamina, paga". Es la manera de "garantizar un nivel de protección elevado" en medio ambiente.

Para el biólogo e investigador Joe Thornton, de la Universidad de Chicago, el principio de precaución es de "sentido común", como manifiesta en su libro *Pandora's Poison*, del 2000,[304] citado en la prestigiosa revista *Nature*, volumen 406. Thornton alerta del "peligro mundial de los organoclorados", sustancias químicas altamente tóxicas, es decir, los contaminantes orgánicos persistentes. El caso tal vez más conocido es el DDT, pero también las dioxinas y otros muchos compuestos. Sin embargo, para este exanalista de Greenpeace, el enfoque precautorio no revela qué acción hay que tomar y por lo

---

[301] "Reporter of the special rapporteur on the right to food", p. 23. United Nations, 24 enero 2017.

[302] N. OLEA y A. ZULUAGA. "Exposición infantil a disruptores endocrinos". *Anales Españoles de Pediatría*, 2001.

[303] Para una mayor comprensión, ver "Tratado de funcionamiento de la Unión Europea". Noticias jurídicas.

[304] *Pandora's poison: Chlorine, health and Environmental strategy.*

tanto hacen falta varios principios adicionales para conseguir lo que él llama "el paradigma ecológico".

En 2001, *The Washington Post*, el diario que reveló el caso Watergate en los setenta del siglo pasado, reconoció las 500 páginas de *Pandora's poison* como uno de los libros ambientales "más impresionantes de los últimos años".[305] "Thornton defiende un enfoque precautorio dirigido a prevenir en lugar de controlar la contaminación [...] Y debido a que tanta evidencia sugiere que los organoclorados están dañando gravemente a los humanos y la vida silvestre, propone una eliminación gradual pero completa de estos químicos y su reemplazo con alternativas sin cloro", se puede leer en este artículo del *Post* que empieza así: "Cuando Rachel Carson publicó su clásico *Primavera silenciosa*, en 1962 [...]"

Pero "el sentido común" al que hace referencia Thornton parece ser que ha desaparecido de la Unión Europea, si nos atenemos a las promesas sociales incumplidas por la UE, en opinión del periodista especializado en asuntos comunitarios Eliseo Oliveras.[306] Para el veterano informador, "el principio de precaución en la protección de la salud de los ciudadanos ha sido abandonado en el Tratado de Libre Comercio con Canadá, en la regulación sobre las sustancias químicas disruptoras hormonales, en la renovación del herbicida glifosato, señalado cancerígeno por la OMS, y en los conflictos de interés de las agencias técnicas y científicas de la UE, que emiten informes favorables sobre transgénicos, sustancias químicas, medicamentos, herbicidas y alimentos basados en los informes y datos secretos del sector, mientras se desprecian los informes científicos independientes críticos".

EL INFORME KORTENKAMP

Hubo un tiempo en que todos los agentes involucrados se pusieron de acuerdo en que para poder regular las sustancias consideradas alteradoras hormonales se necesitaban criterios para identificarlas. Fue entonces cuando la Comisión Europea se puso a trabajar. La Dirección General (D.G.) de Medio Ambiente fue la responsable de reco-

---

[305] *The Washington Post*, 22 abril 2001.
[306] "Promesas sociales incumplidas en la UE". *Alternativas Económicas*, enero 2018.

ger la información necesaria para establecer dichos criterios. El plazo legal para presentarlos, diciembre de 2013.

Un año clave fue el 2009 porque la D.G. de Medio Ambiente encargó, mediante un concurso de licitación, un informe del estado de la ciencia en este campo a un grupo de expertos liderados por el profesor Andreas Kortenkamp, de la Universidad Brunel, de Londres, que lleva años estudiando los efectos de las mezclas contaminantes en la vida humana y animal. Es una autoridad en la materia. Pionero del "efecto cóctel", se pregunta desde la página web de su universidad: "¿Es posible prevenir los efectos de la combinación?"[307] Para Kortenkamp, las hormonas juegan un papel importante en el desarrollo del cáncer de mama, de próstata y de testículos.

La investigación del científico y su equipo dio como resultado, en enero de 2012, el llamado *informe Kortenkamp*: "Evaluación actual de los diruptores endocrinos".[308]

Esta evaluación hace referencia a la necesidad de modificar la actual evaluación de riesgo y señala el fenómeno de las "dosis bajas", "porque los D.E. provocan efectos a dosis mucho más bajas de lo que normalmente se usa en las pruebas reguladoras". El documento muestra también las divergencias entre países en torno al llamado *criterio de potencia*. Para algunos países, una alta exposición a químicos significa un alto riesgo, mientras que una exposición baja es igual a un bajo riesgo o nulo, es decir que no creen que las dosis bajas puedan tener efectos nocivos para la salud. El Reino Unido y Alemania apoyaban este "criterio de potencia", mientras que era "rechazado categóricamente" por Dinamarca, Francia y varias ONG como Chem Trust, WWF y PAN. El informe establece que "científicamente, es imposible trazar un límite para la potencia en aislamiento, sin considerar la exposición" y que los valores "basados únicamente en la potencia serán siempre arbitrarios". Expone también las "lagunas" que todavía existen a pesar de años de investigación debido al

---

[307] http://www.brunel.ac.uk/people/andreas-kortenkamp

[308] Andreas KORTENKAMP, Olwenn MARTIN, Michael FAUST, Richard EVANS, Rebecca MCKINLAY, Frances ORTON y Erika ROSIVATZ. *State of the art assessment of endocrine disrupters. Final Report* (http://ec.europa.eu/environment/chemicals/endocrine/pdf/sota_edc_final_report.pdf)

"conflicto latente" entre los científicos y el campo de la regulación química. Y entre sus recomendaciones, "una evaluación" e "identificación de sustancias con propiedades D.E". Definir aquello que se quiere abordar.

Y para definir aquello que se quiere abordar, la D.G de Medio Ambiente creó dos grupos de trabajo que acordaron asumir como aceptable la definición sobre alteradores hormonales dada por la OMS en 2002: "Sustancias o mezclas exógenas (que se generan o se forman en el exterior) que alteran una o varias funciones del sistema endocrino y, por tanto, tienen efectos adversos para la salud en un organismo intacto, su progenie o partes de su población."[309]

Pocos meses después se publicaría el informe de la OMS-PNUMA, *State of the science of endocrine disrupting chemicals*, 2012 (ver capítulo 2), en el que también intervino el profesor Kortenkamp y que, en palabras de la periodista francesa Stéphane Horel, supondría "una nueva espina en el pie de los industriales. Pero también una espina en el pie de los expertos de la EFSA[310] (la Agencia Europea de Seguridad Alimentaria, en inglés)".

UN CAMPO DE BATALLA

Consensuada la definición, el siguiente paso pasaba por conocer los criterios para identificar qué sustancias eran consideradas alteradoras endocrinas. Y ahí empezaron los problemas. "Dentro de los colores de la democracia, una gran batalla de influencia había empezado", escribe Horel.

La "periodista independiente y documentalista"(así se autodefine en su blog)[311] galardonada con un Laurel de la *Columbia Journalism Review* se zambulló en un mar de documentos para averiguar hasta qué punto los *lobbies* de la química en general, y en concreto los fabri-

---

[309] "Global assessment of the state-of-the-science of endocrine disruptors". Evaluación global de los conocimientos. Organización Mundial de la Salud. Programa Internacional de Seguridad de las Sustancias Químicas.

[310] *Intoxication*. Capítulo "Rue de la Loi". París: La Découverte, 2015. Resumen en castellano: S. HOREL. "Un asunto tóxico. Cómo el lobby de la industria química bloqueó la adopción de medidas contra los disruptores endocrinos". París/Bruselas: CEO, mayo 2015 (http://www.ecologistasenaccion.org/IMG/pdf/info_un-asunto-toxico.pdf).

[311] www.stephanehorel.fr

cantes de plástico y pesticidas, intentaron contrarrestar la regulación de los alteradores hormonales porque las corporaciones veían amenazadas sus beneficios. Horel evidencia las estrategias del *lobby* de la industria química para sembrar dudas sobre el trabajo de la D.G. de Medio Ambiente. La también colaboradora del diario *Le Monde* y autora de los documentales *La grande invasion* (2012) y *Endoc(t)rination* (2014) dijo sentir la burocracia europea como "una especie que habla mucho pero que jamás la ves", en referencia a los portavoces de la Comisión, que generalmente "hacen de filtro de la voz oficial de la Administración". Los Estados Unidos no se mantendrían al margen de esta primera regulación.

Para escribir las 249 páginas de *Intoxication*, con más de 800 referencias, Horel, que tres años después publicaría *Lobbytomie. Comme les lobbies empoisonnent nos vies et la démocratie*, echó mano del Reglamento (CE) n° 1049/2001, "relativo al acceso del público a los documentos del Parlamento Europeo, del Consejo y de la Comisión".[312] Hizo lo que puede hacer cualquier ciudadana o ciudadano comunitario, acceder a los documentos de las instituciones europeas y cuyas solicitudes "deberán formularse por escrito, incluidos también los medios electrónicos, en una de las lenguas de la UE".

A raíz de la publicación del informe Kortenkamp, un editorial, hecho público en julio de 2013 y firmado por el toxicólogo Daniel Dietrich, jefe de investigación en toxicología ambiental de la Universidad alemana de Konstanz, y 17 editores asociados a revistas científicas, quiso dejar clara su posición: "El borrador actual del proyecto marco está basado en la prácticamente completa ignorancia de principios bien establecidos de farmacología y toxicología [...] y de las opiniones de la propia autoridad experta competente de la Comisión (la Autoridad Europea de Seguridad Alimentaria, EFSA, 2013) [...] Es tarea de los toxicólogos hacer la distinción entre aquellos efectos que están dentro de este rango adaptativo y los efectos que van más allá de los límites de este espacio y, por lo tanto, pueden llamarse *adversos*.[313]

---

[312] http://eur-lex.europa.eu/legal-content/ES/TXT/?uri=uriserv%3Al14546

[313] D.R. DIETRICH *et al.* "Scientifically unfounded precaution drives European Commission's recommendations on EDC regulation, while defying common sense, well-established science and risk assessment principles". *ALTEX*, vol. 30, n° 3, 2013.

Estos efectos adversos pueden observarse en estudios de toxicidad adecuadamente diseñados y realizados." El texto fue publicado en diferentes revistas de toxicología los meses siguientes.

La respuesta al editorial de Dietrich no se hizo esperar. El 27 de agosto de 2013, Kortenkamp y otros 40 expertos en disruptores endocrinos —entre ellos Åke Bergman, autor principal del informe OMS-PNUMA *State of the science of endocrine disrupting chemicals*,[314] y el investigador de la Universidad de Granada Nicolás Olea— publicaron un artículo en la revista *Environmental Health News* donde recordaban que la ciencia y la política no deben mezclarse en la regulación de los disruptores hormonales, al mismo tiempo que pedían "un debate científico mejor fundado que pueda ayudar a superar una polarización de opiniones perjudiciales para llegar a un consenso sobre los fundamentos científicos para la regulación de los disruptores endoncrinos en la UE".[315] En opinión de este grupo de expertos, el aspecto más preocupante del editorial de Dietrich es la difuminación de los límites entre lo que constituye ciencia y lo que pertenece al ámbito de las opciones políticas, sociales y democráticas.

Paralelamente, algunos de estos científicos, de un total de un centenar, la mayoría de nacionalidad europea, se adhierieron también a la llamada "Declaración Berlaymont 2013",[316] en la que mostraban su preocupación por la falta de una adecuada regulación de los alteradores hormonales cuando "la prevalencia de enfermedades endocrinas es más alta que nunca", a la vez que pedían medidas regulatorias que estén en línea con "la mejor ciencia disponible". Asimismo, manifestaban que "los intereses comerciales no deben estar por encima de las preocupaciones sobre los riesgos asociados a trastornos endocrinos".

La Declaración Berlaymont incidía en "el dramático aumento del cáncer de mama en el este y el sur de los países miembros de la UE" y en "una baja calidad del semen" en una gran proporción de jóvenes de algunos países. Las poblaciones de vida silvestre también se habían

---

[314] Åke BERGMAN *et al. State of the science of endocrine disrupting chemicals*, 2012.

[315] "Science and policy on endocrine disrupters must not be mixed: a reply to a 'common sense' intervention by toxicology journal editors". *Environmental Health*, 27 agosto 2013 (http://ehjournal.biomedcentral.com/articles/10.1186/1476-069X-12-69).

[316] "The 2013 Berlaymont Declaration on Endocrine Disrupters".

visto afectadas por los disruptores endocrinos, "con efectos adversos en el crecimiento y la reproducción".

Aun reconociendo las múltiples causas en estos problemas, como los factores genéticos, las personas signatarias apuntaban que "los factores ambientales, incluidas las exposiciones químicas", también hay que tenerlos en cuenta. Y manifestaban que su posición está basada en las observaciones e investigaciones científicas recientes de la Agencia Europea del Medio Ambiente.[317]

Algún medio español se hizo eco de esta carta de diez puntos. Entre los firmantes había siete de nacionalidad española. Uno de ellos era el científico y experto en biología molecular de Madrid Jesús del Mazo, que declaró a la Cadena SER que "son cientos de miles las sustancias que están en el ambiente que se comportan como disruptores endocrinos". "La iniciativa", explicó la emisora, "no tiene precedentes en Bruselas y muestra la enorme preocupación sobre este asunto por parte de la comunidad científica".

En la línea de la Declaración de Berlaymont, el Istituto Ramazzini también hizo un llamamiento a reducir la exposición a los alteradores hormonales y a aplicar el principio de precaución "frente a la incertidumbre" y "como una herramienta para actuar sobre la base de las alertas tempranas", así como a "monitorizar a la población en general".[318]

"Tormenta de fuego"

En septiembre de 2013, a tres meses del esperado anuncio de la Comisión sobre los criterios que tenían que definir qué sustancias eran alteradoras hormonales, Stéphane Horel y Brian Bienkowski destaparon que 17 expertos que habían firmado el editorial de Dietrich tenían vínculos con la industria química, cosmética, farmacéutica, de

---

[317] *The impacts of endocrine disrupters on wildlife, people and their environment. The Weybridge+15 (1996-2011) report.* European Environment Agency, 2012; A. Kortenkamp et al. *State of the art assessment of endocrine disrupters.* Project contract number 070307/2009/550687/SER/D3. DG Environment, 2011; A. Bergman et al. *State of the Science of Endocrine Disrupting Chemicals 2012.* OMS-PNUMA, 2013.

[318] "Endocrine disrupting chemicals in the European Union". Collegium Ramazzini.

pesticidas e incluso del tabaco.[319] Ambos periodistas reconocían que dicho texto había causado "una tormenta de fuego en Europa entre muchos científicos y reguladores".

El acceso público a documentos de la UE permitió también a la periodista Stéphane Horel descubrir que, semanas antes de la publicación del editorial de Dietrich, 56 científicos, liderados por el toxicólogo alemán Wolfgang Dekant, habían enviado una carta a la británica Anne Glover, asesora científica principal del que era entonces el presidente de la Comisión Europea, el portugués José Manuel Durão Barroso, en la que criticaban el trabajo realizado por la D.G. de Medio Ambiente.

La primera regulación de los alteradores hormonales había desencadenado una agria controversia en el mundo científico y, ante este panorama, la autora de *Intoxication*, afincada en París, me hizo esta reflexión sobre el concepto *democracia* en la ciencia, un sistema de conocimientos que solemos relacionar con la máxima integridad: "En la mente de la mayoría de la gente, la ciencia es independiente de todo, casi pura, una especie de último refugio de la verdad. Desgraciadamente no es así. Hay que mirar lo que ha pasado con el cambio climático. Veinte años de acción retrasada debido a una controversia que fue construida por la industria petrolera. Lo mismo ocurre ahora con los disruptores endocrinos", me envió por correo electrónico días después de haber coincidido en una conferencia sobre alteradores hormonales en el Parlamento Europeo.[320]

Como si de un buen *thriller* político se tratara, Horel narra en su penúltimo libro la presión que ejerció la industria, alemana y británica principalmente, sobre la Comisión Europea, que finalmente accedió a su demanda de realizar un "estudio de impacto" que incluía una consulta pública, lanzada en verano de 2016, para valorar las posibles consecuencias económicas, sociales y ambientales de la regulación de los alteradores hormonales.

La periodista había dejado al descubierto la relación estrecha entre esta regulación y el Tratado Transatlántico de Comercio e Inversiones

---

[319] "Special report: Scientists critical of EU chemical policy have industry ties". *Environmental Health News*, 23 septiembre 2013 (http://www.environmentalhealthnews.org/ehs/news/2013/eu-conflict).

[320] Correo fechado el 22 de noviembre de 2016.

(TTIP, en sus siglas en inglés) y describió cómo la posición de la D.G. de Medio Ambiente fue debilitada aún más en septiembre de 2014, con la llegada del nuevo presidente de la Comisión, el luxemburgués Jean-Claude Juncker, hasta el punto que es "desplazada oficialmente de su rol de liderazgo respecto a los criterios aplicables a los disruptores endocrinos, que pasaron a ser responsabilidad de la D.G. Santé, es decir, la D.G. de Salud y Consumidores".

En noviembre de 2014, semanas después de la llegada de Juncker a Bruselas, la Comisión Europea presentó una hoja de ruta sobre los perturbadores hormonales que incluía una consulta pública a partir de cuatro posibles opciones:

1. Mantener los criterios provisionales.
2. Aplicar la definición de la OMS.
3. Aplicar la definición de la OMS y categorías basadas en la evidencia. A diferencia de la segunda opción, a la definición se le añaden las categorías de *disruptores confirmados*, *disruptores sospechosos* y *disruptores potenciales*.
4. Aplicar la definición de la OMS e incluir la potencia como elemento para valorar el daño. En sustancias cancerígenas, la potencia no se utiliza porque está demostrado que cualquier nivel es perjudicial para la salud.

2 AÑOS Y 5 MESES DESPUÉS

15 de junio de 2016. La Comisión Europea, la "guardiana de los tratados", como se puede leer en un calendario de la propia Comisión, la responsable de "velar por los intereses generales de la UE",[321] presenta los esperados y "peleados" criterios científicos que tienen que ayudar a identificar las sustancias químicas que pueden alterar el sistema hormonal. Criterios que no contempla ninguna de las opciones de la hoja de ruta trazada dos años antes.

Era una presentación que llegaba tarde, concretamente dos años y cinco meses tarde. Según la normativa europea, la Comisión tenía la obligación de presentar su propuesta como máximo a mediados de diciembre de 2013. Por ese retraso, un país, Suecia, había de-

---

[321] Web de la Comisión Europea. "Visión general".

nunciado a la Comisión en julio de 2014.[322] "Las personas están expuestas a sustancias perturbadoras endocrinas a través de productos diarios como cosméticos, envases de alimentos y ropa. Sustancias disruptoras hormonales también se pueden encontrar como contaminantes en alimentos y agua potable", era la advertencia del gobierno sueco.

Pocos meses después, el Parlamento y el Consejo Europeo decidieron apoyar la denuncia de Suecia ante el Tribunal Europeo de Justicia.[323] Paralelamente, once europarlamentarios de varias tendencias políticas enviaron una carta al comisario de Salud y Seguridad Alimentaria, el lituano Vytenis Andriukaitis, pidiéndole responsabilidades "para establecer criterios horizontales basados en la ciencia para los disruptores endocrinos".[324] La misiva incluía una cifra, la de hasta treinta y un mil millones de euros que "se estima que cuesta cada año a la UE la exposición a disruptores endocrinos". Recordaba que las discusiones sobre los alteradores hormonales tienen lugar desde hace "al menos dos décadas". Lanzaba la inquietud que, aunque la estrategia comunitaria sobre los disruptores endocrinos data de 1999, "no ha dado como resultado una acción real". E instaba a seguir el séptimo Programa de Acción de Medio Ambiente de la UE, que guía la política a seguir teniendo en cuenta "los límites ecológicos del planeta". Y eso conllevaba "crecer de forma sostenible", una transición encaminada hacia "una economía más verde" y hacer posible "un entorno no tóxico", y para ello "será preciso sustituir determinadas sustancias peligrosas por alternativas no químicas y sostenibles".[325]

---

[322] "Sweden wins court case on criteria for endocrine disrupting substances". Government Offices of Sweden, 16 diciembre 2015 (http://www.government.se/press-releases/2015/12/sweden-wins-court-case-on-criteria-for-endocrine-disrupting-substances).

[323] "EU Council joints EDC court case". Health and Environment Alliance, 13 febrero 2015.

[324] "Lettre au commissaire européen à la santé sur les critères de définition des perturbateurs endocriniens". Blog Michèle Rivasi. Bruselas, 20 enero 2015 (http://www.michele-rivasi.eu/au-parlement/lettre-au-commissaire-europeen-a-la-sante-sur-les-criteres-de-definition-des-perturbateurs-endocriniens).

[325] "De aquí a 2020: el nuevo Programa de Acción en materia de Medio Ambiente de la UE". Comisión Europea. Medio Ambiente, 29 abril 2014.

A finales de 2015, el Tribunal Europeo de Justicia sentenció que la Comisión "había incumplido con las obligaciones que le incumben en virtud del Reglamento n° 528/2012" —se refiere a la comercialización y el uso de los biocidas— "al no adoptar actos delegados que precisen los criterios científicos aplicables para determinar la existencia de propiedades de alteración endocrina".[326] El Reglamento de los biocidas "enuncia las sustancias activas que, en principio, no pueden aprobarse", entre ellas las que "están identificadas como alteradores endocrinos", y "prevé" que "a más tardar el 13 de diciembre de 2013, la Comisión debía adoptar actos delegados que precisasen los criterios científicos aplicables para determinar la existencia de propiedades de alteración endocrina". Pero no lo hizo, aunque "la Comisión tenía una obligación clara, precisa e incondicional".

"¿Una violación de la ley?", pregunta Stéphane Horel desde su *Intoxication*.[327] Ya en el subtítulo de este libro, la periodista francesa dejaba claro que este asunto, el de los perturbadores endocrinos, es "una batalla de influencia contra la salud". En este sentido, una fuente de la Comisión señaló que "en el fondo se está debatiendo un modelo de sociedad", porque, a su entender, "el mundo de la salud está sufriendo un tsunami". Se trata "de un problema político", reconoció esta misma fuente, y la Comisión Europea "tiene poca capacidad para actuar y lo que busca es un equilibrio".

Pero ¿por qué llegó tarde la propuesta de la Comisión sobre los disruptores hormonales? ¿Por qué se tarda tanto en regular unas sustancias químicas sintéticas que numerosos estudios científicos relacionan con problemas para la salud? El director de la D.G. de Salud y Seguridad Alimentaria de la Comisión, el tarraconense Xavier Prats Monné, me remitió a su jefa de Unidad de Comunicación, Roser Domènech Amadó, para responder a estas y otras preguntas. Tras

---

[326] Jurisprudencia del Tribunal de Justicia. T-521/14 Suecia/Comisión. Sentencia del Tribunal General (Sala Tercera) de 16 de diciembre de 2015. Reino de Suecia contra la Comisión Europea. InfoCuria (http://curia.europa.eu/juris/liste.jsf?language=es&td=ALL&num=T-521/14); Comunicado de prensa n° 145/15. Sentencia en el asunto T-521/14 Suecia/Comisión. Tribuna General de la Unión Europea. Luxemburgo, 16 de diciembre de 2015 (https://curia.europa.eu/jcms/upload/docs/application/pdf/2015-12/cp150145es.pdf).

[327] S. HOREL. *Intoxication. Perturbateurs endocriniens, lobbystes et eurocrates: une bataille d'influence contre la santé.* París: La Découverte, 2015.

reconocer que la Comisión había "llegado más tarde de lo previsto", el hecho de reunirse con todas las partes interesadas, "ONG, representantes de los estados miembros e industria, científicos y terceros países de forma periódica para evaluar todos los aspectos del problema" dio lugar a "largos e intensos procedimientos", por otro lado "necesarios para proteger la salud de los ciudadanos y proponer a los legislativos políticas basadas en evidencia y ciencia, no en intereses particulares".

EL PRIMERO A NIVEL MUNDIAL

Aquel histórico 15 de junio de 2016, con una temperatura mínima de 10 grados y una máxima de 18 en Bruselas, Europa asumía el papel de líder en la regulación de los alteradores hormonales. Ese día, el presidente de la Comisión, Jean-Claude Juncker, se sentía satisfecho de poder presentar "criterios estrictos" basados en "pruebas científicas, que hacen que el sistema reglamentario de la UE sea el primero a nivel mundial en definir tales criterios científicos en la legislación".[328]

Además del contexto científico y reglamentario, el paquete para identificar los alteradores hormonales en los productos de los plaguicidas/fitosanitarios —cualquier pesticida destinado a ahuyentar o eliminar las plagas— y de los biocidas —eliminan organismos considerados nocivos, un ejemplo pueden ser los desinfectantes de los hospitales— también incluía "un informe de evaluación de impacto".

Esa evaluación de impacto, que valora las posibles consecuencias sociales y económicas a raíz de esta regulación, era el motivo por el que la Comisión, presionada por la industria, había presentado tarde sus propuestas, denunció Horel en su libro:[329] "[...] con la evaluación de impacto el proceso sería demorado en la práctica durante un período de tiempo indefinido independientemente del plazo legal

---

[328] "La Comisión presenta criterios científicos para identificar los alteradores endocrinos en los ámbitos de los plaguicidas y los biocidas". Comisión Europea. Comunicado de prensa. Bruselas, 15 junio 2016.

[329] S. HOREL. *Intoxication. Perturbateurs endocriniens, lobbystes et eurocrates: une bataille d'influence contre la santé*. París: La Découverte, 2015.

[...] La industria había logrado ganar el tiempo que necesitaba para socavar los criterios y para aprovechar la dinámica desreguladora de 'libre comercio' que le brindaban las negociaciones entre la UE y EEUU", se puede leer en *Un asunto tóxico*, resumen en castellano de *Intoxication*.[330]

La nota de prensa de la Comisión Europea de aquel 15 de junio de 2016 también destacaba que los criterios científicos aprobados por la Comisión se basan "en la definición de *perturbador endocrino* de la Organización Mundial de la Salud, sobre la que existe un amplio consenso". Para ser exactos, en la definición del Programa Internacional de Seguridad de las Sustancias Químicas, que incluye varios organismos de las Naciones Unidas, entre ellos la OMS.

Pero en esta definición, como se explica en la Comunicación de la Comisión al Parlamento Europeo y el Consejo, se introdujo "un segundo elemento", el concepto *modo de acción*, es decir, se exige conocer de qué forma actúa en el sistema endocrino para dar lugar a un efecto adverso en la salud humana.[331] La "novedad en esta definición fue la introducción de un segundo elemento [...] el concepto el modo de acción, el modo en que la sustancia química ejerce un impacto". Este concepto de "modo de acción endocrino" se debe "considerar a la hora de determinar qué es un alterador hormonal", se puede leer en el apartado "¿Qué es un alterador endocrino?". La introducción de este "nuevo concepto" generaría controversia durante la rueda de prensa de aquel 15 de junio.

Sobre otro tema peliagudo, si se pueden establecer o no niveles de seguridad en sustancias disruptoras, dada la complejidad del sistema endocrino, el comunicado de doce páginas de la Comisión dejaba claro que "la seguridad de una sustancia química se determina habitualmente en función de un 'umbral de seguridad'". El umbral de

---

[330] S. HOREL. *Un asunto tóxico. Cómo el lobby de la industria química bloqueó la adopción de medidas contra los disruptores endocrinos.* París/Bruselas: Corporate Europe Observatory, mayo 2015.

[331] "Comunicación de la Comisión al Parlamento Europeo y al Consejo relativa a los alteradores endocrinos y los proyectos de actos de la Comisión por los que se establecen los criterios científicos para su determinación en el contexto de la legislación de la UE en materia de productos fitosanitarios y biocidas". COM (2016) 350 final. Bruselas, 15 junio 2016.

seguridad establece la dosis por debajo de la cual no cabe prever que se produzcan efectos adversos.[332] En consecuencia, la exposición a "dosis bajas" no tiene por qué ser perjudicial para la salud y el medio ambiente.

Quince años antes, los investigadores Jim V. Bridges y Olga Bridges, de la Universidad de Surrey, Reino Unido, habían advertido que "las hormonas esteroides estrogénicas (estrógenos) tienen un papel crucial en la regulación celular en todas las especies de vertebrados. Los niveles requeridos para producir tales cambios son muy bajos, alrededor de 0,1-1 pg/ml (picogramos por mililitro) de suero".[333]

"Algo a partir de nada", *Something from nothing*, concluye otro estudio científico del profesor Kortenkamp y su equipo.[334]

Y ¿qué hay sobre el "efecto cóctel"? "La decisión de si una sustancia es un disruptor endocrino siempre será una decisión caso por caso de cada sustancia particular", me especificó Domènech Amadó, de la D.G. de Salud.[335] El "efecto cóctel", el posible efecto por estar expuestos a varias sustancias químicas a la vez, no es contemplado por la Comisión, que dice estar comprometida en implementar los criterios en otros reglamentos, como en el de los cosméticos, en químicos que tienen un uso industrial y en la normativa de la calidad del agua.

¿UN LEÓN, UN PELIGRO?

Aquel día de junio de 2016, para entender qué significa regular los alteradores hormonales, la Comisión Europea echó mano de una analogía animal: "Un león es intrínsecamente un peligro, pero un león confinado de un modo seguro en un parque zoológico no es un riesgo, ya que no hay exposición." Todo esto viene a colación porque existen

---

[332] Comunicación de la Comisión al Parlamento Europeo y al Consejo. Apartado: "El debate sobre un umbral de seguridad para los alteradores endocrinos". Comisión Europea. Bruselas, 15 junio 2016.

[333] European Environment Agency. "Late lessons from early warnings: the precautionary principle 1896-2000". Capítulo: "Hormones as growth promoters: the precautionary principle or a political risk assessment?" Copenhague, 2001. Pag. 149.

[334] Environmental Science Technology. 'Something from "nothing" -Eighth weak estrogenic chemicals combined at concentrations below NOECs produce significant mixture effects'. Marzo 2002.

[335] Vía correo electrónico con la autora.

dos formas de regular las sustancias químicas, me explicaron varias fuentes: "en virtud del 'peligro', es decir, se tienen en cuenta las propiedades de la sustancia, independientemente del nivel de exposición de la sustancia, y en virtud del 'riesgo', que se calcula en función del nivel de exposición estimado".

En el contexto de los plaguicidas, la Agencia Europea de Seguridad Alimentaria, EFSA, encargada de proponer un límite seguro de exposición en los alimentos, ha apoyado el enfoque basado en función del riesgo. Para corroborar esta afirmación, el comunicado de la Comisión citó este texto de EFSA de 2013: "Por tanto, los alteradores endocrinos pueden tratarse como la mayoría de sustancias preocupantes para la salud humana y el medio ambiente, es decir, pueden ser sometidos a una evaluación del riesgo y no solo a una evaluación del peligro."[336]

La Comisión también recordaba que, desde el despliegue de la estrategia comunitaria de 1999 sobre los alteradores hormonales, la UE había apoyado "más de cincuenta proyectos multinacionales con una financiación superior a 150 millones de euros".[337]

Tras la presentación de esta primera propuesta regulatoria por parte de la Comisión, algunas ONG consiguieron reunir más de 467.000 firmas en su contra.[338] La razón esgrimida: aunque Suecia llevó a juicio a la Comisión en relación a los disruptores endocrinos "y ganó", hay "otros gobiernos que solo van a plantar cara al *lobby* químico si existe suficiente atención pública".

"Nos guste o no"

Para explicar a la comunidad periodística los detalles del proyecto de la Comisión sobre alteradores hormonales, comparecieron, aquel 15 de junio de 2006, el comisario de Salud y Seguridad Alimentaria, Vytenis Andriukaitis, y el vicepresidente de la Comisión Europea de

---

[336] Comunicación de la Comisión al Parlamento Europeo y al Consejo. Apartado: "Actualización de los motivos de posibles excepciones conforme a los conocimientos científicos y técnicos actuales". Comisión Europea. Bruselas, 15 junio 2016.

[337] Comunicación de la Comisión al Parlamento Europeo y al Consejo. Apartado: "Investigación". Comisión Europea. Bruselas, 15 junio 2016.

[338] "¡Firma en contra de los contaminantes hormonales!" (https://actions.sumofus. org/a/firma-en-contra-de-los-contaminantes-hormonales).

Fomento del Empleo, Crecimiento, Inversiones y Competitividad y exministro de Finlandia, Jyrki Katainen, además del portavoz de la Comisión, el griego Margaritis Schinas.

Aquí va un resumen:[339]

Andriukaitis: "Soy consciente del interés creciente y el posible impacto [...] Vivimos en un mundo donde las sustancias químicas se han convertido en algo cotidiano, nos guste o no [...] de ahí que nos compete proteger a los ciudadanos de la UE del impacto de estas sustancias cuando conllevan procesos adversos."

El comisario admitió que la Comisión Europea no había cumplido con su obligación legal de presentar a tiempo los criterios y reconoció que no había "resultado fácil ponerse de acuerdo con la manera de legislar [...] He oído a los científicos de las diferentes disciplinas. Creo que la discusión abierta alienta una declaración de consenso, firmada en la institución alemana para evaluación de riesgo por 23 científicos internacionales".

Antes de continuar con la rueda de prensa, toca hacer un inciso. Con "declaración de consenso", Andriukaitis se refería al documento "Scientific principles for the identification of endocrine disrupting chemicals. A consensus statement", fruto del debate entre 23 científicos internacionales reunidos en Berlín los días 11 y 12 de abril de 2016 organizado por German Federal Institute for Risk Assessment. Anne Glover, la consejera científica principal del expresidente de la Comisión José Manuel Durão Barroso, había actuado de moderadora.

Dicho documento, publicado en la revista *Archives of Toxicology*, me lo había enviado la jefa de la Unidad de Comunicación de la D.G. de Salud de la Comisión, Roser Domènech, y era uno de los archivos adjuntos que respondían a mi pregunta: "¿Qué estudios científicos han sido decisivos en la elaboración de los criterios presentados por la Comisión —junio de 2016— para identificar los llamados *disruptores endocrinos*?"

---

[339] Durante un tiempo, el vídeo de esta rueda de prensa estuvo colgado en el web de la Comisión.

La lista enviada por Domènech empezaba con la "declaración de consenso" a la que había hecho referencia Andriukaitis y seguía con estos otros informes, en este orden:

– "Identification/Characterisation of EDs: scientific criteria and test methods". European Food Safety Authority (EFSA).[340]
– "Endocrine Disruptor Expert Group". European Chemicals Agency (ECHA).[341]
  – *Memorandum on Endocrine Disruptors.* Scientific Committee on Consumer Safety (SCCS) Opinion 2014.[342]
  – *Joint Research Centre (JRC) Annual Report 2013.*[343]
– La resolución del Parlamento Europeo en la protección de la salud pública frente a los disruptores endocrinos[344] en la que, entre otras peticiones, pide a la Comisión, en el punto 22, "tomar todas las medidas necesarias para reducir la exposición de la población de la UE y del medio ambiente a los alteradores endocrinos", que, en su opinión, y tal como se señala en el punto 23, "deben ser considerados sustancias extremadamente preocupantes".

–El informe de la Agencia Europea de Medio Ambiente (EEA), de mayo de 2012,[345] en el que, entre otras señales de alarma, menciona problemas de reproducción "que han cambiado en consonancia con el aumento de la industria química".

– *State of the science of endocrine disrupting chemicals 2012.* El informe de la Organización Mundial de la Salud y el Programa de

---

[340] Marzo 2013 (http://www.efsa.europa.eu/en/efsajournal/pub/3132).

[341] https://echa.europa.eu/es/endocrine-disruptor-expert-group

[342] 16 diciembre 2014 (https://ec.europa.eu/health/sites/health/files/scientific_committees/consumer_safety/docs/sccs_s_009.pdf).

[343] *Report of the Endocrine Disrupters Expert Advisory Group.* European Commission (http://publications.jrc.ec.europa.eu/repository/bitstream/JRC79981/lbna25919enn.pdf).

[344] Estrasburgo: Parlamento Europeo, 14 de marzo 2013 (http://www.europarl.europa.eu/sides/getDoc.do?pubRef=-//EP//TEXT+TA+P7-TA-2013-0091+0+DOC+XML+V0//EN).

[345] *The impacts of endocrine disrupters on wildlife, people and their environments. The Weybridge+15 (1996-2011) report.* EEA.

Medio Ambiente de las Naciones Unidas, que se refería a los disruptores endocrinos como "la punta del iceberg".[346]

– El informe Kortenkamp, de diciembre de 2011.[347] Como se ha dicho anteriormente, el famoso informe liderado por el investigador Andreas Kortenkamp es una larga revisión científica sobre los alteradores hormonales, bajo los auspicios de la D.G. de Medio Ambiente de la Comisión Europea, que, según la investigación de la periodista Stéphane Horel, desencadenó que la industria química se pusiera "en pie de guerra".[348]

– Y la Organisation for Economic Co-operation and Development (OECD) sobre disruptores endocrinos.[349] Los orígenes de la OECD u Organización para la Cooperación y el Desarrollo Económicos hay que buscarlos en 1961. Con sede en París, hoy en día está formada por 35 países de todo el mundo. En el apartado "What we do and how" leo que lo suyo es "ayudar a los gobiernos a fomentar la prosperidad y luchar contra la pobreza a través del crecimiento económico y la estabilidad financiera". Según su web, su presupuesto, procedente de sus estados miembros, es de unos 370 millones de euros.

Tras este inciso, seguimos con la rueda de prensa de aquel 15 de junio de 2016, un día muy importante para todos los agentes vinculados o interesados de una forma u otra con la regulación de los perturbadores hormonales. Retomamos a Andriukaitis, el comisario de Salud y Seguridad Alimentaria: "Ese consenso permite excluir la opción de 'potencia', porque se ha concluido que no era la respuesta adecuada para definir a estos perturbadores. La opción para incluir las categorías, basadas en diferentes fuerzas probatorias para cumplir la definición de la OMS, tampoco se ha retenido. Unas categorías que solo generarían inseguridad jurídica."

---

[346] OMS-PNUMA (https://www.eea.europa.eu/publications/the-impacts-of-endocrine-disrupters).

[347] *State of the art assessment of endocrine disrupters. Final Report* (http://ec.europa.eu/environment/chemicals/endocrine/pdf/sota_edc_final_report.pdf).

[348] S. Horel. *Un asunto tóxico*. Apartado: "Resumen ejecutivo". CEO, mayo 2015; S. Horel. *Intoxication*. París: La Découverte, 2015.

[349] http://www.oecd.org/env/ehs/testing/oecdworkrelatedtoendocrinedisrupters.htm

"Conforme a estos dos reglamentos" —se refiere al reglamento de biocidas y al de fitosanitarios/plaguicidas— "las sustancias que se identifiquen como perturbadoras endocrinas quedan prohibidas, a no ser que se apliquen unas restricciones muy estrictas [...] La pelota está en el campo de los estados miembros y del Parlamento", concluyó el comisario. A partir de ese momento, el Consejo y la Eurocámara tenían que aprobar el texto salido de la Comisión.

El vicepresidente, Jyrki Katainen, destacó que la propuesta presentada por la Comisión definía "el alcance de lo que es relevante".

UNA PREGUNTA POLÍTICA

Acabada la exposición de los políticos, se cedió el turno a los periodistas. El portavoz de la Comisión, Margaritis Schinas, de alguna manera el encargado de justificar todo lo que se había dicho, repartió el turno de palabra.

El periodista del diario *Politico*, medio importante en la "burbuja de Bruselas", se refirió a la "evaluación de impacto". "¿Qué ganancias tiene para la sociedad la propuesta de la Comisión?", una pregunta nada incómoda para Andriukaitis y que le sirvió para constatar que los motivos económicos "no han sido el motivo principal" en la evaluación de impacto.

Cuando le llegó el turno a Stéphane Horel, que se presentó por *Le Monde*, disparó sin contemplaciones: "Según el comunicado" —el de la Comisión—, "la definición de la OMS indica que un perturbador endocrino tiene que demostrar que tiene un efecto adverso en la salud. Esa no es la definición de la OMS, esto es un nuevo elemento que introduce la Comisión [...] Y es una decisión sin precedentes. ¿Cómo se justifica?"

Con esta pregunta, Horel se refería al concepto introducido por la Comisión, "modo de acción", es decir, tener que probar que determinada sustancia tiene un efecto adverso sobre la salud, que no está incluido en la definición de los perturbadores hormonales de la OMS de 2002.[350]

---

[350] "Sustancias o mezclas exógenas (que se generan o se forman en el exterior) que alteran una o varias funciones del sistema endocrino y, por tanto, tienen efectos adversos para la salud en un organismo intacto, su progenie o partes de su población."

El comisario Andriukaitis, mientras se ajustaba el auricular de la oreja, le pidió a Horel que repitiera la pregunta, que no la había entendido...

Horel: "Decía que, en el comunicado, ustedes dicen que la definición de la OMS exige que exista un efecto adverso en la salud humana, pero no es eso lo que dice la OMS. No hay que demostrar el efecto adverso en la salud humana. Y si esto se exige ahora, va a ser la primera vez que un reglamento exige este nivel tan exigente de prueba. ¿Cómo se justifica?"

Andriukaitis: "Si he entendido bien su pregunta, efectivamente, la Unión Europea está siendo pionera con esta reglamentación sobre los disruptores endocrinos. Pero hemos tenido bien presente la definición de la OMS, que define exactamente lo que es un perturbador endocrino, y lo que hemos querido es establecer una metodología científica común. La protección de la salud humana es algo fundamental para la Comisión y queremos hablar de todo lo que tiene que ver con la seguridad."

Llegados a este punto, el portavoz de la Comisión decidió intervenir: "Quisiera recordarles que después vamos a tener un *briefing* técnico, las cuestiones técnicas se pueden dejar para después. Vamos a ver si hay preguntas por parte de otros colegas."

Entonces se cedió el turno a otro periodista, que planteó una cuestión "más amable": "¿Cómo podemos garantizar que se mantiene ese enfoque basado en la ciencia?"

Andriukaitis: "[...] Por supuesto, en algunos estados miembros habrá opiniones diferentes, pero mi opinión es que el enfoque basado en la ciencia es lo que impera en la UE."

Otro informador británico: "Esto de los disruptores endocrinos es una larga historia. Me gustaría saber si los dos comisarios están de acuerdo con lo que ha dicho Donald Tusk" —en aquel momento presidente del Consejo Europeo— "sobre el hecho de si el Reino Unido sale de la UE" —el referéndum por el Brexit se celebraba pocos días después, el 23 de junio— "será el final de la civilización occidental."

Andriukaitis sonrió y no le respondió, porque en aquella rueda de prensa no tocaba hablar del Brexit. Sí, aquel día, finalmente, aunque con dos años y cinco meses de retraso, lo que supuso que Suecia llevara a la Comisión a juicio, y tras sonadas desavenencias científicas, iba de saboteadores hormonales, a pesar de no interesar a aquel periodista británico.

Otra corresponsal, sentada al lado de Stéphane Horel, quiso retomar la cuestión planteada por su colega francesa. Empezó a formularla, pero parece ser que no la veían. Levantó la mano, sonrió, "estoy aquí", señaló. Y volvió a empezar: "En su definición dice que hay que estar seguros de que tenga una relación de causa-efecto para la salud humana. Leyendo esto, ¿van a servir de conejillos de Indias los humanos? Normalmente se suelen mirar los efectos en animales, si se ha demostrado que hay una causa-efecto en la salud humana de forma clara. Porque precisamente ese es el problema que presentan estos productos."

Andriukaitis: "Yo quiero dejarlo muy claro, la ciencia está de acuerdo en que hay que utilizar todas las posibilidades metodológicas para evaluar los efectos en la salud humana [...] Tenemos la posibilidad de actuar rápidamente si surge algo nuevo [...] Tenemos el principio de precaución, que nos impone reaccionar de inmediato si surge algo nuevo [...] En fin, esto es más bien una cuestión técnica, cómo gestionar los diferentes ámbitos de evaluación."

Portavoz Margaritis Schinas: "¿Alguien que no haya hablado todavía? *Please*."

Periodista: "[...] ¿Están seguros de que esta nueva definición va a resultar más segura y va a proteger mejor en relación con los criterios provisionales?"

Comisario Andriukaitis: "Sí, nuestra propuesta demuestra claramente que nuestros criterios van a permitir una alta protección en la salud [...] De todas formas, queremos intervenir rápidamente, por eso pedimos a los estados miembros y al Parlamento que actúen con rapidez."

Otra corresponsal: "Tengo una pregunta política, porque me hago cargo de que las preguntas técnicas vendrán después [...] En el Parlamento se oye que la Comisión se salta sus competencias cambiando en un acto de ejecución algo acordado en la legislación de base."

La periodista se refería a las quejas de algunos europarlamentarios de que la Comisión, de forma unilateral, estaba alterando el acuerdo adoptado entre el Consejo, el Parlamento y la Comisión porque había hecho alguna modificación del texto legal del Reglamento de plaguicidas, concretamente se había pasado de disruptores endocrinos "que pueden causar efectos adversos" —y aquí se incluyen sustancias "conocidas" y "potenciales"— a disruptores endocrinos "que se sabe que causan efectos adversos". Excluir la expresión "que pueden causar efectos adversos" podría llevar, según algunas voces del Parlamento, a que se prohibiesen muy pocos pesticidas con efectos disruptores. Excluir la expresión "que pueden causar" va en contra del principio de precaución, de cautela.

Comisario Andriukaitis: "Nosotros no actuamos en contra de la legislación […] Los criterios no se aplican únicamente a los productos biocidas y fitosanitarios, se aplica a todos los disruptores endocrinos. Como sabrá, tenemos muchas normativas diferentes que regulan diferentes sustancias químicas, sobre cosméticos, normativa de aguas […] Pero los criterios tienen que ser los mismos. Y para estas dos legislaciones, en ambos casos, exige, si es un disruptor endocrino, que esa sustancia quede prohibida de inmediato. Tenemos que seguir un enfoque integral, completo, hay que barajar los mismos elementos de riesgo porque la declaración consensuada es que hay que seguir un enfoque científico. Y hemos hecho nuestro trabajo."

Otro corresponsal: "Señor comisario, quisiera repetir otra vez la pregunta que se ha hecho en dos ocasiones: ¿Por qué han cambiado la definición? ¿Por qué ahora se habla de riesgo para el ser humano? Porque yo creo que esta es la cuestión clave. No creo que sea una cuestión técnica, no, es una cuestión política, porque es su —y remarcó bien el *su*— responsabilidad. Porque si dice que los criterios se refieren exclusivamente a las sustancias que suponen un riesgo para la salud humana se están excluyendo muchas otras sustancias que son riesgo para los animales y probablemente también para el ser humano […] Y yo creo que esto no es una cuestión técnica."

Comisario Andriukaitis: "Hablar de salud y medio ambiente por supuesto que es algo fundamental, y si queremos regular las sustancias que intervienen en la salud humana también habrá que tener en cuenta el medio ambiente y la salud animal, porque todo está relacionado."

Y Margaritis cedió el turno a otro periodista.

"Regalo para la industria química"

A partir de la propuesta de la Comisión, la eurodiputada francesa Michèle Rivasi, del grupo de Los Verdes, que lleva años advirtiendo sobre los peligros de los disruptores endocrinos, reaccionó diciendo que este organismo europeo —al pedir poder identificar el modo de acción y los efectos sobre un organismo de una sustancia para poderla caracterizar como disruptor endocrino— entraba "en contradicción con la definición de la OMS, que solo tiene en cuenta el daño [...] y no el modo de acción".[351] A modo de ejemplo, la eurodiputada citó los PCB, los bifenilos policlorados o policlorobifenilos, porque según la OMS "se han demostrado efectos indeseables de esta sustancia en el sistema reproductor de los mamíferos", aunque se desconozca "el modo de acción de esta sustancia que conduce a estos efectos indeseados". Rivesi se refirió a "regalo para la industria química". Un texto, el de la Comisión, que además incumple, en su opinión, el principio de precaución al no incluir las sustancias sospechosas de atacar el sistema hormonal.

El 21 de junio de 2016, una semana después de la rueda de prensa, medio centenar de ONG de la salud y del medio ambiente españolas solicitaron por carta a los entonces ministros de Sanidad, Alfonso Alonso, y de Agricultura y Medio Ambiente, Isabel García Tejerina, que España se posicionara en contra de los criterios de identificación presentados por la Comisión.[352] Apoyaban esta petición porque "más de un millar de estudios han vinculado la exposición a disruptores endocrinos con graves problemas de salud". Recordaban que la OMS advierte que "nos encontramos ante un riesgo global para la población y el medio ambiente". Criticaban el elevado nivel de demostración "sin precedentes" que se requiere para que una sustancia sea identificada como disruptor endocrino y pedían que se defendiera la "tercera opción" de la hoja de ruta propuesta por la Comisión Europea[353] (en la definición de la OMS se incluyen las categorías de disruptores confirmados, disruptores sospechosos y disruptores po-

---

[351] "Perturbateurs endocriniens: La Commission Européenne toujours isolée". Blog Michèle Rivasi, 28 febrero 2017.

[352] "Más de 50 organizaciones piden al Gobierno que rechace la propuesta de definición de contaminantes hormonales de la Comisión". Blog Libres de Contaminantes Hormonales.

[353] Tercera opción de la hoja de ruta: aplicar la definición de la OMS y categorías basadas en la evidencia. A la definición se le añaden las categorías de disruptores confirmados, disruptores sospechosos y disruptores potenciales.

tenciales). Dolores Romano, de Ecologistas en Acción, firmaba la carta en nombre de las organizaciones.

Otro pequeño inciso. García Tejerina, antes de acceder a su puesto en el Ministerio de Agricultura, venía del sector de los fertilizantes, reveló eldiario.es en febrero de 2018.[354] En 2012 "era una alta directiva de la empresa Fertiberia, principal productora de fertilizantes de España y perteneciente al grupo Villar Mir". Esta publicación venía a cuento porque en aquel momento se estaba hablando en Europa de rebajar los límites tóxicos permitidos en los fertilizantes agrícolas. El gobierno español, según esta información, se oponía a esta rebaja, concretamente en los límites de cadmio, porque no la veían necesaria. Un argumento "casi idéntico al de la patronal de fabricantes españoles". La Comisión Europea, en cambio, considera el cadmio "especialmente tóxico para el riñón", compuesto clasificado "como cancerígeno para los humanos".

Después de este inciso, seguimos. En el informe de Ecologistas en Acción "Directo a tus hormonas",[355] Romano, una de sus dos autoras, reclamaba "aplicar cuanto antes la prohibición a sustancias con capacidad de alterar el sistema endocrino establecida en el Reglamento 1107/2009 de plaguicidas". A su entender, con la propuesta inicial presentada por la Comisión "muy pocos plaguicidas se considerarán disruptores endocrinos". Al mismo tiempo, criticaba la pretensión de la Comisión de "modificar el Reglamento de plaguicidas".

"Es un gran éxito"

La primera propuesta de la Comisión presentada aquel 15 de junio no consiguió la mayoría cualificada —requiere el voto favorable del 55% de los estados miembros, que representen al menos el 65% de la población de la UE—[356] necesaria para tirarla adelante. Ni la segunda, ni la tercera, ni la cuarta propuesta, presentada a finales de febrero de 2017.

---

[354] Sergi PITARCH."La ministra Tejerina, exdirectiva de la industria agroquímica, frena en Europa una bajada de tóxicos en los fertilizantes". eldiario.es, 18 febrero 2018.

[355] Kristiñe GARCÍA y Dolores ROMANO. "Directo a tus hormonas. Guía de alimentos disruptores". Apartado 4. Ecologistas en Acción.

[356] Consejo Europeo. "Sistema de votación".

Hasta que llegó el 4 de julio de 2017. Ese día, con un cielo de nubes cambiantes, habitual en Bruselas, representantes del Comité Permanente de Plantas, Animales, Alimentos y Piensos aprobaron, esta vez sí, por una mayoría cualificada, el borrador de propuesta sobre los criterios de definición de los alteradores hormonales que la Comisión había presentado por primera vez un año antes.[357] La propuesta de la Comisión había sido levemente modificada en los últimos meses para buscar el apoyo de los representantes de los estados miembros. Era un paso muy importante para la regulación de los polémicos perturbadores hormonales.

Tras un año de discusiones, el comisario de Salud y Seguridad Alimentaria, Vytenis Andriukaitis, que durante sus primeros seis años de vida residió en un gulag, en Siberia, se mostraba feliz. "Es un gran éxito", remarcó, "para avanzar en la dirección del primer sistema regulador en el mundo de los disruptores endocrinos."[358]

En la nota de prensa de ese día, se especificó que estas acciones "para proteger la salud y el medio ambiente" irán más allá de los plaguicidas y biocidas y se irán implantando también en juguetes, cosméticos y envases de alimentos. Señaló, además, que se destinaría una inversión de unos 50 millones de euros en nuevos proyectos de investigación sobre perturbadores hormonales en 2018, en el marco de Horizon 2020.[359] Paralelamente, las agencias europeas ECHA y EFSA ya estaban preparando una guía sobre alteradores hormonales.

A finales de 2017, Andriukaitis reconoció en una entrevista que "había habido mucha controversia" a la hora de realizar una lista de compuestos químicos sintéticos y, aunque Los Verdes habían solicitado incluir en esa lista los considerados como "posibles", afirmó que "sin pruebas que sean nocivos es imposible aplicarles una regulación". Así que se optó "por una lista abierta" en la que se introducirían las sustancias químicas una vez comprobada su capacidad

---

[357] Comisión Europea (https://ec.europa.eu/health/sites/health/files/endocrine_disruptors/docs/2016_pppcriteria_en.pdf).

[358] "Endocrine disruptors: major step towards protecting citizens and environment". Comisión Europea. Bruselas, 4 julio 2017.

[359] Comisión Europea. "What is Horizon 2020?".

de alterar el sistema hormonal. El comisario quiso puntualizar que hay muchos disruptores endocrinos y citó el café como ejemplo de disruptor natural.[360]

FRANCIA CAPITULA

A principios de 2018, cuando ya no se esperaban cambios importantes, la histórica Endocrine Society hizo un llamamiento a EFSA y a ECHA para que mejorasen la guía que tenía que identificar estos químicos disruptores endocrinos.[361]

Endocrine Society mostraba así su preocupación sobre sustancias disruptoras que pueden presentar un riesgo para la salud pública, al mismo tiempo que pedía más claridad "en situaciones en las que las agencias pueden no tener suficiente información para evaluar un químico". Al final de la nota, se reseñaba que "los endocrinólogos son fundamentales para resolver los problemas de salud más apremiantes de nuestro tiempo, desde la diabetes y la obesidad hasta la infertilidad, la salud ósea y los cánceres relacionados con las hormonas".

Suecia y Dinamarca, y también la República Checa, habían votado en contra de los criterios de la Comisión,[362] mientras que Francia, para sorpresa de muchos, cambió de bando a última hora. "Había capitulado", recogía un titular de *Le Monde*: "Sur les perturbateurs endocriniens, la France a capitulé, totalement et complètement".[363] En un texto que destilaba tristeza y decepción, también dureza, el periodista Stéphane Foucart destacó que Francia había abandonado a Suecia y Dinamarca, países con los que había luchado para conseguir un nivel de precaución en materia de salud y medio ambiente. "Olvidemos por un instante la salud y el medio ambiente. Porque ante todo se trata de democracia", zanjó Foucart. Francia, votando lo que había votado, "no había conseguido un nuevo progreso". El

---

[360] Esther HERRERA. "Entrevista a Vytenis Andriukaitis, comissari europeu de Salut i Seguretat Alimentària". *Món Empresarial*, 22 diciembre 2017.

[361] "Endocrine Society calls for improved guidance to identify endocrine-disrupting chemicals". Endocrine Society, 1 febrero 2018.

[362] Marie ESTIER. "Hulot a cédé sur les perturbateurs endocriniens". *Reporterre*, 5 julio 2017.

[363] Stéphane FOUCART. *Le Monde*, 10 julio 2017.

texto aprobado el 4 de julio "ya estaba en la versión de mediados de mayo", y daba a entender que hacía tiempo que se sabía que el texto en cuestión iba a ser aprobado.

La noticia también incluía las palabras del ministro de Transición Ecológica y Solidaria, Nicolas Hulot, que abogaba por retirar de forma unilateral algunos químicos con efectos disruptores hormonales. "Pero, ¿quién puede creer que un gobierno saboteará la competitividad de su agricultura al prohibir el uso de docenas de pesticidas autorizados en otras partes de Europa?", preguntó. "Esto no es serio", remató el reconocido ecologista, que meses después presentó su dimisión por sorpresa y con duros reproches a Emmanuel Macron por su falta de compromiso con el medio ambiente.[364]

Tras la luz verde de la Comisión, el texto aprobado fue enviado al Consejo y al Parlamento para que lo examinaran.[365]

Pero, para todos aquellos agentes que habían batallado durante años para conseguir criterios estrictos de los disruptores endocrinos, la partida ya estaba prácticamente perdida. La primera regulación de estas sustancias químicas sería aprobada meses después.[366] Eran conscientes de que la lista de químicos disruptores sería corta, demasiado, al mismo tiempo que los esfuerzos y los estudios científicos por conseguir una lista más amplia tenían que continuar.

Meses después, en abril de 2019, la Eurocámara desmontaría el marco de la Unión para los alteradores hormonales porque, entre otras consideraciones, "no es adecuado para tratar la amenaza para la salud humana y el medio ambiente",[367] ya que plantea "una preocupación equivalente a las sustancias clasificadas como carcinógenas". Y, entre sus peticiones, "una definición horizontal para los alteradores endocrinos, basada en la definición de la OMS, a más tardar en junio de 2020". Pero ya se sabe que el Parlamento tiene sus límites y sus iniciativas no son vinculantes.

---

[364] Marc BASSETS. "El ministro estrella de Francia dimite por sorpresa en la radio sin avisar a Macron". *El País*, 29 agosto 2018.

[365] Comisión Europea. "Endocrine Disrupters. Frequently Asked Questions".

[366] Reglamento 2018/605, 19 abril 2018.

[367] Parlamento Europeo. Propuesta de Resolución B8-0241/2019, 15 abril 2019.

Dos conferencias, dos visiones

El Parlamento, la representación de los ciudadanos y ciudadanas europeos, fue testigo de la polarización en torno a esta histórica regulación acogiendo dos conferencias sobre alteradores hormonales semanas después de la primera propuesta presentada por la Comisión en junio de 2016.

El 28 de septiembre de 2016, me acomodé en una sala de pequeñas dimensiones de la Eurocámara donde se había convocado una charla sobre alteradores hormonales organizada por el eurodiputado checo Pavel Poc, del Grupo de Alianza Progresista de Socialistas y Demócratas, y la ONG PAN Europe, Pesticide Action Network. Según el correo electrónico que Poc había enviado a sus "dear colleagues", la invitación podía extenderse a personas interesadas en la materia de fuera del Parlamento, como era mi caso.

PAN, fundada en 1982, está formada por 600 asociaciones, repartidas en unos sesenta países, que trabajan para "minimizar los efectos negativos de los pesticidas peligrosos y reemplazarlos por alternativas ecológicas y socialmente justas", asegura su web.[368] Los proyectos son coordinados por cinco centros autónomos. Representando a PAN Europe, con sede en Bruselas, habló la toxicóloga ambiental Angeliki Lyssimachou, especialista en disrupción hormonal. No era la primera vez que PAN organizaba una convocatoria sobre este tema. Dos años antes, el 30 de junio de 2015, junto con la eurodiputada italiana socialista Nicola Caputo, había presentado "Endocrine disrupting chemicals and future generations: time for the EU to take action", que había reunido a diferentes investigadores, como el profesor Åke Bergman, uno de los autores del informe *State of the science of Endocrine chemicals 2012*, de la OMS-PNUMA.

PAN, en uno de sus últimos análisis a partir del acceso público a documentos de la UE, había alertado de que "un tercio de la fruta europea contiene 27 pesticidas disruptores endocrinos potencialmente dañinos", a partir de una monitorización realizada en 2015.[369]

---

[368] http://www.pan-europe.info

[369] "Endocrine disrupting pesticides. The hidden ingredients of your fruit salad". PAN-Europe, 3 octubre 2017 (http://www.pan-europe.info/press-releases/2017/10/endocrine-disrupting-pesticides-hidden-ingredients-your-fruit-salad).

En la conferencia de septiembre de 2016, también fueron invitados el científico Jean-Pierre Bourguignon, de la Universidad de Lieja, miembro de la Endocrine Society, que lleva años estudiando la exposición al bisfenol A y otras sustancias químicas,[370] dos representantes de Suecia y el activista y abogado Vitto Buonsante, de la ONG Client Earth, quien señaló que la Comisión había excedido su poder al cambiar elementos esenciales de la regulación.

La idea de la conferencia "The European Commission proposal for criteria on endocrine disrupters" era manifestar interrogantes sobre la propuesta de la Comisión lanzada tres meses antes porque a su entender los niveles de protección que establecía no eran aceptables. Se habló de los estudios científicos basados en relevantes evidencias científicas, de no saber realmente cuál es el mecanismo que altera el modo endocrino pero sí los muchos riesgos a los que estamos expuestos los humanos por la exposición química. Que a base de "pequeñas dosis" también se corre un riesgo y que, ante posibles dudas, hay que adoptar el "principio de precaución", que, se recordó, no se contempla en la propuesta de la Comisión.

Entre los oyentes estaba el director general adjunto de la D.G. de Salud, el eslovaco Ladislav Miko. Una vez acabadas las presentaciones, Miko se dedicó a hacer una larguísima exposición. En algunos momentos hasta se mostró exaltado porque se habían dicho cosas que "no son verdad", "no hay que decir que hay cáncer porque no es así", porque "ahora ya hay una definición de lo que es un alterador endocrino y de lo que no lo es". Insistió en dejar claro que "nosotros estamos interesados en la salud de la gente. Vosotros habláis como si a nosotros no nos preocupara". Algunas de sus afirmaciones las finalizaba con un *ok*. El encargado de contestarle fue el profesor Bourguignon, que con tranquilidad pero con semblante serio le aseguró que "nuestra preocupación es el modo de acción".

De nuevo salía a relucir el "modo de acción", la obligación de demostrar qué sustancia química produce un determinado efecto adverso en la salud. Diferentes estudios científicos señalan que en el caso de los disruptores es difícil tener certezas, porque hay que cruzar varios datos, como las "dosis pequeñas", el hecho de que estamos expuestos

---

[370] http://www.gnrhnetwork.eu/hhn-bourguignon_jean-pierre.htm

a diferentes sustancias —el llamado *efecto cóctel*— y el tiempo de la exposición. Bourguignon manifestó que actualmente había unas 1.000 sustancias químicas con disfunción disruptora.

Unas semanas más tarde, el 19 de octubre, el parlamentario rumano Cristian-Silviu Busoi, del Partido Nacional Liberal, adscrito al Partido Popular Europeo, el grupo dominante en el Parlamento, convocó otra conferencia sobre disrupores hormonales que fue por otro derrotero. Su título: "How the European Parliament will address the endocrine disruptors and go beyond the plant protection products and biocidal products regulations?" La sesión tuvo lugar en una sala mucho más grande que la anterior y los conferenciantes eran más numerosos, nueve en total. La asistencia de público también fue mayor.

La primera parte de la sesión intentaba dar respuesta a la cuestión "¿Cómo evaluar las propuestas formuladas por la Comisión Europea para productos fitosanitarios y productos biocidas?". Entre los conferenciantes, el eurodiputado alemán Jens Gieseke y el profesor Helmut Greim, de la Universidad de Munich, con un enfoque diferente al del profesor Bourguignon,[371] que también fue invitado a esta segunda conferencia. En representación de Bayer Crop Science, el doctor Andy Adams.

En la página web de Bayer se destaca el lema "Science for a better life" acompañado de fotos que también encajarían bien como imágenes de una ONG ecologista.[372]

Ese año, 2016, se había anunciado la fusión entre este gigante farmacéutico alemán y la multinacional norteamericana Monsanto, líder en semillas modificadas genéticamente. Esa fusión, como la fusión de Syngenta-Chem China y Dow-Dupont, supondría un "desequilibrio de poder", así como "un impacto" en los precios de la agricultura que "podría ser devastador para pequeños y medianos agricultores", alertaba la carta que un grupo de eurodiputados del grupo Los Ver-

---

[371] "Comunicado: Conocidos científicos se preparan para cortar de raíz la embestida de la pseudociencia en la UE". Bruselas: Europa Press, 13 mayo 2016.

[372] Crop Science (https://www.bayer.com/en/crop-science-division.aspx).

des/Ale envió a la comisaria de Competencia, Margrethe Vestager.[373] Los eurodiputados advertían a la comisaria danesa que el hecho de que esas empresas agroquímicas gigantes gestionen al mismo tiempo químicos y semillas conduce a "un serio conflicto de interés". Para estas y otras afirmaciones, los eurodiputados se basaban en la alerta sobre pesticidas lanzada semanas antes por dos expertos de las Naciones Unidas que se expresaban en estos terminos: "son una preocupación global para los derechos humanos", al mismo tiempo que urgían a establecer un nuevo tratado para regular y eliminar el uso de los pesticidas más peligrosos en la agricultura.[374]

Durante la conferencia de octubre de 2016, el doctor Adams afirmó que "los actuales criterios provisionales no son científicos" y sugirió que se pusiera el foco en sustancias que generan una "preocupación genuina", como la cafeína y, si entendí bien, el colecalciferol, palabra que no había oído en mi vida, que parece ser que está relacionado con la densidad mineral ósea y puede deberse a una deficiencia de la vitamina D.

La segunda parte de la sesión exploró la pregunta "¿Cuál podría ser el próximo enfoque para las regulaciones como REACH y Productos Cosméticos?" En este punto intervinieron, entre otros, la europarlamentaria francesa del Partido Popular Europeo Françoise Grossetête y un representante de ECHA. Cuando le llegó el turno a la toxicóloga alemana especialista en endocrinología, la profesora Gisela Degen, sacó a colación los ingredientes de productos como los preservativos, las fragancias, los tónicos capilares... y la exposición a la genisteína, un químico natural relacionado con la soja de cuyos posibles beneficios para prevenir enfermedades como el cáncer hablan algunos expertos. Degen apostó por tratar los disruptores endocrinos como el resto de sustancias químicas preocupantes y por una evaluación de riesgos.

---

[373] "Enviamos una carta a Vestager expresando nuestra preocupación por la fusión entre Monsanto y Bayer". Blog Ernest Urtasun, 24 abril 2017 (https://www.ernesturtasun.eu/general/enviem-carta-vestaguer-expressant-nostra-preocupacio-davant-fusio-montsanto-bayer).

[374] "Pesticides are 'global human rights concerns', say UN experts urging new treaty". Ginebra: United Nations Human Rights, 7 marzo 2017.

En último lugar intervino el jefe de unidad de Productos Químicos de la D.G. de Medio Ambiente de la Comisión, Björn Hansen, que habló de legislación, implementación... A estas alturas, después de tanto cruce de información, datos, nombres extraños, afirmaciones, estudios, estimaciones..., me resultaba imposible concentrarme. No podía retener más información.

Porque justo cuando empezó a hablar el rubio Hansen mi mente se escapó hacia el Björn Hansen de la página 229 del libro *Intoxication*, de Stéphane Horel, cuando, recién llegado el conservador Jean-Claude Juncker a la presidencia de la Comisión Europea, la carpeta de los alteradores hormonales pasó de la D.G. de Medio Ambiente, donde trabaja Hansen, a la D.G. de Salud: "En la esquina, Björn Hansen y Peter Kroytar, que defendieron la regulación de los perturbadores endocrinos por el único superpoder de su integridad, de su concepción del interés general. ¿Es esta la recompensa que la Comisión Europea reserva a aquellos que resisten a la presión de los *lobbies* para proteger la salud pública?", se pregunta la periodista que también estuvo de oyente en esta segunda conferencia. A pesar de su aire de mujer despistada, Horel no perdió detalle de todo lo que allí se dijo. Unas filas más atrás, me pareció ver también a Ladislav Miko dispuesto a intervenir con su habitual locuacidad.

CAPÍTULO 6
"MUJERES REBELDES, A FUMAR"

A.E. me citó en un lugar bien conocido del barrio europeo, en la cafetería Exki de la Place Luxembourg, a pocos metros del Parlamento, el mismo lugar de tantas otras entrevistas. A.E., así quiere que la presente, es, me dice, consultora de política europea. Tampoco puedo mencionar para quién trabaja desde hace años.

En Bruselas hay muchos consultores trabajando directamente para las empresas. "Las consultorías son como los abogados. Tú puedes tener abogados *in house* —persona que trabaja para una empresa— o puedes contratar a un abogado para un tema determinado. Hay despachos que tienen estas dos opciones", especificó resuelta esta abogada que trabaja para una consultoría centrada en temas de salud. "Llevamos industria, dispositivos médicos, y por eso estoy interesada en disruptores endocrinos, farmacéuticas y también asociaciones de pacientes de distintas enfermedades y asociaciones profesionales [...] Lobbistas son las empresas pero también las asociaciones de pacientes, las asociaciones profesionales. Las ONG son grandes lobbistas, de las más activas [...] No nos denominamos lobbistas. Somos consultores, asesores de *public affairs* o *government affairs* [...] El *lobby* está muy demonizado y soy la primera que reconoce que hay errores, como en todos los sitios, pero también considero que el *lobby* es una forma de representación de todos los actores en todas las decisiones políticas [...] La Comisión es la primera que siempre pregunta a la industria, como también pregunta a los pacientes. Va a preguntar a todos los actores involucrados [...] El legislador está muy limitado porque tiene conocimientos de una cosa concreta y a veces le falla alguna perspectiva."

El hecho de no autocalificarse de *lobbistas* —me apuntó Belén Balanyá, socia fundadora de la ONG Observatorio Corporativo Europeo

(CEO en sus siglas en inglés)—[375] tal vez tiene que ver con que en los últimos 10-12 años "por fin" hay un debate en Bruselas sobre el *lobby* y los lobbistas, "aunque está lejos de traducirse en un cambio de normas sustantivo y en un cambio de cultura en Bruselas. Han salido a la luz muchos escándalos, muchas historias, y en la gran mayoría el *lobby* ha jugado claramente en contra del interés general y a favor de intereses comerciales de las empresas a las que sirven". CEO, bien conocida por los periodistas de Bruselas, lleva veinte años siguiendo el acceso privilegiado de grandes corporaciones a la hora de elaborar políticas europeas, es decir, promueve la transparencia en la política comunitaria.

Pero ¿de qué estamos hablando? En la página web del Parlamento se incluye esta definición: "Un *lobby* es una organización o grupo de interés que trata de influir en las decisiones políticas que se toman en la Unión Europea." Y en ese contexto cabe desde una multinacional hasta una ONG.

En 2011, la Eurocámara y la Comisión pusieron en marcha el primer Registro de Transparencia Común que sustituyó al creado por la Comisión en 2008. Se trata de una base de datos con información sobre las organizaciones que intentan influir en el proceso legislativo y en la aplicación de políticas de las instituciones de la UE.[376] La Eurocámara también especifica que "mientras que algunos consideran necesaria la existencia de estas organizaciones, considerando que forman parte esencial de un proceso democrático, otros las perciben como una oscura e ilegítima influencia sobre la política que favorece a los que disponen de más recursos para ejercerla". La Comisión, en cambio, "considera que el *lobbying* forma una parte legítima del sistema democrático", aunque puntualiza que "el público en general debe tener claro lo que aportan a las instituciones europeas, a quién representan, cuál es su misión y cómo se financian".

Y las cifras que enseñan, con fecha de 2008, son las siguientes: en Bruselas hay aproximadamente 15.000 lobbistas que trabajan para unos 2.500 grupos de presión. CEO, en cambio, estima en más de

---

[375] www.corporateeurope.org

[376] "Los *lobbies* de la UE, en el centro de las miradas". Parlamento Europeo (http://www.europarl.europa.eu/sides/getDoc.do?pubRef=-//EP//TEXT+IM-PRESS+20080414FCS26495+0+DOC+XML+V0//ES).

25.000 los lobbistas que se mueven hoy en día en el barrio europeo de Bruselas.[377]

La Universidad Ramon Llull de Barcelona ofrecía a sus alumnos la posibilidad de visitar Bruselas en marzo de 2017. Uno de los encuentros que organizaba en la capital europea llevaba por título *Lobbismo y transparencia en la Unión Europea*. En el apartado "Razones de una tradición abierta", se especificaba: "Las instituciones europeas funcionan con muy pocos recursos humanos en relación al presupuesto que gestionan —unas 34.000 personas para administrar 145.000 millones de euros al año— [...] La Comisión, por lo tanto, siempre ha utilizado las administraciones nacionales y comités de expertos y de la sociedad civil para hacer su trabajo." Una opinión compartida con muchas de las personas entrevistadas durante la elaboración de este capítulo.

A.E. me explicó que "en la Comisión, las reuniones son en sus despachos" —se refiere a los despachos de los eurócratas—. "Yo nunca me reúno a un nivel alto, eso lo hace mi jefe y son poco habituales. Mis reuniones son a nivel técnico [...] En la Comisión Europea hablamos sobre todo con la Dirección General de Salud y de Empleo [...] Primero haces una investigación, también en el Parlamento, para saber a quién le puede interesar tu tema [...] En la Comisión hay organigramas de cada Dirección General y miro qué unidades llevan el tema que me interesa. Voy a la unidad y si por lo que fuera no puedo contactar con la persona adecuada, recurro a la persona que está por encima, a ver si le interesa [...] En principio, desde la Comisión, te dicen 'vamos a publicar un *road map* —hoja de ruta—' y ahí ya te están dando una pista porque incluye consultas públicas aquí, aquí y aquí y eventos aquí, aquí y aquí. Entonces ya sabes que tienes que estar muy activo, respondiendo a las consultas de la Comisión y asistiendo a los eventos porque los eventos son para conseguir opiniones. También intentas conseguir reuniones con la Comisión [...] El *lobby* enmarca muchos tipos de actividades y, simplificando mucho, yo distinguiría tres clases. Uno tiene que ver con la parte legislativa que

---

[377] *Lobby Planet Brussels. The Corporate Europe Observatory guide to the murky world of EU lobbying*, junio 2017 (https://corporateeurope.org/sites/default/files/lp_brussels_report_v7-spreads-lo.pdf).

ahora, con la actual Comisión (la dirigida por Jean-Claude Juncker), está más parada. Antes" —se refería a antes de la llegada de Juncker y su equipo— "había muchas leyes en marcha. Así que esa parte del *lobby* está ahora más tranquila que antes. Hay otro tipo de *lobby* que no responde a algo que ya estaba en marcha, sino que intenta concienciar o colocar algo en la agenda europea. Es un *lobby* más 'proactivo', hacer que las cosas cambien, que 'reactivo', amoldarse a las cosas tal y como vienen. Y hay otro *lobby* que responde a iniciativas de la Comisión Europea. Por ejemplo, la Comisión está pensando en actualizar la legislación de la sangre, que pretende asegurar la calidad de la sangre de los donantes. Ahí hay otro hueco para el lobbista."

Y si el asunto que interesa está en el Parlamento, "intentas conseguir reuniones con eurodiputados [...] Les mandas un *e-mail*, les explicas que quieres hablar de un determinado tema. A veces hay que insistir porque reciben una burrada de correos cada día". Mientras A.E. hacía este comentario, recordé la charla mantenida con un asistente —así se les denomina— que, con cierta angustia, me dijo que su eurodiputado recibe alrededor de 300 correos electrónicos diarios. Buena parte del trabajo del asistente consiste en gestionar esta avalancha de correspondencia, atender, en la medida de lo posible, todas las peticiones, sugerencias, convocatorias, etc., vengan de donde vengan. Algunas de ellas reenviadas una y otra vez. "Son como muros de contención. Sin un buen asistente estás perdido. No puedes funcionar", me confesó un eurodiputado.

Después de enviar un primer mensaje electrónico a la persona adecuada, A.E. suele mandar un mensaje recordatorio por teléfono y si hay interés "nos reunimos y después de la reunión les envío un documento con lo que hemos tratado y siempre con referencias, porque antes de esa reunión hay un trabajo preparatorio. Hay expertos apoyando ese documento".

En el Parlamento, asegura A.E., "buena parte de las reuniones con el *lobby* tienen lugar en la cafetería Micky Mouse. Procuras buscar un terreno un poco neutral porque siempre es más fácil para las dos partes [...] Yo prefiero reunirme con la gente dentro" —se refiere dentro de las instituciones— "porque me parece más transparente y nos molesta mucho cuando se celebran reuniones fuera". A.E. reconoció que hay empresas que "tienen oficinas alquiladas alrededor de las instituciones y las utilizan para tratar algo de poca transparencia. Son reuniones que no quieren que se conozcan. Otras empresas tienen oficinas para organizar expresamente reuniones fuera de las instituciones".

El eurodiputado de Los Verdes por Equo/Primavera Europea durante 2017-2019 Florent Marcellesi me reconoció que el Parlamento también es permeable a los grupos de presión, pero hace una distinción: "Las grandes industrias con todos sus beneficios y capacidad para pagar bufetes de abogados tienen mucha más capacidad de presionar que un grupo de víctimas de los pesticidas."

En 2011, cuando se puso en marcha el primer Registro de Transparencia Común, algunos eurodiputados cayeron en el engaño que les tendió el diario británico *The Sunday Times* cuando unos periodistas se hicieron pasar por falsos lobbistas.[378] El objetivo de este falso grupo de presión que grabó con cámara oculta era modificar una directiva europea destinada a proteger a los consumidores europeos. Entre los "cazados", a los que se les ofrecieron 100.000 euros, el popular español Pablo Zalba. Los abogados de Zalba, según publicó EFE, indicaron "que él nunca dijo que estuviera dispuesto a aceptar la oferta de empleo del grupo y que presentó la enmienda porque le parecía una buena idea que mejoraría el borrador de la legislación y que no lo hacía por dinero". En mayo de 2014, Pablo Zalba volvió a ser elegido eurodiputado del Parlamento Europeo.

Planeta *lobby*

CEO cifra en aproximadamente 1.500 millones de euros el gasto anual en *lobby* ejercido sobre las instituciones europeas y organizaciones nacionales. Es uno de los muchos datos que se pueden consultar en la guía *Lobby Planet Brussels*, sobre los *lobbies* de Bruselas, actualizada en junio de 2017.[379] Esta guía muestra la cara menos conocida del corazón de Europa e incluye un mapa con la situación de las diferentes oficinas del *lobby* corporativo acompañado con material explicativo de quién es quién. *Lobby Planet 2017* señala la European Chemical Industry Coun-

---

[378] "Un eurodiputado del PP, 'pillado' por una cámara oculta de un *lobby* falso". *El País*, 27 marzo 2011.

[379] *Lobby Planet Brussels. The Corporate Europe Observatory guide to the murky world of EU lobbying*, junio 2017 (https://corporateurope.org/sites/default/files/lp_brussels_report_v7-spreads-lo.pdf).

cil, con 12.100.000 euros gastados, como el grupo que más invirtió en *lobby*. Un dato extraído, informa CEO, del Registro de Transparencia.

La versión "práctica" de la guía *Lobby Planet* es el Lobby Tour, también organizado por CEO, abierto a la clase política, periodistas y ciudadanía. En uno de esos recorridos coincidimos media docena de participantes, la mayoría periodistas, con tres guías de tres ONG distintas: Lora Verheecke de CEO, Max Bank de Lobby Control[380] y Fabian Flues de Friends of the Earth Europe.[381] El punto de encuentro fue la rotonda de la plaza Schuman, a escasos metros de la Comisión y el Consejo y del parque del Cincuentenario, que aquel día estaba impresionantemente hermoso vestido con sus mejores colores de otoño.

El *lobby tour* es como cualquier otro *tour* y, entre otras cosas, nos explicaron que la forma de trabajar de las grandes corporaciones "es un mecanismo que la sociedad civil no puede seguir [...] De hecho, el objetivo es cambiar las reglas en el futuro más que hacer grandes cambios en el presente". Los tres guías iban dosificando su información mientras pasábamos por delante de diferentes "puntos de atención", como, por ejemplo, el número 6 de Schuman, donde está City of London Corporation y Aquafed, The International Federation of Private Water Operators, que empujan para la privatización del agua. Al lado, en el número 9 de esa misma plaza, la European Smoking Tobacco Association. En 2012, el entonces comisario europeo de Salud, el maltés John Dalli, presentó la dimisión por sus probables vínculos con un fabricante maltés de tabaco que intentaba conseguir condiciones que le fueran favorables.[382]

En la Rue de la Loi, 227 está el *think tank* European Risk Forum, fundado por European Chemicals Industry Lobby (la asociación principal de la industria química), PlasticsEurope, BASF, Bayer, Dow, Syngenta, etc. "Desde tabaco hasta químicos disruptores hormonales, presionan para librarse de regulaciones molestas", señalan desde CEO.[383]

---

[380] www.lobbycontrol.de (solo en alemán).

[381] http://www.foeeurope.org

[382] "El comisario europeo de Sanidad, John Dalli, dimite tras una investigación de la oficina antifraude europea". *El País*, 16 octubre 2012.

[383] *Lobby Planet Brussels*. CEO, junio 2017.

En la Rue Archimède, 26 está el grupo alemán Volkswagen, uno de los grandes grupos de presión del sector del automóvil, y la idea que se lanzó fue que "la industria ha utilizado sus lazos cercanos con los responsables políticos para oponerse a una regulación estricta en el caso de las emisiones contaminantes". Esa, pensé, debe de ser la raíz del escándalo Dieselgate que saltó a la luz en 2015, el escándalo de los motores trucados para evitar los límites de las emisiones en los coches diésel vendidos entre 2008 y 2015.

Otra parada instructiva tuvo lugar en la avenida de Cortenbergh, 52, enfrente de la gran mezquita de Bruselas, en el parque del Cincuentenario, y donde tiene oficina la multinacional de químicos estadounidense Dow Chemical, que nuestros guías relacionaron con químicos, plásticos, agricultura, productos farmacéuticos, cosmética... Dow, nos explicaron, es la actual propietaria de la compañía química Union Carbide, que Greenpeace relaciona con el desastre químico de 1984 en Bhopal, la India, que mató a miles de personas.[384]

En 2017, Dow se fusionó con Dupont, otra empresa química estadounidense. Doce años antes, en 2005, la agencia de noticias Europa Press se hizo eco de la multa impuesta a Dupont, "más de trece millones para zanjar un litigio sobre el uso del teflón" con la Agencia de Protección Ambiental (EPA) de Estados Unidos. La multa tenía que ver con un elemento químico utilizado para elaborar el polímero teflón. Parece ser que la compañía no había calibrado los peligros relacionados con este químico.[385]

Cerca de Dow Chemical, en el número 168 de esta misma avenida, está la patronal europea BusinessEurope, que representa a grandes compañías de todas partes, como British American Tobacco, Facebook, Microsoft... De la potente BusinessEurope se pueden esperar "contactos cercanos y exclusivos con la Comisión", nos contaron. En ese mismo número se encuentra también la oficina de la asociación comercial European Services Forum, "que coordina los esfuerzos de sus miembros, como IBM, Deutsche Bank y Microsoft" y con un gran interés en todos los tratados comerciales, como el TTIP (Tratado Transatlántico de Comercio e Inversiones, entre EEUU y la UE) y el

---

[384] *Justicia para las personas y el planeta.* Greenpeace.
[385] Europa Press. "Resumen noticias". Madrid, 14 febrero 2005.

CETA (Acuerdo Económico y Comercio Global, entre la UE y Canadá), que "promueven la liberación de los servicios" y "podría limitar el acceso asequible a servicios esenciales en el terreno de la salud". Aquí trabaja, al menos hasta el cierre de este libro, Pascal Kerneis, uno de los protagonistas de un recomendable documental sobre el *lobby*, *The Brussels Business* ('Los negocios de Bruselas').

Aquel día, el Lobby Tour rondó por los alrededores de la Comisión y el Consejo, pero los guías nos dijeron que los grupos de presión también han instalado sus oficinas en las inmediaciones del Parlamento, como la potente European Federation of Pharmaceutical Industries and Associations, "que disfruta de un buen número de reuniones con la Comisión". O la química alemana Bayer, que en 2017 ultimaba detalles para concretar la fusión con el gigante norteamericano Monsanto que tendría lugar meses después. Bayer no solo son aspirinas, también se la relaciona, junto con la agroquímica suiza Syngenta, con los insecticidas neonicotinoides que están colapsando las colonias de abejas.[386]

Otro importante vecino de la Eurocámara, leo en *Lobby Planet*, es Goldman Sachs, "el banco que gobierna el mundo", tituló un diario español.[387] El poderoso banco de inversión, relacionado con la crisis de las hipotecas *subprime* de 2008, fichó en 2016 al portugués José Manuel Durão Barroso, presidente de la Comisión Europea entre 2004 y 2014, en lo que fue uno de los casos más polémicos de las llamadas *puertas giratorias*.

CEO hace una distinción entre el *lobby* de profesionales altamente remunerados que trabajan a largo plazo, siguiendo todo el proceso legislativo, y el activismo político de ciudadanos comprometidos, con mucha menos financiación. Una cuestión de dinero es la gran diferencia entre estos dos grandes grupos de presión, remarca la guía. Una idea apoyada por una investigación de la plataforma LobbyFacts.eu,

---

[386] "Attack of the bee killers". *Politico*, 23-29 marzo 2017; "Country-specific effects of neonicotinoid pesticides on honey bees and wild bees". *Science*, 30 junio 2017 (http://science.sciencemag.org/content/356/6345/1393); Damian CARRINGTON. "Pesticide manufacturers own tests reveal serious harm to honeybees". *The Guardian*, 22 septiembre 2016.

[387] Amanda MARS. "Goldman Sachs, el banco que gobierna el mundo". *El País*, 5 febrero 2017.

web lanzada por CEO y la ONG alemana LobbyControl, a partir de los datos obtenidos por el Registro de Transparencia de la UE, que dejaba al descubierto que los grupos de presión corporativos están mucho más representados en el Parlamento, un 60% más, que la sociedad civil, ONG y sindicatos.[388]

Días después del *tour*, me reuní con Lora Verheecke, de CEO, en su oficina para mantener una entrevista mucho más relajada. La activista e investigadora, que hacía unos meses había presentado unos seminarios sobre *lobbies* corporativos en la Universidad de Valencia,[389] me subrayó que cuando una ley salta de la Comisión al Parlamento "es cuando el lobbista se traslada a la Eurocámara [...] Un lobbista, una vez registrado, puede entrar libremente en el Parlamento. Puede acceder a los debates, escuchar y así saber cómo piensan los ponentes y de esta manera mejorar su estrategia".

Código ético, la mejor arma

"Pedimos", reclamaba el entonces eurodiputado Florent Marcellesi,[390] "transparencia en todo lo que tiene que ver con los disruptores endocrinos, empezando por los pesticidas, es decir, quién está detrás de los pesticidas [...] Pedimos transparencia a todos los niveles. Transparencia política y transparencia técnica, y en este caso supone también cambiar los expertos en muchos casos para que no haya conflictos de intereses [...] Por supuesto que tenemos que hablar con la industria, pero la industria no puede mandar en la política de salud ambiental de la Unión Europea".

En 2016, a través de Change.org, Marcellesi y los también eurodiputados Ernest Urtasun, de Iniciativa per Catalunya-Verds, y Ernest Maragall, de ERC (que dejó el cargo en el Parlamento Europeo a finales de 2016), entre otros, firmaron una petición para hacer más

---

[388] Vicky Cann. "Crowding the corridors of power: corporate lobbyists outnumber NGOs and unions in the European Parliament by 60%". LobbyFacts.eu, 30 enero 2017 (https://lobbyfacts.eu/articles/30-01-2017/crowding-corridors-power-corporate-lobbyists-outnumber-ngos-and-unions-european).

[389] "Lora Verheecke (Corporate Europe Observatory, Bruselas) presentará dos seminarios del MPEEP en enero: TTIP y *lobbies* corporativos". Universidad de Valencia. Máster Universitario en Política Económica y Economía Pública, 14 diciembre 2016.

[390] Entrevista con la autora.

transparente el trabajo lobbista y acabar con las puertas giratorias en la Eurocámara.[391]

En junio de 2017 se habían recogido casi 110.000 firmas. La petición se centraba en tres puntos: registro obligatorio, cerrar las puertas giratorias durante un tiempo transitorio y sancionar a aquellos que violan las reglas. La petición pretendía conseguir 150.000 firmas para, de esta manera, hacer cambiar de idea a conservadores (EPP), liberales (ALDE) y socialdemócratas (S&D) que bloqueaban la iniciativa de abrir más las ventanas de la transparencia en el mundo del *lobby*.

Cuando hay tanto poder y dinero de por medio, el código ético, vinculado a lo que está permitido o no, tendría que ser la mejor arma, y la más valorada, de un político. "Pero ¿es eso suficiente?", se pregunta el exeurodiputado Jordi Sebastià desde las páginas de su libro *Quadern de l'Europa trista*.[392] "Obviamente, no", responde. En opinión de Sebastià, "el código ético de los eurodiputados es muy claro: una cosa son los regalos de cortesía y otra la compra de voluntades". Porque, "al fin y al cabo, la ética personal es la única barrera entre un político y la corrupción. Pero, además, el control del ciudadano puede ayudar y es necesario". Ser ciudadano implica participar en la vida pública. Y recuerda que el web del Parlamento Europeo, "completísimo, publica de forma muy detallada la actividad de cada europarlamentario y, sobre todo, qué ha votado". Porque "comprobar que nuestros representantes defienden y votan aquello que se comprometieron a hacer tendría que ser una tarea cotidiana para todo el mundo en una sociedad democrática".

Desde otro prisma, desde las páginas del libro *Ecofeminismo*,[393] Alicia H. Puleo denuncia que "la falta de información y la duda sembrada deliberadamente por los *lobbies* del petróleo impiden una acción más decidida de la ciudadanía para que los gobiernos tomen medidas urgentes que serían necesarias".

---

[391] "EU Parliament: make lobbying transparent, close revolving doors!". Change.org.

[392] Editorial Bromera, 2017.

[393] Alicia H. Puleo. *Ecofeminismo. Para otro mundo posible.* Cátedra, 2011.

Registrarse ¿para qué?

¿Qué intereses se están representando a nivel de la UE? ¿Quién representa esos intereses? ¿En nombre de quién? ¿Con qué presupuesto? Son algunas de las preguntas que se plantean y responden desde el mismo Registro Voluntario de Transparencia de la UE para concienciar a la ciudadanía europea de la importancia de su existencia.[394] Con fecha 29 de mayo de 2019, había registradas 11.836 organizaciones,[395] que incluyen consultorías, asociaciones comerciales, ONG, instituciones académicas, organizaciones con interés local y comunidades religiosas.

A.E. tiene claro que hay que estar en el Registro de Transparencia. "Nosotros lo estamos porque hay eurodiputados que, de entrada, nos preguntan si estamos registrados porque, si no lo estamos, no se reúnen con nosotros." Y en cada grupo de presión, el Registro incluye el número de lobbistas contratados, el dinero que gasta en hacer su trabajo y en qué temas se intenta presionar. Pero ¿cómo se pueden verificar estos datos? Y si el registro es voluntario, ¿por qué incluir una cifra real de gastos si hay otras organizaciones que simplemente deciden no registrarse? Cuando le pregunté a A.E. sobre la fiabilidad de un registro de carácter voluntario, acompañó su respuesta teñida de una cierta ironía: "Me sorprendió que, mirando el registro el otro día, solo había dos reuniones con la Comisión Europea" —en referencia a una empresa que prefería no citar—. "Tal vez el criterio es registrar solo las de más alto nivel."

Buceando en el web del Registro, leo al cierre de este libro que, de todas las organizaciones registradas de forma voluntaria, poco más de 1.000 son consultorías, bufetes de abogados y consultores que trabajan por cuenta propia. En este listado se incluye la agencia de comunicación Fleishman-Hillard, por citar una empresa importante, con intereses en varios países. En Bruselas, esta firma cuenta con 60 personas acreditadas para acceder al Parlamento. En la sección de datos financieros, se especifican entre 6.750.000 y 6.999.999 de

---

[394] Registro de Transparencia (http://ec.europa.eu/transparencyregister/public/consultation/search.do?reset=&locale=es#es).

[395] Estadísticas (http://ec.europa.eu/transparencyregister/public/homePage.do).

euros en gastos, correspondientes al año 2018.[396] Entre sus ámbitos de interés, el clima, la energía, el comercio, la educación, el medio ambiente y un largo etcétera. Reuniones con la Comisión Europea en 2018, 3. Según la plataforma LobbyFacts.eu,[397] que la propia A.E. me recomendó, 26.[398] Entre otros datos, la plataforma divulga el número de reuniones de los lobbistas con los eurócratas. En septiembre de 2016, LobbyFacts publicó que grandes compañías gastaban un 40% más en *lobby* que en 2012. En el listado estaban Volkswagen, Dow (The Dow Chemical Company) y Google.[399]

Otro paquete de lobbistas, más de 6.000, son "grupos de presión dentro de las empresas y asociaciones comerciales, empresariales o profesionales" y aquí se incluyen, por ejemplo, BusinessEurope, Mercadona y... Google. Esta última empresa cuenta en Bruselas con 15 lobbistas, la mitad de ellos acreditados en el Parlamento. Costes estimados en 2017 en el Registro, entre 6.000.000 y 6.249.999 euros. Reuniones con la Comisión Europea en 2018, citan 36. Y, desde 2014 hasta casi dos meses antes de las elecciones de 2019, declaran una lista de reuniones de 205. "Google: one of Brussels' most active lobbyists", tituló LobbyFacts.eu en 2016.[400]

De ONG inscritas en el Registro de Transparencia, hay poco más de 3.000. Corporate Europe Observatory (CEO) es una de ellas. Cuenta con 15 personas, 3 de ellas acreditadas en el Parlamento. Coste estimado, año 2018: 201.896 euros. Reuniones con la Comisión Europea en 2018, según LobbyFacts.eu, 11.[401]

Los grupos de presión de instituciones académicas y de investigación suman poco más de 900. La española Asociación de Investigación

---

[396] http://ec.europa.eu/transparencyregister/public/consultation/displaylobbyist.do?id=56047191389-84&isListLobbyistView=true

[397] LobbyFacts.eu

[398] LobbyFacts.eu (https://lobbyfacts.eu/representative/9fcd8aa5ed924ac899657be9f5faab1e/fleishman-hillard).

[399] Vicky CANN. "Biggest companies now spend 40% more on EU lobbying than in 2012". LobbyFacts.eu, 1 septiembre 2016 (https://lobbyfacts.eu/articles/01-09-2016/biggest-companies-now-spend-40-more-eu-lobbying-2012).

[400] Vicky CANN. LobbyFacts.eu, 12 diciembre 2016.

[401] LobbyFacts.eu (https://lobbyfacts.eu/representative/7316ee411e7b4818a9bb610b6165be9a/corporate-europe-observatory).

de la Industria Textil es una de ellas. Cuenta con 2 lobbistas, ninguno acreditado en el Parlamento. En 2018, sus costes rondaron entre los 10.000 y los 24.999 euros. La información sobre las reuniones con la Comisión Europea no estaba disponible en la página del Registro.[402]

Otro tipo de *lobbies*. Cerca de 600 son organizaciones con intereses locales, regionales y municipales, etc., como Turisme de Barcelona. Datos disponibles de 2017: menos de 10.000 euros de costes declarados. 10 lobbistas, ninguno acreditado en el Parlamento y no acreditadas reuniones con la Comisión Europea. Los datos de LobbyFacts.eu también van por ahí.[403]

Y, finalmente, medio centenar de organizaciones representan a comunidades religiosas, como, por ejemplo, European Union for Progressive Judaism. Esta entidad, que cuenta con 1 lobbista, estimó su gasto en 2018 en unos 2.300 euros. No constató reuniones con la Comisión. En el web de LobbyFacts.eu el coste por *lobby* sube ligeramente y lo sitúa entre 25.000 y 49.000.[404]

En septiembre de 2016, al calor del escándalo que acompañó al expresidente de la Comisión Europea José Manuel Durão Barroso —fichado por el banco Goldman Sachs, que jugó un papel importante en el origen de la crisis de 2008, cuando Barroso estaba al frente del ejecutivo comunitario— y a la excomisaria de Agenda Digital y Competencia, la holandesa Neelie Kroes —fichada como consejera del Bank of America Merril Lynch—,[405] la Comisión lanzó una propuesta para hacer obligatorio el registro voluntario a los grupos de presión. El ejecutivo de Juncker introdujo además la norma que ningún alto miembro de la Comisión se reuniría con ninguna organización que no estuviera inscrita de forma oficial. La propuesta también pretendía extender el registro a la otra gran institución europea, el Consejo.

La medida de la Comisión fue criticada por la coalición ALTER-EU, la Alianza por la Transparencia y la Regulación Ética del Lobby en la

---

[402] Información modificada por última vez el 25 de marzo de 2019.

[403] LobbyFacts.eu (https://lobbyfacts.eu/representative/f9a5400ab1494c989a056e-581fd8aefc/turisme-de-barcelona).

[404] LobbyFacts.eu (https://lobbyfacts.eu/representative/28fbeedefe664364ae7eb27b88022ee0/european-union-for-progressive-judaism).

[405] Laura PÉREZ-CEJUELA. "El fichaje de Barroso por Goldman Sachs es solo un caso en la larga lista de puertas giratorias de Bruselas". el diario.es, 19 julio 2016.

UE,[406] que reúne a unas 200 ONG y asociaciones sociales y que aboga por una mayor transparencia de los *lobbies* corporativos en la UE.[407] Pero ¿a qué vino esa crítica si a simple vista parecía un buen gesto? Para ALTER-EU muchas reuniones se escapan de ese radar, ya que la apuesta no incluía a funcionarios de bajo nivel, solo a los de alto rango, que muchas veces desconocen los pormenores de los muchos temas con los que tienen que lidiar. Así que esta organización no lo considera un registro legalmente obligatorio para todos los lobbistas.[408] De todas formas, en 2018, el Parlamento, la Comisión y el Consejo acordaron trabajar para establecer normas que aporten más transparencia "a las actividades de los representantes de intereses a escala comunitaria".[409]

"Tarjeta amarilla"

En abril de 2017, y echando mano de un símil futbolístico, AL-TER-EU enseñó una "tarjeta amarilla" a la Comisión Europea, presidida en aquel momento por Jean-Claude Juncker.[410] Fue un toque de atención porque, según sus investigaciones, de los 19 comisarios que habían mantenido más de 50 reuniones con *lobbies*, alrededor de 12 habían tenido más del 60% de sus reuniones con empresas con intereses comerciales, y aquí se incluyen firmas de abogados, consultorías, corporaciones, etc.

En el *top* de la lista confeccionada por ALTER-EU en la mitad del mandato de Junker (2014-2019) se situaba la comisaria polaca de Mercado Interior, Industria, Emprendimiento y pymes, Elzbieta Bienkowska. Con esta cartera es lógico mantener contactos con asociaciones comerciales, pero lo que se le reprochaba era su preferencia por grandes *lobbies*, como Volkswagen, BusinessEurope y la controvertida plataforma de coche compartido Uber. Recuerdo que, recién

---

[406] https://www.tni.org/es/perfil/alter-eu

[407] https://www.alter-eu.org

[408] "Council joins lobby transparency negotiations mostly empty-handed". AL-TER-EU (https://www.alter-eu.org/council-joins-lobby-transparency-negotiations-mostly-empty-handed).

[409] "Registro de transparencia: ¿quién presiona a las instituciones de la UE?". Noticias Parlamento Europeo, 9 enero 2018.

[410] "Yellow card for team Juncker". ALTER-EU, 27 abril 2017.

llegada a Bruselas, coincidí con una gran manifestación de miles de taxistas de diferentes países europeos dirigiéndose hacia la Comisión Europea para protestar contra esta plataforma, que lo que pretende es, a su entender, "cambiar las reglas del juego".

A Bienkowska le seguía, en número de reuniones con corporaciones, el excomisario de Economía y Sociedad Digital, el alemán Günther Oettinger —entre 2017 y 2019 comisario de Presupuesto y Recursos Humanos—, por sus contactos con Vodafone Belgium, Deutsche Telekom y Telefónica. Antes de dejar su cargo en Economía Digital, a finales de 2016, Oettinger se vio envuelto en un escándalo por su viaje a Budapest en un avión privado con un lobbista alemán con lazos en el Kremlin con la intención de reunirse con el primer ministro húngaro, Viktor Orbán.[411] A pesar de su cambio de cartera, la ONG se mostraba preocupada, porque continuaba manteniendo reuniones de cabildeo.

En tercer lugar situaban al vicepresidente de la Comisión para el Fomento del Empleo, Crecimiento, Inversión y Productividad, el finlandés Jyrki Katainen, con "197 encuentros con el *lobby*". Uno de sus favoritos, "el proveedor de energía Fortum Oyj, de Finlandia, como el comisario".

Y en el número diez de esta lista aparecía el español Miguel Arias Cañete, entonces comisario de Acción por el Clima y Energía.[412] En 2016, un diario español publicó el siguiente aviso: "Los conflictos de intereses del jurista y político del Partido Popular, debidos a su participación en una empresa petrolera, quedaron al descubierto con ocasión del rutinario examen para los candidatos a ser comisarios de la Comisión."[413] La noticia también hacía referencia a la relación de su mujer con los llamados *papeles de Panamá*.

Al hacer públicas estas reuniones entre comisarios y grandes lobbistas, ALTER-EU, que en su documento también incluía el método de

---

[411] Beatriz NAVARRO. "La última polémica de Oettinger". *La Vanguardia*, 18 noviembre 2016.

[412] "Team Juncker's corporate bias" (https://docs.google.com/spreadsheets/d/1cY1C zJ8BUsyaweFoGURrhFI3pyK0w-AUAKXrBZWyjhA/edit#gid=0).

[413] Daniele GRASSO y Adrián BLANCO. "Los vínculos *offshore* del entramado societario de Cañete y su familia política". *El Confidencial*, 4 mayo 2016.

trabajo seguido para conseguir esta información, dudaba de la serie-dad de la instrucción del presidente Juncker de "garantizar un equili-brio y una representatividad apropiados" a la hora de reunirse con los grupos de presión tal y como se había comprometido en el documento *The working methods of the European Commission 2014-2019*, rela-tivo a los métodos de trabajo de la Comisión bajo su mandato.[414]

Asimismo, la Alianza por la Transparencia y la Regulación Ética del Lobby en la UE avisaba a los responsables políticos que "recuer-den a quién sirven [...] ciudadanos, comunidades y sus intereses (pú-blicos) en lugar de intereses corporativos".

Aunque las reuniones entre lobbistas y políticos pueden ser a to-dos los niveles, A.E. tiene claro que "a veces es mejor reunirse con quien está más abajo porque sabe más del tema, más incluso que sus jefes, que tienen que saber de todo un poco [...] En el Parlamento es más fácil hablar con el asesor que con el europarlamentario. Son más accesibles porque al final son ellos los que pasan más tiempo en Bruselas, porque el eurodiputado tiene que representar a su distrito electoral en su país [...] Algunos asesores dominan todos los temas, son muy técnicos. Se empapan de un proyecto y luego lo pasan al eu-rodiputado. Los asistentes que acaban siendo eurodiputados son los mejores, saben cómo funciona Bruselas".

A.E. reconoció que hay empresas que "gastan un dineral en *lobby* y si no te mueves en este sector se ve todo muy difícil. Pero mucha gente no sabe que puede opinar a través de las consultas públicas. Es más un problema de desconocimiento. Tal vez no se explica bien cómo funciona". Sobre estas consultas públicas, Dolores Romano, de la ONG Ecologistas en Acción, me puntualizó que "quien las con-testa son la industria, las ONG que tienen capacidad, los científicos y los estados miembros, pero no el ciudadano, porque es una consulta a expertos externos".

A.E., sin embargo, quiso destacar que, en los últimos años, la Co-misión, con Juncker al frente, estuvo "trabajando más en el tema de la

---

[414] "Communication à la Commission relative aux méthodes de travail de la Com-mission". Bruselas: Comisión Europea, 11 noviembre 2014 (https://ec.europa.eu/info/sites/info/files/the_working_methods_of_the_european_commission_2014-2019_nov-ember2014_en.pdf).

transparencia. El principio básico fue un 'acuerdo interinstitucional' para cualquier actor, pero en general incluye, sobre todo, la industria y las ONG. Aunque sí, de momento el Registro es voluntario".

RIESGOS QUE HAY QUE ASUMIR

A.E. lleva la cartera de dispositivos médicos y reconoció que uno de sus clientes "está muy interesado en los disruptores endocrinos porque produce bolsas de sangre. Las bolsas de sangre para las transfusiones tienen unos materiales específicos, tienen que ser flexibles pero a la vez fuertes y además tienen que tener unas propiedades para que la sangre se pueda mantener en buenas condiciones".

"¿Y existe una preocupación por el bisfenol A?", quise saber.

"Muchos dispositivos médicos son BPA Free (libre de bisfenol A, en inglés). Nuestro problema no es tanto el BPA, porque se puede prescindir relativamente fácilmente de él, sino los DEHP (ftalatos, por sus siglas en inglés, utilizados para hacer los plásticos más flexibles). A estas alturas, los ftalatos no tienen alternativas, no hay de momento un material similar. Por lo tanto, aunque se sabe que tienen un cierto nivel de peligro, es un riesgo que hay que asumir. En la balanza hay que poner 'el bien por la salud' y 'el daño que genera', que puede ser minúsculo [...] Sin embargo, cuando hay químicos como este" —se refiere a los ftalatos—, "lo que hace la industria es invertir en investigación para encontrar una alternativa. Eso lleva mucho tiempo. Son inversiones bastantes altas y a veces ha pasado que los plastificantes sustitutos tal vez son peores que el químico que se quiere sustituir."

Sobre el "ruido" político generado a raíz de la primera regulación de los alteradores hormonales, A.E., tras admitir que "ha habido mucha polémica", aseguró que "las grandes empresas de consultoría política y *lobby* suelen tener un departamento de salud, porque es verdad que los mejores clientes suelen ser las empresas farmacéuticas [...] Lo que nosotros hacemos es seguir los debates, porque entendemos que tienen que tener lugar. Este es uno donde hay más actores involucrados, mucha industria, mucha ONG [...] Un debate complejo, muy técnico, tienes que saber mucho, y muy acalorado, como ha sido en el pasado con otros químicos. Y con Monsanto de por medio, además, que ha favorecido que la gente sea más consciente de que hay un debate sobre químicos que son peligrosos y eso siempre atrae la atención".

La industria farmacéutica en los Estados Unidos también tiene un peso muy importante. La ONG Center for Responsive Politics,[415] con sede en Washington, se dedica a seguir el dinero de la industria y otras organizaciones y su efecto en las políticas públicas. En 2016, la industria farmacéutica y de productos de salud, según esta plataforma, encabezaba el *ranking* con unos 247.000.000 de dólares empleados en *lobby*.[416] Y en 2017 la industria farmacéutica seguía siendo la que invertía más dinero en los grupos de presión.[417]

Con esta altísima inversión, resulta fácil deducir que habrá un retorno mucho más beneficioso para estas compañías si sus lobbistas consiguen los objetivos trazados.

Y sobre el debate científico que la primera regulación de los alteradores hormonales ha destapado, A.E., que lleva una acreditación de color marrón colgada del cuello cuando visita las instituciones europeas, habló con la misma tranquilidad y soltura con la que había respondido el resto de preguntas: "Depende de dónde esté el tema, la Comisión o el Parlamento recoge toda la información que tiene a su alcance y ve si puede haber informaciones contradictorias. Tienen asesores técnicos que les ayudan o les orientan. Siempre se intenta tener una perspectiva que represente un poco todas las visiones. Al final, la Comisión decide algo que no le va a gustar a unos o a otros […] Todo son intereses particulares […] A mí me han dicho, si tienes problemas éticos con un tema, no te metas. No toco experimentos con animales. Me sentiría incómoda. Sí he llevado vacunas porque son necesarias."

Justo a la entrada del centro de prensa del Parlamento, un cartelito informa que "Interest groups aka Lobbyists go to the reception in Willy Brandt or the reception in Atrium". Para tener acceso al Parlamento, A.E. ha tenido que firmar previamente un código de conducta que, entre otras cosas, le impide ofrecer dinero, hacer cualquier tipo

---

[415] www.opensecrets.org

[416] Opensecrets.org. "Top Industries 2016" (https://www.opensecrets.org/lobby/top.php?indexType=i&showYear=2016).

[417] Opensecrets.org. "Top Industries 2017" (https://www.opensecrets.org/lobby/top.php?showYear=2017&indexType=i).

de chantaje e insinuarse de ninguna forma, "que no vas a intentar ejercer algún tipo de influencia", me aclaró. "Yo sé que los tacones te perjudican. Te toman más en serio si vas vestida normal. Yo me pongo un poco de tacones porque soy muy pequeña. Pero si vas despampanante los propios hombres han dicho 'va así para ir a hacer *lobby*'. Le quitas valor al contenido. Después se notan mucho las nacionalidades [...] Procuro ir bien vestida, pero los viernes tenemos un código más relajado."

¿Y cuál es el perfil de las personas que trabajan en tu empresa? "En mi empresa hay de todo. Abogados, también gente que viene de Ciencias Políticas y de Comunicación. Un conocimiento básico es saber el funcionamiento de la Unión Europea, saber dónde está el proceso e ir allí, saber con quién tienes que reunirte [...] También hay que tener un cierto don de gentes, pero ese aspecto se puede desarrollar. Yo no era mucho de hablar en público, pero si conozco bien el tema me siento muy cómoda [...] Como hay muchas actividades diferentes, se intenta adaptar cada actividad al tipo de perfil que tenemos. Nuestros compañeros irlandeses son unos comunicadores natos. Así que ellos se encargan de la parte más social."

Ya en la recta final de la entrevista, A.E. dijo sentir "más competencia que corporativismo entre sus colegas. De hecho, entre empresas se intentan robar empleados". En su oficina, por cierto, dominan las mujeres: "La sensación es que está habiendo un cambio en los lobbistas, creo que hay más mujeres que se están profesionalizando [...] Lo que yo he visto, y no se puede generalizar, es que las mujeres tenemos menos facilidad a la hora de hablar. Sin embargo, nosotras solemos conocer el tema bastante bien, tendemos a dominarlo más rápido [...] Ellos son más firmes y rotundos al hablar aunque no dominen tanto el tema [...] Los lobbistas de la vieja escuela son en la mayoría hombres que pronto se van a jubilar. Eran más de contactos. Ahora, en cambio, es gente que tiene que dominar muchísimo los temas."

Hablando sobre el perfil de los lobbistas de las grandes corporaciones, Lora Verheecke, de CEO, me añadió que suelen ser personas que hablan muchas lenguas, conocen bien las instituciones y las personas que trabajan en los organismos europeos y, un dato que cree interesante, algunos de estos buscados perfiles han estudiado en la influyente Escuela de Brujas.

Un asunto político

Pocas semanas después de la entrevista con A.E., y en la misma cafetería de la Place Luxembourg, me cité con R.T., de formación abogada, que también prefiere mantenerse en el anonimato. Sus años de experiencia como lobbista en Bélgica los utiliza ahora para defender la salud de los más jóvenes desde su actual empresa belga, concretamente desde el área de salud medioambiental, que incluye la calidad del aire y los disruptores endocrinos. De ahí su interés porque los alteradores hormonales estén bien presentes en la agenda política europea, porque "la política medioambiental en Bélgica se esconde en la política europea".

"Sabemos que están por todas partes", puntualizó R.T. en referencia a las sustancias químicas que alteran el sistema endocrino, aunque reconoce que "el problema es que ha habido un choque científico". A raíz de la publicación del informe Kortenkamp —en referencia al investigador Andreas Kortenkamp, de la Universidad Brunel, de Londres, autor principal de *State of the art assessment of endocrine disrupters*, 2012— "empezó la lucha por la salud pública con la industria química y ahora se ha convertido en un tema político".

Esa es la misma impresión que me transmitió el alemán Axel Singhofen, asesor de Salud y Política Ambiental del Grupo Los Verdes, durante una charla que mantuvimos en el Parlamento: "Lo que tenía que haber sido un debate científico se ha politizado completamente." Singhofen tiene un rol importante dentro de Los Verdes como encargado de estudiar las proposiciones de ley que llegan de la Comisión Europea y sugerir las modificaciones que cree necesarias. Pero su papel no se centra solo en asesorar y redactar enmiendas, también participa activamente en reuniones con eurodiputados y periodistas. Durante nuestro encuentro, el alto y delgado Singhofen sostuvo que "la industria solo quiere que sean descritos como alteradores hormonales los más 'poderosos', pero eso es como decir que solo el vodka es alcohol y el vino tinto no lo es".

Los contactos de R.T. con la clase política se circunscriben básicamente en el área del Parlamento. Y hasta allí se presenta cargada con documentos de "base científica", porque es importante que "no haya errores". Y, a la pregunta de si alguna vez la industria química se había puesto en contacto con ella, R.T. admitió que "un día, solo fue una vez, la industria química contactó conmigo porque utilizaba la

· palabra *pesticidas*. Querían que utilizara el término *crop protection*, 'protección de cultivos'".

Antes de despedirnos, la abogada me recomendó seguir con atención el Séptimo Programa Ambiental de la Unión Europea, 7th Environment Action Programme to 2020,[418] porque es "un compromiso comunitario para conseguir un ambiente no tóxico" en los próximos años. E insistió en la necesidad de "ser muchos", porque "si somos muchos es difícil que el político no te escuche".

El Séptimo Programa Ambiental de la Unión Europea va más allá del 2020, lo que se pretende es que tenga un largo recorrido, hasta el 2050. El objetivo, vivir bien dentro de los límites del planeta. Y entre los temas apuntados, los alteradores endocrinos, ya que "las investigaciones indican que determinados productos químicos tienen propiedades de alteración endocrina que pueden causar efectos desfavorables para la salud y el medio ambiente, afectando incluso al crecimiento de los niños, potencialmente incluso en dosis muy bajas, y que esos efectos justifican que se examinen posibles medidas de precaución [...] La Unión seguirá desarrollando y aplicando planteamientos para afrontar los efectos combinados de los productos químicos y los problemas de seguridad que plantean los alteradores endocrinos [...] En particular, la Unión elaborará criterios armonizados y basados en el riesgo para la identificación de alteradores endocrinos [...] desarrollar para 2018 a más tardar una estrategia de la Unión para un entorno no tóxico que propicie la innovación y el desarrollo de sustitutivos sostenibles, incluidas las soluciones no químicas".[419]

MISTER KERNEIS Y MISS SLOANE

"Hacer *lobby* requiere previsión", asevera la ambiciosa pelirroja de piel pálida interpretada por la actriz Jessica Chastain en la película *Miss Sloane*, título original.[420] Sloane es contratada por el potente

---

[418] European Commission. Environment. "Environment action programme to 2020" (http://ec.europa.eu/environment/action-programme/).

[419] Eur-Lex. "Decisión n° 1386/2013/UE del Parlamento Europeo y del Consejo de 20 de noviembre de 2013". Objetivo prioritario n° 3. Apartado número 50 (http://eur-lex.europa.eu/legal-content/ES/TXT/?uri=CELEX:32013D1386).

[420] John MADDEN. *Miss Sloane*. EEUU, 2016.

lobby de armas norteamericano. "Anticiparse a los movimientos del adversario", apunta la ingeniosa lobbista que surfea con frialdad por los límites éticos y legales. "Me han contratado para ganar", asegura esta mujer hiperactiva, en parte por los estimulantes que toma, que dispara ráfagas verbales en vez de hablar y que en sus escasos momentos de ocio paga por tener sexo con un joven. "Utilizo todos los recursos que tengo", manifiesta esta copia en femenino de sus influyentes colegas masculinos. "El que gana va siempre un paso por delante de la oposición", constata esta hábil estratega con dotes maquiavélicas. Hay sorpresa final en este *thriller* político ambientado en Washington DC, la ciudad donde hay más lobbistas por metro cuadrado. En los EEUU, la actividad de los grupos de presión es pública desde que se aprobó la Lobbying Disclosure Act en 1995[421] y las palabras *lobby* y *lobbista* se utilizan con total normalidad.

Saltar de Washington al tablero de Bruselas es aterrizar en el segundo país del mundo donde la maquinaria lobbista es más potente. De la ficción con tintes reales de la agresiva Miss Sloane al tono más agradable, conciliador, del lobbista francés Pascal Kerneis, uno de los protagonistas del documental *The Brussels business*, 2012, dirigido por Friedrich Moser y Matthieu Lietaer, que conocen bien el universo del cabildeo.[422] Kerneis es el director general de European Services Forum desde su fundación en 1999.[423] Abogado de formación, empezó su carrera como experto legal en la Comisión Europea.

"Todo el mundo cree que quienes legislan son las instituciones y las instituciones principales en la Unión Europea son la Comisión, el Consejo y el Parlamento Europeo, pero detrás hay otro mundo que influye en las instituciones a la hora de redactar un texto, a la hora de aportar una buena idea, de proponer enmiendas, de intentar perfilar un texto, dependiendo de lo que les interese", afirma Kerneis mientras conduce su potente coche negro por las calles oscuras de Bruselas. Sus palabras tienen de fondo una música de suspense que encajaría muy bien en el *thriller* de *Miss Sloane*. "Soy un facilitador, es tal vez la

---

[421] Lobbying Disclosure (https://lobbyingdisclosure.house.gov).

[422] Friedrich MOSER y Matthieu LIETAERT. *The Brussels business. Who runs the EU?*, 2012. *Documentos TV* lo emitió en 2013.

[423] European Services Forum. EFS Managing Director.

palabra adecuada [...] Es solo redes, contacto entre seres humanos."
Contactos, contactos, contactos. "Para formar parte de un grupo de
presión, uno necesita tener muchos contactos. Yo podría hablar de un
entorno de 100 personas que son cruciales en mi trabajo."

La cámara sigue a Kerneis a diferentes actos en los que coincide
con altos cargos de la UE. A uno de estos eventos sociales, asiste la
británica Catherine Ashton, la alta representante para la Política Exterior de la UE entre 2009-2014:

—Comisaria —Pascal Kerneis se dirige a Ashton.

—Me alegro de verle —le responde Ashton con una sonrisa mientras se acerca a Kerneis para estrecharle la mano.

—Muchas gracias ¿Cómo está? —Y a continuación Kerneis le introduce al presidente de una empresa, que da las gracias a la comisaria por "lo de Corea".

—Ya ve, está aquí toda nuestra industria, aunando fuerzas —le
dice un satisfecho Kerneis a Ashton.

Además de contactos, de buenos contactos, una de las principales
estrategias de los lobbistas dibujada por CEO en su guía *Lobby Planet*
es "repetir, repetir, repetir".[424] Repetir el mismo mensaje, una y otra
vez, y mucho mejor si este va acompañado de una ONG y de estudios
científicos favorables al mensaje que se quiere defender, poniendo en
duda estudios científicos independientes. Un mensaje repetido acompañado de una gran inversión de dinero y de alejar a los oponentes
para cimentar las opiniones. Convertirse en un experto con acceso a
uno de los muchos grupos que provee de información a la Comisión
Europea, así como ayudar a los eurodiputados en su duro trabajo, son
otras tácticas descritas en *Lobby Planet*. Otro detalle: los exeurodipu-
tados, como me dijo A.E., con buenos contactos van muy buscados.

La legislación europea es muy complicada, de ahí tantos abogados
y abogadas rondando por Bruselas, aunque el desconocimiento de
una gran mayoría puede llegar hasta los conceptos más básicos: "La
gente no entiende qué es la UE, no entiende cómo funciona y no sabe

---

[424] *Lobby Planet Brussels. The Corporate Europe Observatory guide to the murky
world of EU lobbying*, junio 2017 (https://corporateeurope.org/sites/default/files/lp_
brussels_report_v7-spreads-lo.pdf).

qué personas la gestionan, pero sí sabe que esas personas no las eligieron los ciudadanos, por eso cuando los resultados distan de ser perfectos la gente dice: ¿quién tiene la culpa? Y no se sabe quién, porque no se conocen a esas personas", afirma Keith Richardson, secretario general de la influyente Mesa Redonda Europea de Industriales (ERT en sus siglas en inglés) entre 1988 y 1999, al comienzo del documental. ERT agrupa las industrias más poderosas de Europa.

En los años ochenta del siglo pasado, recoge el libro coral *Europa, S.A. La influencia de las multinacionales en la construcción de la UE*,[425] bajo la presidencia de Jacques Delors (se refiere a la presidencia de la Comisión entre 1985 y 1995), se tejieron los vínculos entre los líderes industriales y los comisarios europeos y "el acceso de la ERT a las estructuras de toma de decisiones de la UE se ha institucionalizado cada vez más". Belén Balanyá y Olivier Hoedeman son algunos de los autores de este libro. Hoedeman, además de ser uno de los fundadores de CEO, es uno de los protagonistas del documental *Los negocios de Bruselas*: "Llevo veinte años luchando por sacar a la luz quiénes son esas personas que mueven los hilos en la toma de decisiones en la Unión Europea. Cómo operan y qué vínculos guardan con la élite política de la Unión Europea."

En otro momento del documental, Kerneis sigue hablando de forma clara y relajada ante la cámara: "He trabajado mucho tiempo, nueve años, en la Federación Bancaria Europea y allí empecé a descubrir un mundo paralelo a Europa, que era el del comercio internacional [...] Las compañías son ahora globales. Las compañías americanas, chinas, indias, taiwanesas son mis aliados, trabajamos juntos, con el mismo propósito, abrir mercados [...] poner presión con el mismo propósito."

EL GRAN CONFLICTO DEL SIGLO XXI

Entre las instituciones europeas y las tiendas exclusivas de la avenida Louise se encaja Matongué, el barrio africano de Bruselas, cuyo origen se remonta a aquellos estudiantes becados congoleños que llegaron a Bélgica a finales de los años cincuenta del siglo pasado.

---

[425] B. BALANYÁ, A. DOHERTY, O. HOEDEMAN, A. MA'ANIT y E. WESSELIUS. Icaria Editorial, 2002.

La independencia del Congo belga poco después aumentó el flujo de migrantes de este país, a los que se unirían habitantes de otros lugares africanos. Matongué es el nombre de un barrio emblemático de Kinshasa, capital de la República Democrática del Congo, antiguo Zaire. Allí, en Kinshasa, Papa Wemba, el rey de la rumba congoleña fallecido en abril de 2016, empezó su ascendente carrera musical.

En un edificio de Matongué, en la Rue d'Édimbourg, 26, entre calles desaliñadas, donde hasta el caminar tiene su ritmo, el ritmo de Papa Wemba, y los vestidos, telas y turbantes de explosivos colores decoran las vitrinas y las peluquerías, auténticos centros de culto, está instalado Mundo-B, sede de varias ONG. Aquí tiene su oficina CEO, que empezó con tres activistas europeos en Ámsterdam, entre ellos Olivier Hoedeman y Belén Balanyá, que descubrieron que la ERT, la Mesa Redonda Europea de Industriales, estaba escribiendo de alguna manera las directrices de lo que tendría que ser la unificación europea. CEO publicó un informe sobre esta cuestión en 1997, con ocasión del Tratado de Ámsterdam. En 2002, hicieron una versión actualizada en formato libro, *Europa S.A. La influencia de las multinacionales en la construcción de Europa*,[426] cuyo prólogo en la versión en castellano firmó la politóloga, activista y escritora francesa de origen norteamericano Susan George, muy crítica con el sistema económico neoliberal. Nacida en 1934, George hace suya una cita de su colega George Monbiot, autor del prefacio de la edición inglesa de este libro: "El conflicto más importante del siglo XXI será la batalla entre las gigantescas empresas y la democracia."

George se refiere a la "inmensa influencia sobre las decisiones de la Comisión Europea" de la ERT, del poder del Transatlantic Business Dialogue (TABD) o de la penetración del mundo de los negocios en las Naciones Unidas. Más allá de Davos, "los que influencian permanentemente las grandes decisiones políticas en Europa y más allá cultivan una admirable discreción". Por todo ello, George augura que "sin información, la democracia periclitará" y avisa a los ciudadanos que "no pueden contar con los medios de comunicación tradicionales para estar informados".

---

[426] B. Balanyá, A. Doherty, O. Hoedeman, A. Ma'anit y E. Wesselius. Icaria Editorial, 2002.

Belén Balanyá, de formación abogada, nacida en Madrid, es una de los cinco autores de este libro colectivo, resultado de más de seis años de investigación, que son, en opinión de George, "y sopeso cuidadosamente mis palabras, los mejores investigadores que he encontrado desde hace muchos años".

Balanyá reside actualmente en La Haya, aunque de vez en cuando se desplaza a Bruselas por motivos de trabajo. En uno de sus esporádicos viajes a la capital belga, coincidimos en la cafetería de Mundo-B. "Quizá el problema de las instituciones europeas es que no tienen expertos suficientes que las asesoren. Aunque parezca una burocracia muy grande, tienen pocos asesores, la mayoría son asesores externos, y de ahí se alimenta mucho el *lobby*. Hay muchos grupos de expertos que son los que dan forma a la legislación desde su etapa más temprana. Influir en esa etapa ya te garantiza que la ley sale más o menos como tú quieres. Todo lo que consigas luego, con enmiendas, va a ser limitado. La mayoría de esos grupos están dominados por la industria [...] De los 20.000 a 30.000 lobbistas que hay en Bruselas, unos 11.000 están registrados. Un 70% trabaja para intereses privados, un 20% para gobiernos regionales y un 10%, como ONG y sindicatos, para el interés público [...] Los que tienen más poder son los grupos privados y eso se traduce en más influencia política [...] El *lobby* se realiza a muchos niveles, no solo con un encuentro con el director ejecutivo. Es una red con muchos tentáculos. Tiene un acceso enorme, por ejemplo, BusinessEurope [...] Esa es la punta del iceberg pero no se ve la 'burbuja de Bruselas', la de coincidir en fiestas, cenas, en muchos eventos organizados por firmas de relaciones públicas. Cuanta más transparencia hay sobre la regulación del *lobby*, más crece la parte informal, los encuentros, las reuniones que no tienes que declarar. Al final, incluso llevan sus hijos al mismo colegio [...] El *lobby* invierte mucho dinero pero luego el dinero que le reporta en legislaciones le compensa muchísimo."

Para corroborar esas palabras, su compañera de CEO en Bruselas, Lora Verheecke, me enseñó un correo electrónico que obtuvieron de la Comisión Europea y que empieza así: "Después del día que hemos pasado juntos en el golf [...] Tenemos que tener una cita para hablar."

Balanyá, además de criticar "las reglas muy laxas" que hay en el tema de las puertas giratorias, mira con desconfianza al Consejo Europeo, al que considera "la institución más opaca de todas las instituciones, la menos transparente [...] Son los gobiernos nacionales los que actúan como lobbistas para sus propias empresas". En el libro *Europa, S.A.*, escrito en 2002, en el capítulo dedicado a "La Europa de las multinacionales", ya se abundaba en esa crítica: "El Consejo Europeo es aún más opaco que la Comisión [...] y a menudo se niega a divulgar incluso el orden del día de sus reuniones. Decisiones muy importantes que toman los ministros se precocinan en comités opacos de diplomáticos nacionales que operan en las profundidades del laberinto de Bruselas."

"Amistades peligrosas"

En la babélica maquinaria europea, la figura de la irlandesa y experiodista Emily O'Reilly, la Defensora del Pueblo de la Unión Europea en la legislatura 2014-2019, la primera mujer en asumir este cargo, queda desdibujada. El trabajo de este "órgano independiente" consiste en dejar al descubierto las malas prácticas administrativas, "el trato injusto, la discriminación, el abuso de poder, la falta de respuesta..." de la Administración de la UE,[427] denuncias que no suelen ser recogidas por los centenares de corresponsales acreditados en la capital belga, más de 1.000 me cuentan, que cada día tienen que lidiar con un sinfín de temas diversos y complejos y cuyo esfuerzo suele centrarse en el interés nacional.

En 2015, O'Reilly lanzaba la iniciativa de promover la transparencia, porque "los ciudadanos europeos, empresas y organizaciones deben ser capaces de seguir cada etapa del proceso legislativo y cómo los negociadores llegan a un acuerdo".[428]

Consciente de la influencia y pericia de los grupos de presión, la Defensora del Pueblo Europeo apostó por un Registro de Transparencia obligatorio y que se extendiera al Consejo de Ministros de la UE. Una opinión que reforzaba en 2016 con la publicación de los siguientes

---

[427] www.ombudsman.europa.eu

[428] "La Médiatrice ouvre une enquête visant à promouvoir la transparence des 'trilogues'". Comunicado de prensa de 28 de mayo de 2015. European Ombudsman (https://www.ombudsman.europa.eu/fr/press/release.faces/fr/59975/html.bookmark).

datos en el diario *ABC*:[429] "En Bruselas hay al menos 30.000 lobbistas [...] La UE es, a efectos prácticos, un regulador mundial [...] Las normativas europeas en ámbitos como [...] la tecnología de la información [...] o la industria farmacéutica, química, agrícola y energética tienen enormes consecuencias para las empresas multinacionales. Todos los días se producen contactos oficiales y extraoficiales entre los grupos de presión y los legisladores, quizá tomando un café en la Place Luxembourg, justo enfrente del Parlamento." Y el hecho de que "se esté estrechando en cierto modo la relación entre los legisladores y los grupos de presión es lo que ha hecho que surjan las críticas sobre estas 'amistades peligrosas' y no siempre transparentes".

O'Reilly citaba hasta "más de 800 'grupos de expertos' externos que ofrecen asesoramiento en toda la gama de asuntos políticos". A modo de ejemplo, mencionaba la ley europea que regula el tabaco, que "fue uno de los proyectos de ley que más se han visto influidos por los grupos de presión". O el escándalo de los motores trucados de Volkswagen, que "ha sacado a la luz el hecho de que la compañía alemana es uno de los principales lobbistas en Bruselas". Importante es, pues, conocer quién financia estos grupos de presión y actuar siempre con profesionalidad, incluso durante un encuentro casual.

Hasta Emily O'Reilly llegó la denuncia de la ONG Pesticide-Action Network Europe (PAN-Europe), que alegaba que "las prácticas de la Comisión Europea con respecto a la aprobación de sustancias activas para productos fitosanitarios (pesticidas) en la UE son, en algunos casos, inseguras y/o no están de acuerdo con la legislación pertinente".[430] En su dictamen, la Defensora del Pueblo de la Unión Europea consideró que la Comisión puede ser "demasiado indulgente en sus practicas y podría no estar teniendo suficientemente en cuenta el principio de precaución".

En la cuenta de Twitter de European Ombudsman se especificaba, al cierre de este libro, que O'Reilly "es completamente independiente".

---

[429] "Hacer lobby en Europa". *ABC Empresa*, 20 marzo 2016 (http://www.lobbyingspain.com/emily-oreilly-hacer-lobby-en-europa).

[430] "Decision in case 12/2013 MDC on the practices of the European Commission regarding the authorisation and placing on the market of plant protection products (pesticides)". European Ombudsman.

No a las barreras comerciales

Lora Verheeck, de CEO, me hizo fijar en un dato que ella considera fundamental para entender de qué hablamos cuando hablamos de *lobbies*: "Los lobbistas fueron creados por la Comisión Europea, están protegidos. European Services Forum —comprometido con promover la liberación del comercio internacional, se puede leer en su web—,[431] fue creado por la Comisión [...] Hay que entender que, cuando empezó la UE, la Comisión quería poder pero los estados nacionales no lo querían perder. La Comisión entonces se alió con *lobbies* de muchas empresas para tener información económica sobre lo que estaba pasando a nivel nacional. Es una relación cercana que ayudó a las empresas, pero también a la Comisión [...] Hay economistas que están en la Comisión escribiendo leyes. Y abogados pagados por empresas que van a poder influir sobre la dirección de una ley porque tienen todos los conocimientos legales [...] En el tema de los disruptores endocrinos, lo que vimos, a partir de los correos electrónicos que pedimos a la Comisión Europea, es que tuvieron mucha presión del gobierno norteamericano, donde la industria de pesticidas es muy grande, porque en ese momento se estaba negociando el TTIP y no querían grandes diferencias entre las leyes americanas y las europeas."

En enero de 2014, la eurodiputada británica Julie Girling dejó muy clara su posición cuando publicó un artículo de opinión en *The Wall Street Journal* titulado "La amenaza de la ciencia basura para el libre comercio",[432] con el explícito subtítulo "Una campaña europea contra los disruptores endocrinos podría echar por tierra las negociaciones comerciales transatlánticas". Para Girling, la mayor amenaza comercial podría ser la aplicación de la "regulación precautoria".

El acuerdo comercial entre los Estados Unidos y Europa también salió a relucir durante la entrevista que mantuve con la eurodiputada francesa Michèle Rivasi, del grupo Los Verdes. Además de los intereses de países como Alemania, "por sus empresas químicas", la exdirectora de Greenpeace en Francia destacó los de los Estados Unidos, por su relación con el TTIP, y los de Canadá. "Canadá hace presión a

---

[431] www.esf.be

[432] "The junk science threat to free trade". *The Wall Street Journal*, 23 enero 2014.

la Comisión por el tema del CETA. Canadá no quiere una definición estricta de los disruptores endocrinos porque ellos utilizan muchos pesticidas en su agricultura. Y como allí no hay definición de alteradores hormonales, tendrían que utilizar la definición que saliera de Europa", afirmó con la vehemencia que la caracteriza, sentada en su mesa de trabajo repleta de papeles, entre los que destacaba un ejemplar del diario satírico francés *Le Canard Enchaîné*.

El TTIP, bajo el prisma del exeurodiputado de Los Verdes Florent Marcellesi, es "el brazo armado de las multinacionales", y el CETA es "una lucha entre dos formas y modelos de ver la vida y el sistema económico. Entre ciudadanía organizada, ONG y sindicatos, frente las multinacionales y grandes corporaciones y sus aliados en el gobierno para tener un cierto modelo económico [...] Una lucha transatlántica frente a unos intereses privados".[433]

En opinión de la periodista Stéphane Horel, "la influencia de las empresas es cada vez más eficaz en las instituciones de la UE y la toma de decisiones por muchas razones. Una de ellas es el programa que gobierna el sistema político y económico, que valora en menor grado la salud y la vida de las personas que el crecimiento económico".[434] Cuando Horel habla de valorar en "menor grado" la salud de las personas, se puede tomar como ejemplo la respuesta que provocó la publicación del informe de la OMS/PNUMA en 2013 (ver capítulo 2) sobre el estado de la ciencia de los alteradores hormonales, como explica en su libro *Intoxication*.

Este informe, según Horel, "ha causado una gran irritación en la industria, en algunos organismos gubernamentales (como en el Reino Unido) y en la comunidad científica en general".

Durante la entrevista con Lora Verheecke, llamó mi atención en un detalle mientras ojeaba unos documentos que CEO había plastificado para mostrar a los periodistas: "Vemos a trabajadores de la Comisión que se toman un año sabático, se van a un bufete de abogados, donde hacen *lobbies* para empresas, y después vuelven a la Comisión. Vemos a gente con mucho poder político trabajando en bufetes de abogados, pero no sabemos para quién trabajan." Pedir según qué

---

[433] Entrevista con la autora.

[434] Vía correo electrónico con la autora.

documentos a la UE no siempre es fácil, me indicó, a veces tardan en llegar y cuando llegan muchas líneas son difíciles de leer. "Este, por ejemplo" (y me enseñó un mensaje que había sido prácticamente borrado), "tiene que ver con la correspondencia entre empresas de tabaco y la dirección general de Comercio sobre el TTIP."

"¿Y cuál es el *lobby* más poderoso?", le pregunté a Verheecke.

"El *lobby* de finanzas es el más poderoso en Bruselas. Hay casi cuatro lobbistas por un funcionario que trabaja en finanzas. Son 400 funcionarios para 1700 lobbistas", una información obtenida, me comentó, de la ONG Finance Watch,[435] creada en 2010 a partir de una iniciativa de un grupo de eurodiputados preocupado porque determinadas propuestas de reformas pudieran ser debilitadas o reformadas por el *lobby* de la industria.

"TODO PARECE NEUTRAL"

Un registro de transparencia voluntario se puede criticar precisamente por eso, por ser voluntario y no obligatorio, pero Belén Balanyá ensancha esta valoración: "Los gastos no se pueden verificar. Yo uso las cifras registradas, pero no se pueden verificar al 100% [...] Por ejemplo, hay grupos que declaran 5 millones de euros de gastos anuales cuando el año anterior habían declarado 50.000 millones [...] Además, las firmas de relaciones públicas no tienen que especificar para quién trabajan."

Dejando datos al margen, ¿cuál es la principal estrategia que siguen los lobbistas de la industria para conseguir sus objetivos? Para Balanyá, una de las que tiene más éxito, "es decir, que con una determinada regulación se van a perder muchos puestos de trabajo. Y pagan a firmas consultoras para que les hagan el correspondiente estudio. Todo parece neutral". Un argumento muy fuerte, sin duda.

Jordi Sebastià explica en su libro que, siendo eurodiputado por Compromís, recibió la visita de una delegación de Ford of Europe, que, por cierto, tuvo lugar poco antes de una votación muy importante en el Parlamento "relacionada con la modificación de los límites

---

[435] http://www.finance-watch.org

de emisión de gases contaminantes por los motores de gasoil".[436] La Comisión Europea, después del escándalo de Volkswagen, "optó por modificar 'temporalmente' el sistema y rebajar los límites de contaminación, de manera que los vehículos de Volkswagen y otras marcas que estaban emitiendo entraran dentro de los términos permitidos: no solo no se castigaba al defraudador, sino que se adaptaba la legislación para que, formalmente, dejara de serlo".

Los representantes de Ford enseñaron al exalcalde de Burjassot "sus estudios", que "discrepaban respecto a los oficiales". En pocas palabras, decían que la contaminación diésel no era un riesgo tan grave para la salud. También le hablaron de sus planes de expansión y, claro, de inversión en plantas de producción como la de Almussafes, Valencia, que el eurodiputado valenciano conocía muy bien.

A pesar de la presión, Sebastià no podía olvidar "las 75.000 personas que según la Agencia Europea de Medio Ambiente morían de forma prematura a causa de la contaminación por dióxido de nitrógeno, el principal contaminante emitido por los motores de gasoil, en toda Europa". ¿Y qué votó finalmente Sebastià? "Finalmente, me mantuve firme y voté contra la propuesta de la Comisión [...] Crear —si es que finalmente se creaban— puestos de trabajo a cambio de envenenar el aire y esquivar la ley para sacar beneficios económicos era hacer todo lo contrario de lo que yo defendía: una economía supeditada a la justicia y el respecto al medio ambiente." Pero la propuesta de la Comisión salió adelante: "La amenaza, más cercana al chantaje, de la pérdida de puestos de trabajo —real o ficticia— funcionó una vez más."

El libro de Sebastià se publicó en septiembre de 2017. Dos meses después, Ford anunció una inversión, en los próximos años, de 750 millones de euros en la planta de Almussafes para la producción del modelo Ford Kuga.[437] Durante la presentación, el directivo de Ford destacó lo importante que había sido a la hora de tomar esa decisión "la colaboración y disposición de los gobiernos valenciano y español".

---

[436] *Quadern de l'Europa trista*. Bromera, 2017.

[437] Cristina Vázquez. "Ford invertirá 750 millones de euros en Valencia para su próximo Kuga". *El País*, 16 noviembre 2017.

Haciendo otro repaso al Registro de Transparencia, leo, al cierre de este libro, que Ford Motor Company tiene 3 lobbistas registrados.[438] En 2017 estimaron sus costes anuales entre 500.000 y 599.999 euros. Ese año, a partir de datos de LobbyFacts,[439] la compañía mantuvo 19 reuniones con la Comisión.

Otra maniobra lobbista que se apunta desde el Observatorio Corporativo Europeo es "alargar un tema el máximo tiempo posible y realizar contraestudios pagados por las industrias. Esto ya se vio con el *lobby* del tabaco. Se dieron cuenta de que los políticos pueden conocer las leyes, pero no saben mucho de ciencia. Y pagaban a científicos y, cuando salía un científico contra el tabaco, salía otro desmintiendo al primero. Una forma de hacer que también la hemos visto con el cambio climático y los alteradores hormonales".[440]

Disfunciones del sistema democrático

Cuando la eurodiputada Michèle Rivasi estableció una relación cercana de la Comisión Europea con la industria del plástico, química y farmacéutica durante la entrevista, de inmediato añadió que por eso "es clave" que todos los estudios científicos sean "científicos y transparentes, abiertos a todos los expertos en Europa". Porque hablar de científicos y transparencia es dar otra vuelta de tuerca a la ya de por sí enredada madeja lobbista. Es hablar de *sound science*, parece ciencia pero en el fondo no lo es.

"Desde el tabaco en la década de 1950 hasta el cambio climático en la actualidad, existe una larga historia de intentos de 'fabricar dudas' acerca de la evidencia científica que demuestra los efectos perjudiciales de sus productos [...] La industria está reciclando esta falsa idea de 'solidez científica' para montar un ataque constante contra el sistema de seguridad alimentaria de la UE, incluyendo el principio de precaución", manifiesta Stéphane Horel en *Un asunto tóxico*, resumen en castellano de *Intoxication*.

---

[438] Registro de Transparencia (http://ec.europa.eu/transparencyregister/public/consultation/displaylobbyist.do?id=21851435137-02&isListLobbyistView=true).

[439] https://lobbyfacts.eu/representative/a069dd95ce0e40888516f9d542d9df1d/ford-motor-company

[440] Entrevista de la autora con Lora Verheecke.

Para Horel, los perturbadores hormonales, además de ser "un tema muy importante para los periodistas: uno de los mayores problemas de salud ahora y en el futuro", también "es un tema político transcendental porque muestra las disfunciones del sistema democrático de la UE y cómo los que han de tomar decisiones no asumen el estado de la ciencia con el fin de proteger al público y al medio ambiente".

Deformación de la ciencia e intereses comerciales era el eje del duro manifiesto-denuncia firmado por un centenar de científicos publicado por el diario *Le Monde* en 2016. Las personas signatarias hacían un llamamiento a Europa y a la comunidad internacional para que actuaran a favor de una buena regulación de las sustancias químicas disruptoras, al mismo tiempo que alertaban de la "fabricación de la duda" por parte de la industria. Así empezaba: "Durante décadas, la ciencia ha sido objeto de ataques cada vez que sus descubrimientos cuestionan actividades comerciales o intereses establecidos. La evidencia científica ha sido brutalmente distorsionada por personas que niegan la ciencia o que están financiadas por intereses industriales, con el objetivo de crear una falsa impresión de controversia. Esta fabricación de la duda ha retrasado acciones preventivas, con graves consecuencias para la salud de la población y el medio ambiente."[441]

En esta tribuna, este grupo de expertos veía similitudes en la batalla por la protección del clima con el enfrentamiento que se estaba librando por reducir los químicos que alteran el sistema endocrino. "Nunca antes nos hemos enfrentado a una mayor carga de enfermedades hormonales, como cánceres de mama, testículos, ovarios y próstata, desarrollo cerebral comprometido, diabetes, obesidad, testículos no descendidos, malformaciones del pene y mala calidad del semen [...] Varias sociedades científicas reconocidas han señalado que estos productos químicos, llamados *disruptores endocrinos*, representan una amenaza para la salud mundial. Entre ellos se encuentran los retardantes de llama en muebles y equipos electrónicos, plastificantes en artículos de plástico y en productos para el cuidado personal y pesticidas que se encuentran como residuos en nuestros

---

[441] "Perturbateurs endocriniens: halte à la manipulation de la science". *Le Monde*, 29 noviembre 2016. Versión en inglés: "Let's stop the manipulation of science".

alimentos", denunciaban. Al mismo tiempo, alertaban que se estaba utilizando la misma estrategia que en su día había utilizado la industria tabaquera: contaminar el debate y confundir al público a partir de una controversia científica inexistente.

La publicación de esta contundente e inusual tribuna coral la justificaban de esta manera: "Creemos que ya no es aceptable permanecer en silencio. Como científicos, tenemos la obligación de participar en el debate e informar al público [...] Nos preocupa que las opciones regulatorias propuestas por la Comisión Europea estén muy por debajo de lo necesario para protegernos a nosotros y a las generaciones futuras."

Entre las firmas principales, la de Andreas Kortenkamp (Reino Unido), Barbara Demeneix (Francia), Åke Bergman (Suecia), Philippe Grandjean y Naomi Oreskes (EEUU), Jean-Pascal van Ypersele (Bélgica)... Además de Marieta Fernández y Nicolás Olea, de la Universidad de Granada, y Ángel Nadal, de la Universidad de Elche.[442] La aportación de Nadal en el campo de la endocrinología fue destacada durante el centenario de la Endocrine Society de EEUU en 2016.[443] El investigador es el coordinador del grupo asesor de los alteradores hormonales de esta sociedad centenaria que asesora a diferentes organismos internacionales.

Antes de leer, mira quién financia

"¿Por qué? ¿Por qué a pesar de las muchas señales de alerta desde hace tiempo para limitar la exposición de la población a sustancias químicas que interfieren en el funcionamiento hormonal se han llevado a cabo pocas acciones efectivas?", se pregunta el periodista científico de *Le Monde* Stéphane Foucart en el libro *La fabrique du mensonge.*[444]

"La respuesta es simple", se responde. Siguiendo de alguna manera lo ocurrido con el uso del amianto en los años 1980 y 1990 —en

---

[442] "El profesor Ángel Nadal, premio Alberto Sols 2017 de investigación de la Sociedad Española de Diabetes". Universidad Miguel Hernández, 20 marzo 2017.

[443] www.endocrine.org

[444] *La fabrique du mensonge. Comment les industriels manipulent la science et nous mettent en danger.* Éditions Denoël, 2013.

España se prohibió en 2002—, "los industriales siempre se sientan, directa o subsidiariamente, en las asambleas donde se examina y discute la ciencia, y donde toma la forma en que finalmente se presenta al público, los medios y los líderes políticos […] Una ciencia bajo control es una ciencia que representa la naturaleza de una manera profundamente distorsionada".

Foucart habla de "fabricar la duda" y "crear la incertidumbre" por parte de algunos estudios encargados por la industria y de esta manera, antes de reglamentar, realizar más estudios que necesitan más tiempo. Sobre "la duda" volveremos a hablar en este mismo capítulo.

En todo proceso científico, preguntar y responder es el pan de cada día, por eso la investigadora Ana Soto, de la Universidad Tufts, de Boston, apela al "deber moral de la clase científica pagada por los contribuyentes".[445] Soto es una de las primeras científicas que ha investigado el tema de los alteradores hormonales. A principios de los años noventa, la prensa española ya se hizo eco de un estudio científico que asociaba los plásticos con el posible aumento de cánceres y desarreglos sexuales.[446] La nueva vía de investigación había sido posible gracias a los descubrimientos de Ana Soto y Carlos Sonnenschein. La información indicaba, además, que "más duro fue" cuando el profesor David Felman, de la Universidad de Stanford, descubrió una nueva molécula estrogénica que se identificó como "bisfenol, que también demostró tener una función biológica similar a las hormonas sexuales femeninas".

Con una larga carrera, la doctora Soto fue una de las firmantes de la Declaración de Wingspread de 1991.[447] Dos años después, Soto, junto a Theo Colborn y el endocrinólogo Frederick vom Saal, de la Universidad de Missouri, seguían alertando de las consecuencias para la salud humana y animal por la gran cantidad de químicos disrup-

---

[445] Prólogo del libro *Losing our minds*, de Barbara Demeneix.

[446] Alejandro V. GARCÍA. "Una investigación asocia los plásticos con cánceres y desarreglos sexuales". *El País*, 18 julio 1993.

[447] "Declaración Wingspread". Environmental Research Foundation, 18 diciembre 1991.

tores hormonales vertidos en el medio ambiente desde la Segunda Guerra Mundial.[448]

Si Soto hacía un llamamiento al deber moral de los científicos pagados por los contribuyentes, el diario británico *The Guardian*, en 2016, pedía a sus lectores algo inusual: "Antes de leer otro estudio de salud, compruebe quién financia la investigación".[449] La noticia se hacía eco de un estudio reciente que había desvelado que la industria del azúcar había pagado a científicos en los años sesenta del siglo pasado para que implicaran la grasa saturada y no el azúcar como causa de enfermedad del corazón. Una información sorprendente pero que, según la periodista, es más común de lo que los consumidores pensamos.

El artículo también incluía un apartado dedicado a Monsanto y otras empresas agrobiotecnológicas que "han reclutado académicos y les han pagado en forma de subvenciones y viajes para defender públicamente la seguridad de los herbicidas utilizados en cultivos genéticamente modificados",[450] a partir de unos correos electrónicos privados descubiertos por la ONG norteamericana US Right To Know.

Más Maquiavelo en Bruselas

Otro toque de atención que invita a reflexionar sobre la fortaleza de nuestra democracia viene desde un informe de las Naciones Unidas que en 2017 focalizaba en el derecho de las personas a la alimentación y el impacto del uso indiscriminado de los pesticidas en la salud humana y el medio ambiente.[451] En el apartado "Papel fundamental del sector privado", punto 89, se menciona que "los científicos que dan a conocer riesgos para la salud y el medio ambiente en detrimento de los intereses de las empresas pueden ver su reputación, e incluso su propia persona, gravemente amenazadas. Uno de los ejemplos más

---

[448] "Developmental effects of endocrine-disrupting chemicals in wildlife and humans". *Environmental Health Perspectives*, octubre 1993.

[449] Alison Moodie. "Before you read another health study, check who's funding the research". *The Guardian*, 12 diciembre 2016.

[450] https://usrtk.org

[451] "Report of the Special Rapporteur on the right to food". ONU, 24 enero 2017 (versión en castellano: http://www.refworld.org/cgi-bin/texis/vtx/rwmain/opendocpdf. pdf?reldoc=y&docid=58ad94864).

prominentes son las medidas emprendidas por Novartis (posterior-mente Syngenta), productor de atrazina, que se embarcó en una campaña de desprestigio de la clase científica cuyos estudios sugerían que ese plaguicida incidía negativamente en la salud y el medio ambiente".

En el punto 86, el documento señala que tres "fusiones recientes" han dado lugar a "tres únicas corporaciones poderosas" como Monsanto y Bayer, Dow y Dupont, y Syngenta y ChemChina, que controlan "más del 65% de las ventas mundiales de plaguicidas" y "prácticamente el 61% de las ventas comerciales de semillas". Y en el punto 88 se denuncia que "Bayer y Syngenta siguen negándose a divulgar sus propios estudios, en los que se ponen de manifiesto los efectos nocivos de sus plaguicidas para las abejas melíferas en altas dosis". Esta última afirmación se reforzaba con una nota a pie de página que remite al artículo "Pesticide manufacturers' own tests reveal serious harm to honeybees", publicado por Damian Carrington en el portal de información europea EurActiv el 22 de septiembre de 2016.

A la hora de manipular la ciencia, el libro *Bending science*, de dos profesores de la Universidad de Texas,[452] se refiere al arte, por ejemplo, de intimidar a aquellas personas que producen una información dañina para determinados intereses. Y al arte de manipular las percepciones públicas sobre la ciencia creíble.

En definitiva, el arte de ser manipulados sin ser conscientes de ello. Una de las 10 estrategias de manipulación a través de los medios elaboradas por el lingüista y filósofo norteamericano Noam Chomsky (Filadelfia, 1928) es "conocer a los individuos mejor de lo que ellos mismos se conocen".[453] Para Chomsky, "los avances acelerados de la ciencia han generado una creciente brecha entre los conocimientos del público y aquellos poseídos y utilizados por las élites dominantes". De esta forma, "el sistema ha conseguido conocer mejor al individuo común de lo que él se conoce a sí mismo". Otra de las estrategias descritas por el profesor es la utilización "del aspecto emocional" más que la reflexión a la hora de "implantar ideas", así como mantener al público en la ignorancia y la mediocridad y reforzar la autoculpabili-

---

[452] Thomas O. McGarity y Wendy Wagner. *Bending Science. How special interests corrupt public health research*. Harvard University Press, marzo 2012.

[453] Noam Chomsky. "Las 10 estrategias de manipulación mediática".

dad y, de este modo, "en vez de rebelarse contra el sistema económico, el individuo se autodesvalida", y uno de sus efectos es la "inhibición de su acción". Chomsky, conocido como la conciencia crítica de los Estados Unidos, subraya también la táctica de "crear problemas y después ofrecer soluciones" y, como ejemplo, "crear una crisis económica para hacer aceptar como un mal necesario el retroceso de los derechos sociales y el desmantelamiento de los servicios públicos".

¿Maquiavelo en Bruselas? *More Machiavelli in Brussels* asesta el título del libro del profesor de Ciencias Políticas de la Universidad Erasmus de Rotterdam Rinus van Schendelen,[454] que ofrece una visión muy diferente a la del veterano intelectual de izquierdas Noam Chomsky. En *Más Maquiavelo* se describe un laberinto que siempre ofrece un camino a un destino deseado, y donde a veces "se crean falsas ONG para conseguir el rostro más amigable de la sociedad civil".

Para desenvolverse con soltura en la intrincada Bruselas de las instituciones, Van Schendelen recomienda saber tocar de forma inteligente determinados resortes. ¿La clave? Dominar el juego de la triple P. En la primera P, de Procedimientos y Principios, hay que conocer cómo funciona la toma de decisiones, las fechas límite, las reformulaciones. Requiere mucho trabajo previo, como una partida de ajedrez. Las prisas no son buenas. Aquí, claro, también hay mucho espacio para la manipulación.

En la segunda P, la de Posiciones, hay que conocer los comités, los grupos de trabajo, adquirir posiciones estratégicas o al menos evitar que la oposición consiga estas posiciones. A menudo, la mejor posición no está en las altas esferas, sino que es aquella que tiene un control diario del tema.

Y, finalmente, el dominio de la P de Personas, establecer amistades con aquellas personas, o con sus amigos, que tienen la capacidad de influir. Una buena amistad en un puesto clave es muy beneficiosa. Van Schendelen asegura que no hay nada nuevo en este malabarismo de la triple P, que es un "comportamiento político clásico", y remite a Maquiavelo, con una gran ambición por ganar y nunca perder y persona constante en su estudio de la arena y en su prudencia.

---

[454] Rinus VAN SCHENDELEN. *More Machiavelli in Brussels. The art of lobbying the EU*. Amsterdam University Press, 2003.

Nacido en Florencia en 1469, Nicolás Maquiavelo estudió jurisprudencia. Lector empedernido, es el autor de una pequeña obra maestra, *El príncipe* (1513), un auténtico manual para el ejercicio del poder que escribió durante un contexto personal muy duro, ya que había perdido su trabajo, su posición social y su prestigio: "Los hombres, en general, juzgan más con los ojos que con las manos. Todos pueden ver, pero pocos tocar. Todos ven lo que parece ser, pero pocos saben lo que eres, y estos pocos no se atreven a oponerse a la opinión de la mayoría, que se escuda detrás de la majestad del Estado." Artimañas de hace 500 años pero que de alguna manera hace suyas la protagonista de la película *Miss Sloane*, que con frialdad diseña el contraataque. Hacer *lobby*, para la imperturbable Sloane, también "consiste en lograr sorprenderlos y que no te sorprendan a ti". Creo que Mister Kerneis también estaría de acuerdo con esta apreciación.

ATRAPAR LA PSIQUE DEL PÚBLICO

El dominio de las relaciones públicas es una herramienta imprescindible para moverse en la poderosa Bruselas. "Contrate a un mánager de relaciones públicas experimentado para influir en la opinión pública [...]. Elija a alguien que sea capaz de transformar las propuestas legales en mensajes políticos fácilmente comprensibles y de tratar temas difíciles con éxito en sus medios de comunicación nacionales." Esta persona debería tener sobre todo "una amplia red de contactos". Son algunos de los consejos del manual *How to run the European Parliament*, que conseguí en la librería de la Eurocámara[455] y que menciono en el capítulo 1.

Las pericias comunicativas para influir en las decisiones de la ciudadanía vienen de lejos, de hace casi un siglo. Una de las primeras obras sobre acciones de comunicación estratégica es *Cristalizando la opinión pública*, 1923, la primera publicación del austronorteamericano Edwards Bernays (1891-1995), un as de las relaciones públicas. El clarividente Bernays, seguramente haciendo uso de los descubrimientos de su famoso tío neurólogo, Sigmund Freud, fue de los primeros en darse cuenta de la necesidad de atrapar la psique del público para conseguir

---

[455]   Marilyn POLITICAL, 2014.

el éxito de una campaña e urdió diferentes maneras para influir en la masa estableciendo una relación estrecha con las ciencias sociales.

El considerado padre de las relaciones públicas tenía claro que para detener los efectos negativos de los rumores había que ofrecer informaciones positivas e incrementar la venta de los productos. "Algunas empresas mantienen departamentos de Relaciones Públicas cuya función es la de interpretar a la organización ante el público tanto como interpretar al público ante la empresa", comentó el ingenioso Berneys, que se erigió como el defensor para referirse a esta nueva profesión cuya función esencial es "aconsejar a sus clientes sobre cómo conseguir resultados positivos en el campo de las relaciones con sus públicos y mantenerlos apartados de situaciones infortunadas o dañinas".

Para esta especie de gurú, en palabras de Noam Chosmky,[456] el "nuevo problema" era "producir consumidores", porque "no me basta con conocer mi negocio —la producción de un producto en particular—, debo comprender también la estructura, la personalidad y los prejuicios de un público potencialmente universal", escribió en 1928 en su manual *Propaganda*. "La gran empresa tiende a hacerse más grande. Merced a las fusiones y los monopolios, el número de personas con las que entra en contacto directo no deja de crecer. Ello acarrea la intensificación y multiplicación de las relaciones públicas de las empresas […] Si el público se vuelve más inteligente en sus exigencias comerciales, las marcas comerciales darán satisfacción a las nuevas expectativas. Si se harta de los viejos métodos de persuasión que se utilizaban para convencerle de que aceptase una idea o artículo en concreto, sus líderes lograrán llamar su atención de manera más inteligente."

Décadas después de estas afirmaciones, el libro *Europa S.A.*, en el capítulo "Bienvenidos a la Europa de las multinacionales", epígrafe "Fusionmanía", advertía que "hoy, cuando los noventa han finalizado" —en referencia al siglo pasado—, "las multinacionales europeas se han enzarzado en una carrera frenética para adquirir o fusionarse con sus rivales con el fin de lograr mayores economías de escala". Desde finales de los noventa, "las políticas de la UE de liberación, desregulación y privatización han facilitado las oleadas de fusiones y

---

[456] Edwards BERNAYS. *Propaganda*. Prólogo de Noam Chomsky (https://focalizalaatencion.files.wordpress.com/2011/09/propaganda-por-edward-bernays_es.pdf).

adquisiciones que han dado como resultado la concentración empresarial". Una carrera que no se detendría.

Hablar de *fusionmanía* es hablar, una vez más, de tres alianzas: Monsanto-Bayer, Dow Chemical - DuPont y ChemChina-Syngenta, que "coparían más de la mitad del volumen mundial de un mercado que mueve unos 85.000 millones de euros", informó en 2017 la agencia EFE.[457]

Las mujeres, como grupo social importante, interesaban y mucho al sobrino de Freud: "No puedes convencer a una generación entera de mujeres de que se pongan faldas largas, pero quizá sí logres convencerlas de que se vistan con vestidos de cola para las cenas de gala con la ayuda de los líderes de la moda."[458] Viendo el potencial de las mujeres organizadas en todos los ámbitos de la sociedad, el experto les dedicó el capítulo "Actividades de las mujeres y propaganda": "Siguen" —se refiere a las estadounidenses— "teniendo intereses y actividades especiales en el seno de la masa [...] La campaña por el sufragio sirvió, como mínimo, para mostrar las posibilidades que brinda la propaganda cuando se pretenden alcanzar ciertos objetivos [...] Pero también existen terrenos al margen de la política donde las mujeres han podido y pueden dejar sentir su influencia con fines sociales [...] Cuando se organizan y cobran conciencia de la poderosa influencia que pueden ejercer sobre su entorno, las mujeres pueden utilizar su recién adquirida libertad de muchísimas maneras y convertir el mundo en un lugar mejor donde vivir."

Uno de los clientes de Bernays fue la compañía norteamericana de tabaco Lucky Strike, que le pidió consejo para aumentar sus ventas en la década de 1920, una época en la que las mujeres no fumaban en público.

El ingenioso padre de la propaganda moderna organizó la llamada "antorcha de la libertad" con la intención de acabar con la prohibición de fumar en público. La campaña relacionaba los cigarrillos Lucky Strike con el movimiento de liberación de la mujer, con la igualdad de género. Para fortalecer esta idea, pagó a un grupo de mujeres jóvenes

---

[457] "China aprueba la compra de la firma suiza de semillas y pesticidas Syngenta por ChemChina". *El País*, 12 abril 2017.

[458] *Propaganda*. Capítulo: "Los negocios y el público".

que caminaron por la Quinta Avenida de Nueva York con "antorchas de libertad" —léase cigarros— entre los dedos, una imagen provocativa que, evidentemente, captaron los fotógrafos de la época.[459] El mensaje era claro, conciso y directo: mujeres rebeldes, a fumar.

Bernays hizo diana con esta campaña, vista como un acto de rebeldía por parte de las mujeres que hacía poco habían conseguido el derecho a votar. Las mujeres conseguían inhalar el humo de la rebeldía, de la protesta. El inventor de la propaganda y las relaciones públicas convirtió un pitillo en un acto de liberación de la mujer, vista en realidad como un interesante mercado a explotar, como puro objeto de mercantilización.

A lo largo de su carrera, el astuto Bernays favoreció el uso de avales de líderes de opinión, médicos, celebridades y otros expertos para cimentar los argumentos de sus clientes y recurrió a encuestas que favorecían los productos que le interesaba vender.[460] "Las relaciones públicas, utilizadas efectivamente", escribió en 1971, "ayudan a validar un principio subyacente de nuestra sociedad: la competencia en el mercado de ideas y cosas."

El también periodista ganó muchísimo dinero y ofreció sus consejos a importantes empresas y gobiernos. Influir en las emociones del grupo era una de sus tácticas de manipulación y la propaganda, una herramienta que "nunca desaparecerá". Propaganda efectiva a nivel político y en todo lo que destaca en el plano social. "Las personas inteligentes deberán reconocer que la propaganda es el instrumento moderno con el que luchar por objetivos productivos y contribuir a poner orden en medio del caos", decía esta mente lúcida que se apagó a los 103 años de edad.

La vulnerabilidad de la duda

La ciencia, me han dicho en numerosas ocasiones durante la elaboración de este libro, es un proceso en continuo descubrimiento. Que bebe de muchas fuentes, de muchas evidencias bien elaboradas, contrastadas, de años de investigaciones, de conocimientos. Que siempre

---

[459] *El siglo del individualismo: 1°. Máquinas de felicidad.* YouTube.

[460] "Edwards Bernays, 'father of Public Relations' and leader in opinion making, dies at 103". *The New York Times*, 10 marzo 1995.

deja una puerta abierta a una nueva respuesta bien documentada. La ciencia está llena de referencias. El problema no son las industrias o las grandes corporaciones que defienden determinados intereses, sino que la ciencia pueda actuar con total independencia. Que la salud y el bienestar de las personas, los animales y el medio ambiente, en un planeta cada vez más desajustado y vulnerable, sean el único *leitmotiv* de las políticas públicas.

"La duda es crucial en la ciencia", se indica en el libro *Merchants of doubt (Mercaderes de la duda)*,[461] pero al mismo tiempo es lo que hace a la ciencia "vulnerable a la tergiversación". Es una manera de utilizar "la ciencia contra ella misma". Para sus autores, los historiadores científicos Naomi Oreskes, una voz influyente en el cambio climático, y Erik M. Conway, el eslogan "Doubt is our product" fue utilizado por la industria del tabaco en 1969, y esa "duda" se utilizaría de nuevo en los noventa, cuando la atención se centró en el tabaquismo pasivo.

La clase científica está en una "posición delicada", alertan Oreskes y Conway, y no suele saltar a la arena de los medios de comunicación para defender un planteamiento. Si lo hace, puede ser acusada de "politizar la ciencia" y, de esta manera, "comprometer su objetivo". La clase científica está en medio de una disyuntiva, la demanda de objetividad sugiere que se mantenga distanciada de disputas, pero si no se involucran nadie podrá conocer una visión objetiva del asunto.

Los dos autores de *Mercaderes de la duda* son conscientes de que "todos necesitamos entender mejor lo que es realmente ciencia, cómo reconocer la ciencia real cuando la vemos y cómo separarla de la basura". Como no tenemos conocimientos científicos, debemos confiar en nuestras personas expertas, pero no darles una carta en blanco, "hay que preguntar sus credenciales, su pasado y su actual investigación", así como las fuentes que las financian.

La científica Angeliki Lyssimachou, de PAN-Europe, admite que "hablar de disruptores endocrinos es muy complicado. Es algo que, además de que no se ve ni se huele, no se sabe la cantidad que se consume. Pero si continuamos así" —se refiere a negar las evidencias— "vamos a perder la información que tenemos [...] Las decisiones se

---

[461] Naomi ORESKES y Erik M. CONWAY. Bloomsbury Press, 2010.

tienen que tomar de forma independiente del dinero que vas a ganar. Y los científicos tienen que ser independientes, neutrales", aunque reconoce que "los fondos de investigación están disminuyendo" y eso "obliga a algunos científicos a trabajar para la industria".[462]

"Rachel Carson no estaba equivocada"

En 1964, la científica Rachel Carson murió de forma prematura por culpa del cáncer pero todavía hoy, más de medio siglo después, se puede encontrar información en internet contra su último libro en términos muy duros. En 2007, con motivo del centenario de su nacimiento, Safechemicalpolicy.org publicó un artículo en el que criticaba el "legado peligroso" de Carson, que "con su extrema retórica" había generado "una cultura del miedo" sobre unos químicos que pueden mitigar el dolor e incluso salvar la vida de enfermos con malaria.[463] La queja central era que "muchas naciones frenaron el uso del pesticida DDT para el control de la malaria porque Carson creó temores infundados sobre la sustancia química".

El texto se acompañaba de una fotografía, de la que no se especificaba la procedencia, pero que podía haber sido realizada en cualquier poblado africano, en la que se ve un médico atendiendo a un bebé llorando sobre la falda de su madre. En el margen derecho, debajo de la etiqueta "Rachel estaba equivocada", un puzle de pequeñas fotos en blanco y negro de niños y niñas de Uganda que, según se puede leer, murieron de malaria en 2005. A su lado, entradas del tipo "¿Quién fue Carson?", "Víctimas", "Críticas"…

"Rachel estaba equivocada" es el título también de una columna de opinión publicada en The Competitive Enterprise Institute de Washington[464] con motivo del cincuentenario de la publicación de *Primavera silenciosa*. Sus ideas principales eran el "legado antipesticida" de Carson y "la importancia de los químicos diseñados para proteger la producción del cultivo".

---

[462] Entrevista con la autora.

[463] "Rachel Carson's dangerous legacy", 1 marzo 2007.

[464] Angela Logomasini. "Rachel was wrong", 30 noviembre, 2012 (https://cei.org/issue-analysis/rachel-was-wrong).

Lo que planea en el fondo del ataque a Rachel Carson, en opinión de Oreskes y Conway, es que todavía hoy, en pleno siglo XXI, hay un debate sobre el pesticida DDT porque no ha habido un acuerdo científico sobre esta cuestión. "El juego aquí, como antes, fue defender una extrema ideología del mercado libre." El impacto mundial de la investigación de Rachel Carson, que orientó hacia una regulación legal el DDT, es otra de las razones que esgrimen.

Un importante estudio estadounidense de largo recorrido, basado en muestras de sangre de mujeres embarazadas y, años después, analizando cuántas de sus hijas habían desarrollado o no un cáncer pasada la cincuentena, dio como resultado que mujeres expuestas a determinados niveles de DDT cuando estaban en el seno materno tienen un riesgo mayor de desarrollar un cáncer de mama cuando son adultas.[465]

A partir de los resultados de este "trabajo detectivesco", entre otras investigaciones, Oreskes y Conway afirman que "Rachel Carson no estaba equivocada".

En el capítulo "El estruendo de un alud" de *Primavera silenciosa*, Carson hizo mención de las consecuencias de la resistencia a la malaria y otras enfermedades: "Un brote de fiebre amarilla en Trinidad en 1954 siguió al fracaso del control del mosquito vector que se había mostrado resistente al tratamiento. Ha habido estallidos de malaria en Indonesia e Irán. En Grecia, Nigeria y Liberia los mosquitos continúan albergando y transmitiendo el parásito de la malaria [...] La disminución de conjuntivitis agudas en Egipto, conseguida asimismo mediante el control temporal de las moscas, no duró más allá de 1950 [...] El mosquito doméstico ordinario [...] es ahora resistente a diversos insecticidas, entre los que figura el DDT [...] Las rociaduras eliminan a los débiles. Los únicos supervivientes son los insectos que poseen alguna cualidad innata que les permite librarse del daño." Estos y otros ejemplos intentaban contestar la pregunta: "¿Pueden los insectos hacerse resistentes a las fumigaciones?"

---

[465] Barbara A. COHN *et al.* "DDT exposure in utero and breast cancer". *The Journal of Clinical Endocrinology & Metabolism*, junio 2015 (https://www.ncbi.nlm.nih.gov/pmc/articles/PMC4524999).

El arbolito

En el barrio europeo de Bruselas, delante de un trozo de muro de Berlín, en la Rue Wiertz, en las inmediaciones del edificio Altiero Spinelli, sede del Parlamento Europeo, un arbolito reposa sobre una inscripción en granito en la que destaca una estrella amarilla y las letras "SEAP". En lo que parece un discreto memorial, inaugurado en 2001 por la francesa Nicole Fontaine, en aquella época presidenta del Parlamento —la segunda mujer en conseguir este cargo después de la también francesa Simone Veil—, y Freddy Thielemans, entonces alcalde de Bruselas, se puede leer: "Los asuntos importantes deben ser resueltos mediante la discusión y la decisión, con determinación, paciencia y dedicación." SEAP o Asociación de Profesionales de Asuntos Europeos es uno de los grupos que representa a los profesionales del *lobby* empresarial en Bruselas. A veces la piedra aparece "manchada" con un adhesivo anti TTIP, anti CETA o anti *lobby*.

La razón de ser de SEAP, desde su creación en 1997, "ha sido prevenir cualquier tipo de regulación vinculante sobre el *lobby*", escribió Belén Balanyá en 2006.[466] En este mismo artículo, Balanyá ya constataba que "el *lobby* en Washington DC es famoso por sus maneras agresivas, en contraste con el tono más conciliatorio de Bruselas", pero que la diferencia cada vez "es menor".

SEAP, según CEO, se mostró contraria a un registro de *lobbies* obligatorio[467] que había intentado implantar el estonio Siim Kallas, comisario de Asuntos Administrativos, Auditoría y Lucha contra el Fraude. Kallas fue el primer comisario que mostró interés por el trabajo de CEO, incluso recibió en su oficina a una representación de esta organización con un ejemplar de la guía *Lobby Planet* en la mano.[468]

En 2008, tras un largo y difícil debate durante tres años, Kallas, después de renunciar a su idea inicial, anunció el establecimiento de un registro voluntario de los grupos de presión de la Comisión: "Hace

---

[466] *Pueblos*, n° 22, especial Multinacionales. Julio 2006.

[467] "SEAP rejects NGOs request for registration and reporting requirements". Bruselas: CEO, 26 octubre 2004.

[468] *Los negocios de Bruselas*. Documentos TV.

tres años propuse establecer un registro de grupos de presión para fomentar la transparencia [...] Y hoy se abre este registro. Hemos propuesto la solución voluntaria porque estaba, y estoy convencido, de que es lo mejor para todos. Y creo que hoy es un momento muy importante de cambio cultural."

Once años después de esta declaración, en febrero de 2019, el Parlamento Europeo aprobaba —con 380 votos a favor, 224 en contra y 26 abstenciones— una reforma de las normas para conseguir una mayor transparencia.[469] El laborista británico Richard Corbett fue el ponente de dicho texto, que necesitaba 376 votos positivos para salir adelante. Se consiguió por muy poco. El objetivo es hacer públicas aquellas reuniones de eurodiputados que ejercen de ponentes y presidentes de comisiones con los representantes de grupos de presión en el Registro de Transparencia.

---

[469] Silvia Martínez. "La Eurocámara se compromete a aumentar la transparencia frente a los lobis". *El Periódico*, 31 enero 2019.

CAPÍTULO 7
LA CIENCIA DE LA DIFERENCIA

A la cita con la médica especialista Carme Valls-Llobet había llegado antes de lo previsto. La culpa, una rectificación de última hora que yo no había leído a tiempo. Así que, mientras preparaba la grabadora y la libreta, la endocrinóloga acababa de atender a una paciente con sensibilidad química, enfermedad que, según me comentó más tarde, la había obligado a cambiar de residencia.

Acomodada en una sala repleta de libros, música y recuerdos, descubrí con sorpresa un volumen de Maimónides. Detuve mi mirada en "el más grande" —me había comentado con emoción un judío ultraortodoxo que cuatro años antes había entrevistado en Jerusalén durante la elaboración de mi penúltimo libro, *Orgullosas y asfixiadas*—[470] mientras cacé al azar: "¿Qué tomas ahora?"

El "baño de arcilla y crema de veneno de abeja" recomendado por la endocrinóloga a su paciente por Skype se trabó con la reflexión humanista del sabio y médico Ramban, conocido como Maimónides, nacido en la Córdoba del siglo XII: "Que yo no vea en el paciente más que un prójimo aquejado de dolor." Y con la de otro médico y pensador del siglo pasado, el doctor Jordi Gol i Gurina (Barcelona, 1924-1985), el "médico de las personas", se autodefinía, y del que a Valls-Llobet le gusta recordar su definición de salud: "aquella manera de vivir que es autónoma, solidaria y gozosa".[471]

---

[470] *Orgullosas y asfixiadas. Mujeres que abrazan o huyen del judaísmo ultraortodoxo.* Lectio Ediciones, 2012.

[471] *Mujeres, salud y poder.* Cátedra, 2009.

En marzo de 2018, durante la presentación de su último libro, *Medio ambiente y salud. Mujeres y hombres en un mundo de nuevos riesgos*,[472] y acompañada de un público mayoritariamente femenino, la especialista subrayó que ya en 1994 —el año en que un grupo de trabajadoras del hospital de la Vall d'Hebron de Barcelona se intoxicó por exposición a plaguicidas— se percató del problema de este tipo de sustancias, pero que la OMS no se dio cuenta de que existían hasta el año 2012.

Nacida en el barrio barcelonés de Gràcia y exdiputada del Parlament de Catalunya de 1999 a 2006, hace casi treinta años que Valls-Llobet empezó a centrar su atención en algo tan insólito en aquella época como era la perspectiva de género en la salud. Esta "feminista de la salud", así se considera, está al frente del programa Mujer, Salud y Calidad de Vida y es vicepresidenta de la ONG científica Centro de Análisis y Programas Sanitarios (CAPS) de Barcelona. "Falta ciencia de la diferencia", denunció en una entrevista, preocupada desde hace décadas por la influencia de químicos alteradores hormonales en la salud humana y de forma particular en las mujeres.[473]

Acabada la visita por Skype y apagado el ordenador, la médica se sentó a mi lado para explicarme cuál es el problema desde su punto de vista: "La mayoría de productos químicos que hay en este momento y que afectan a la salud humana son productos estrogénicos. El estrógeno es la hormona femenina. Antes, cuando llegabas a la menopausia, se acababan los estrógenos. Era como una tregua para el pecho, para que no padeciera cáncer de mama. Ahora, cuando comes lechuga o acelgas, continúan entrando estrógenos. Hay una agresividad que antes no existía. Son unos estrógenos que no tienen ninguna utilidad, es una entrada de hormonas descontrolada." Valls-Llobet también se refirió al hecho de que cada vez había más mujeres afectadas con tiroiditis autoinmune —que puede causar hipotiroidismo— después de la menopausia.

"¡Ay, la menopausia!", suspiré para mis adentros, tan mundana y a la vez tan lejana de tan desconocida que es. Menopausia, del griego

---

[472] Cátedra, 2018.

[473] Raquel QUELART. "Carme Valls-Llobet: 'El estrés nos hace más vulnerables a los tóxicos'". *La Vanguardia*, 26 mayo 2015.

mens —'mensualmente'— y *pausi* —'cese'—, cuando los ovarios dejan de funcionar y de sopetón entras en la juventud de la vejez, había leído por ahí. ¡Ay, la menopausia!, ese hachazo para los huesos. La ciencia médica, "en los años 1990 hasta 2000, se vio sacudida por la constatación de una diferencia que no había sido estudiada hasta entonces, el brusco descubrimiento de una nueva enfermedad denominada *menopausia*", explica la doctora en su libro *Mujeres, salud y poder*.[474] Y es que las mujeres, como la población infantil, "son especialmente vulnerables a las exposiciones a compuestos químicos del medio ambiente [...], las mujeres, por factores biológicos [...] con mayor contenido de grasa corporal [...] y ventanas de sensibilidad como el embarazo y la menopausia".

Un ejemplo donde Valls-Llobet ha detectado esa "invisibilidad" de las mujeres ha sido en la terapia hormonal sustitutiva aplicada después de la menopausia, vista como un factor de riesgo para la enfermedad cardiovascular y para el cáncer de mama a pesar de que "se introdujo a principios de los años noventa como el paradigma de la prevención del envejecimiento y de la osteoporosis".[475]

La mujer, además, es poseedora de la menstruación y "la glándula tiroidea es la que presenta alteraciones con más frecuencia, sobre todo las relacionadas con patologías autoinmunes". Y las tiroiditis, es decir, la inflamación del tiroides, "también son más prevalentes entre el sexo femenino". Y señala el hipotiroidismo como la patología tiroidea más frecuente, "que incluso en el caso de que sea leve se manifiesta con cansancio, eternamente cansadas, y dolor muscular [...] ¿Por qué el dolor, el cansancio y la falta de vitalidad son todavía invisibles, si existen datos que ponen de manifiesto que son los problemas más frecuentes con los que debe enfrentarse cada día más de un tercio de la población femenina en todo el mundo?".[476]

A las llamadas "ventanas de sensibilidad", la ONG Women in Europe for a Common Future, WECF, en su informe *Women and their*

---

[474] Ediciones Cátedra. Universitat de València - Instituto de la Mujer, 2009.

[475] *Mujeres, salud y poder*. Apartado "El fraude de la terapia hormonal sustitutiva".

[476] *Mujeres, salud y poder*. Apartado "¿Existen diferencias en el enfermar de mujeres y hombres?".

toxic world,[477] añade "factores sociales" en el apartado "Las mujeres son diferentes" porque son las féminas las que han estado y están más expuestas a sustancias químicas en productos de limpieza, de cosmética y de cuidado personal. "WECF[478] somos un grupo que nos conocimos en Bruselas y que queremos alertar sobre los efectos de las sustancias químicas en las mujeres con la intención de que la ONU tome las medidas oportunas", explica Valls-Llobet.

La organización Mujeres en Europa por un Futuro Mejor fue fundada en 1994 a partir de la Cumbre de la Tierra de Río de Janeiro de 1992, porque se dieron cuenta del importante rol de la mujer en el desarrollo de un mundo más sostenible. Energía, salud, químicos, agua, alimentos, derechos... están bajo el escrutinio de esta agrupación femenina que se mueve para conseguir un "futuro común".

El interior del cuello no engaña

"El cuello no engaña", ironizaba la directora, guionista, productora y periodista Nora Ephron (1941-2012), la misma que escribió la comedia de éxito *Cuando Harry encontró a Sally* (1989), aunque su primer guion, firmado seis años antes, fue el drama *Silkwood*, basado en la historia real de Karen Silkwood, interpretada por Meryl Streep, muerta en extrañas circunstancias cuando investigaba las ineficaces medidas de seguridad en la planta de plutonio en la que trabajaba.

Ephron, que estuvo casada con Carl Bernstein, uno de los dos reporteros que destapó el escándalo Watergate, hablaba de desengañarse, que es en el cuello donde las mujeres llevamos escrita nuestra edad y que la edad también hace estragos en nuestro pelo. *Me siento mal por mi cuello* es el título del libro que publicó en 2006, seis años antes de morir a causa de la leucemia. Pero lo que no vio en ese momento la inteligente y mordaz escritora es que el interior de nuestro cuello tampoco engaña, porque es ahí, debajo de la nuez, donde anida esa desconocida glándula con forma de mariposa, la glándula tiroides, que si se altera puede desarrollar *hipo* —cosas de la confianza—, de

---

[477] Daniela ROSCHE. Women in Europe for a Common Future, 2006, p. 13 (http://www.wecf.eu/download/2009/June/19-06-09EN_Women_Toxic_World_Updated2007.pdf).

[478] www.wecf.eu

hipotiroidismo, por citar una de las anomalías. De haber sido consciente de este "detalle", seguro que Ephron habría desarrollado un sarcástico retrato "hipotiroidoico", porque suya es la frase: "Mi madre quería darnos a entender que las tragedias de tu vida un día tienen el potencial de ser historias cómicas en el siguiente."

El cuadro de reacciones por hipotiroidismo se puede completar con una sensación corporal de frío intenso —pero, chica, ¡qué friolera eres!—; un incremento de peso aun comiendo de forma mesurada —dice que come poco y que aun así engorda, ¡ja!, no se lo cree ni ella—; pérdida de memoria —¡uy!, empezamos con simples olvidos, seguimos con demencia senil y...—; disminución de la capacidad de concentración —¡esta mujer está en las nubes!—; tendencia a la depresión —siempre con el humor por los suelos, ¡qué negativa!—; y estreñimiento —yo tengo el mismo problema. Es lo que hay, ¿has probado...?—. Un catálogo de comentarios que suelen ser manifestados, exacto, por mujeres.

Una de cada cuatro mujeres mayores de 40 años, y cada día en edades más tempranas por efectos de los xenoestrógenos ambientales —compuestos químicos sintéticos que imitan a los estrógenos naturales—, va a presentar hipotiriodismo, enfermedad que se ha hecho invisible y que cuesta de identificar, avisa Valls-Llobet. "Hay 50 mujeres por un hombre con problemas de tiroides. Es una desproporción muy grande que la ciencia no estudia", denuncia. "¿Por qué razones podemos preferir tratar una depresión con psicofármacos de alto coste antes que tratar un hipotiroidismo con un tratamiento de muy bajo coste?", se pregunta.[479] La endocrinóloga habla también de "intereses poderosos de la industria química y farmacéutica" y de la "debilidad de las políticas públicas" que "deberían limitar los efectos negativos para la salud de la contaminación industrial, aplicando con rigor, por ejemplo en Europa, la iniciativa REACH, para reevaluar la acción sobre la salud de las principales sustancias químicas usadas en la sociedad industrial".

Durante la entrevista, le comenté a Valls-Llobet que yo era una de esas 50 mujeres por cada hombre o 1 de cada 4 mujeres con hipotiroidismo y que seguía un tratamiento con levotiroxina sódica. Asintió con el medicamento, del que además destacó su coste bajo. "La en-

---

[479] *Mujeres, salud y poder.* Apartado "Los condicionantes hormonales", p. 176-177.

fermedad tiroidea puede ser genética, pero también se puede adquirir por disrupción endocrina. Cada vez hay más casos. Y los productos ambientales que imitan a los estrógenos, como los insecticidas, los hidrocarburos que salen del tubo de escape de los coches [...] todos estos productos también pueden acelerar enfermedades autoinmunes. Hace veinte años atendí los primeros casos de gente que tenían reacciones por haber estado en contacto con pesticidas en el trabajo, como alteraciones de la menstruación, y que comenzaba a desarrollar tiroiditis autoinmune o tirioiditis de Hashimoto [...] Hace años que un grupo de mujeres médicos nos reunimos una vez al año para informarnos sobre los temas nuevos que van apareciendo. Y ya hace diez años que llevo los disruptores endocrinos a estas reuniones."

"Israel", puntualizó, "se dio cuenta de que el DDT se transmitía a través de la leche materna. Y ya sabes que Israel cuida mucho la calidad y la cantidad de la natalidad, son los que más han estudiado la nutrición de los más pequeños. Crean hombres y mujeres soldados. Son el único país que da zumo de tomate a un bebé recién nacido".

Para la investigadora Barbara Demeneix, "el hipotiroidismo está asociado a la depresión, la ansiedad, el estado anímico y problemas de memoria, el aumento de peso, el incremento de la sensibilidad al frío, la piel seca y los resfriados. En contraste, el hipertiroidismo (o una tiroides hiperactiva) está asociado a problemas cardiacos, pérdida de peso, irritabilidad y problemas de sueño".[480] Ambas son enfermedades autoinmunes. Demeneix reconoce que siempre se ha sentido atraída por la glándula tiroidea, tal vez porque ella misma, como algunos de sus familiares, sufre esta enfermedad. En su libro *Toxic cocktail*, la bióloga destaca que hoy en día la hormona tiroidea "es el medicamento más recetado en el mercado". Su conclusión es que productos químicos extraños en nuestros cuerpos pueden "cambiar los niveles de la hormona tiroidea".

Por ahí va también la hipótesis del investigador Nicolás Olea: "Cada vez hay más hipotiroidismo y cada vez se consumen más hormonas tiroideas. Y los endocrinos tienen la duda de dónde viene esto. Nosotros tenemos la hipótesis de que la disfunción tiroidea tiene una

---

[480] *Toxic cocktail.* Oxford University Press, 2017.

causa ambiental. Son determinados compuestos químicos los que están interfiriendo en la funcionalidad de las hormonas tiroideas."[481]

El cáncer de tiroides "es el cáncer endocrinológico más común", según la Asociación Española de Cáncer de Tiroides, y "en la actualidad es el tipo de tumor que más crece en incidencia".[482] Y, a la hora de hablar de cifras, el médico Lluís Vila, jefe del Servicio de Endocrinología del Consorcio Sanitario Integral de Cataluña, institución pública catalana, me concreta, a partir de un estudio realizado por el grupo de Federico Soriguer, de la Universidad de Málaga, hasta ahora "el estudio más completo sobre el tema", remarca Vila,[483] que el 10% de la población española sufre algún tipo de disfunción tiroidea, provocando trastornos como el hipotiroidismo o el hipertiroidismo. En este primer estudio a nivel español, los autores también constatan que esta disfunción es más común en las mujeres en comparación con los hombres, especialmente cuando se trata de hipotiroidismo.

OBESÓGENOS

El interior y el exterior del cuello no engañan, pero los kilos de más, tampoco. El sobrepeso o la obesidad que muchas mujeres solemos soportar con angustia por un esquema social conservador y una publicidad agresiva dominada por delgados cuerpos femeninos con glúteos reafirmados, cinturas estrechas y mamas firmes, también podrían estar relacionados con un desajuste hormonal, además de influir otros factores ya conocidos, como una alimentación insana, la genética y una vida sedentaria.

La hipótesis del estudio "Obesógenos ¿Una nueva amenaza para la salud pública?"[484] sugiere que la exposición humana a contaminantes ambientales-disruptores endocrinos con actividad como "obesógenos

---

[481] Información que la Fundación Alborada destacó para promocionar el IX Congreso Internacional de Medicina Ambiental organizado en Madrid del 22 al 24 de junio de 2017.

[482] www.aecat.net

[483] *Population-based national prevalence of thyroid dysfunction in Spain an associated factors*, 2017.

[484] M.F. FERNÁNDEZ, J.A. LÓPEZ-MEDINA, V. MUSTIELES y N. OLEA. *Revista de Salud Ambiental*, 2017.

interfiere de forma inapropiada sobre el metabolismo lipídico y la adipogénesis —la formación de tejido adiposo o graso—, entre otros mecanismos, promoviendo el sobrepeso y la obesidad".

Según este informe, entre el 20% y el 22% de la población española es clínicamente obesa y entre el 35% y el 40% tiene sobrepeso, de manera que en este incremento pueden jugar un papel importante otros factores, como los genéticos y los ambientales. Los autores subrayan que "a partir de la segunda mitad del siglo pasado se viene produciendo un aumento progresivo en la producción y el uso de compuestos químicos de síntesis, de utilidad en muchos bienes de consumo, que en cierta manera corre en paralelo al incremento de ciertas patologías de base metabólica y hormonal, entre ellas la obesidad y la diabetes". Y, estableciendo un enlace con el estudio "Adipose tissue as an endocrine organ",[485] describen el tejido adiposo no como un depósito pasivo, sino como un órgano "con actividad endocrina, inmunológica, inflamatoria, susceptible de cambios epigenéticos —relacionados con los genes—, además de contribuir a la regulación central del metabolismo".

Hace más de una década que otro informe de la Universidad de California ponía el acento en el alarmante incremento de la obesidad en los últimos veinte años. En este "dramático aumento" de "crisis de salud global", la investigación establecía posibles implicaciones de los compuestos químicos ambientales, como los obesógenos.[486]

Cada 25 de mayo, desde 2008, se celebra el Día Mundial de la Tiroides, con la intención de concienciar sobre sus funciones y posibles enfermedades. Pero este Día Mundial no es oficial, porque la solicitud que se hizo en su momento a la ONU no prosperó.[487] Sí es oficial, en cambio, el Día Internacional del Yoga (21 de junio) desde 2014, "en reconocimiento a su popularidad universal". Ese día, "se quiere concienciar a la población de los beneficios de esta práctica [...] y avan-

---

[485] Erin E. Kershaw y Jeffrey S. Flier. *The Journal of Clinical Endocrinology & Metabolism* (https://academic.oup.com/jcem/article/89/6/2548/2870285).

[486] F. Grün y B. Blumberg. "Environmental obesogens: organotins and endocrine disruption via nuclear receptor signaling". *Endocrinology*, 2006.

[487] "Historia del Día Mundial del Tiroides y la Semana Internacional del Tiroides". Asociación Española de Cáncer de Tiroides, 11 mayo 2016.

zar hacia estilos de vida que están en armonía con la naturaleza", aclara el web de las Naciones Unidas, que acompaña la información con la foto de una "yoguista" con Nueva York al fondo.[488]
Se calcula que esta disciplina milenaria "que conquista el mundo", titulaba un diario en 2015, mueve unos "30.000 millones de dólares al año; de ellos, 10.000 millones en Estados Unidos".[489] Aunque, bien pensado, ¿para qué sirve el Día Internacional? Para "sensibilizar a la opinión pública", responden desde la página de las Naciones Unidas.

FUMIGAR LOS ESPERMATOZOIDES

"La ciencia médica, como todas las ciencias, siempre ha estudiado al hombre como el valor único en el cual mirarse [...] A veces, cuando estoy en una conferencia y digo que la exposición endocrina reduce espermatozoides, noto un 'uhhhh' y ya tienes a los hombres atentos porque resulta que les han atrofiado su testículo. Y te preguntan: '¿Y eso cómo lo podemos parar?' Pero cuando digo que hay más enfermedades autoinmunes entre las mujeres, la atención baja", manifiesta Valls-Llobet con una mezcla de sorna y pesar.

¡Bonjour! La "crisis" de los espermatozoides no es un tema nuevo. En 1993, el premiado documental con un Emmy emitido por la BBC *Assault on the male* (*Asalto al hombre*), escrito por la británica Deborah Cadbury, autora de *La feminización de la naturaleza* (1999), ya se hacía eco del alarmante descenso de la fertilidad masculina. Fumigaciones filmadas en blanco y negro realizadas durante los años cincuenta y sesenta del siglo pasado forman parte de las imágenes de este reportaje. Infertilidad masculina pero también incremento de cáncer en los testículos, así como testículos que no descienden, y que algunos expertos asociaban a una exposición de químicos con estrógenos. Otros estudios alertaban de anomalías en el sexo masculino de algunos animales como tortugas y cocodrilos. La doctora Theo Colborn, una de las voces expertas incluidas en el documental, incidía en los problemas de reproducción en animales acuáticos como consecuencia de una disrupción hormonal. También la doctora Ana Soto se mostraba sorprendida de

---

[488] "Día Internacional del Yoga, 21 de junio". Naciones Unidas.

[489] Cristina GALINDO. "Yoga: la disciplina que conquista el mundo". *El País Semanal*, 7 noviembre 2015.

su descubrimiento, de los estrógenos que contenían algunos plásticos con los que trabajaba y que alteraban los resultados de sus pruebas. Ya entonces, a principios de los noventa, *Assault on the male* dedicaba una especial atención a dos químicos: el bisfenol A y los ftalatos.

Una década después, la calidad de un semen pobre continuaba preocupando, al menos a países nórdicos como Dinamarca, Finlandia, Islandia, Noruega y Suecia, que en 2014 cifraban el "coste de la inacción" por los problemas de reproducción masculina relacionados posiblemente con la exposición a disruptores hormonales entre 36 y 60 millones de euros al año, aunque "el coste intangible de la infertilidad" no se puede incluir en esta cifra.[490] Extrapolado al conjunto de Europa, la cifra escalaba entre los 600 y los 1.200 millones de euros al año. Ante esta proporción, "que solo representa una parte" de las enfermedades relacionadas con los perturbadores hormonales, el informe, en el que también habían participado las remotas Islas Feroe, de 50.000 habitantes, reclamaba el desarrollo de unos criterios estrictamente científicos en la identificación de los disruptores hormonales y su implementación en la regulación de la Unión Europea.

"Yo hago una broma irónica" —y a Valls-Llobet se le incendió un punto de picardía en la mirada, que acompañó de una cadencia de niña traviesa—, "las feministas no querían ganar a través de la feminización de los hombres, sino desde el convencimiento de que todos tenemos los mismos derechos." Y, dicho esto, asestó con seriedad: "Pero si la sociedad está llena de estrógenos... Es un concepto diferente del hecho de si la sociedad es androcéntrica o no. Hay muchos peces hermafroditas. En algunos casos, peces de río presentan una atrofia del pene, no se desarrolla bien el carácter sexual masculino. En los humanos es un interrogante."

En 1993, recuerda el investigador Nicolás Olea, "se publicó por primera vez la observación experimental relativa a los desórdenes de expresión del fenotipo sexual en peces. Los peces machos capturados en las cercanías de plantas de tratamiento de aguas residuales en algunos ríos ingleses presentaban características sexuales femeninas.

---

[490] *The cost of inaction. A socioeconomic analysis of costs linked to effects of endocrine disrupting substances on male reproductive health.* Nordic Council of Ministers, 2014 (http://www.miljodirektoratet.no/Documents/publikasjoner/M289/M289.pdf).

Varias sustancias químicas, especialmente los alquilfenoles, encontrados en detergentes y plásticos, fueron identificados como responsables de causar estos efectos feminizantes [...] También existen casos de alteraciones en moluscos de aguas marítimas de Galicia, Cataluña o Huelva que se asocian de forma inequívoca con la exposición a tributilestaño y otros derivados del estaño utilizados como antialgas, que tienen una actividad hormonal bien documentada".[491]

Fue en la cuenca barcelonesa del río Llobregat donde el Instituto de Investigaciones Químicas y Ambientales de Barcelona divisó por primera vez en el Estado español la existencia "de fenómenos de feminización en peces ocasionados por la presencia de compuestos de disruptores endocrinos con actividad estrogénica" a partir de unos estudios realizados entre 1999 y 2002.[492]

Los ríos Ebro y Ter y otras cuencas también tienen que soportar un almacenaje muy alto de contaminantes emergentes, algunos con actividad endocrina. Este informe sobre la calidad del agua acababa con otro dato curioso que hay que tener en cuenta a la hora de hablar de degradación marina: el 25-30% de la población española tira los fármacos caducados a la red de saneamiento.

Y en 2016, la cuenca del río Ebro, que desemboca en el mar Mediterráneo, continuaba soportando sustancias que son o se sospecha que son disruptores endocrinos. Era una de las conclusiones de otro informe, *Ríos hormonados*, firmado por Ecologistas en Acción y PAN-Europe y publicado en 2018. Dolores Romano y Angeliki Lysimachou eran dos de sus seis autores.[493] A partir del dato que España es el país europeo que más plaguicidas utiliza, "las cuencas hidrográficas más contaminadas son aquellas con una agricultura más intensiva".

La más contaminada, la del Júcar, en la que se habían detectado "muy frecuentemente" DDT y otras sustancias, algunas "en elevadas

---

[491] Nicolás OLEA. "La exposición a disruptores endocrinos". Laboratorio de Investigaciones Médicas. Hospital Clínico. Universidad de Granada.

[492] D. BARCELÓ y M.J. LÓPEZ DE ALDA. "Contaminación y calidad química del agua: el problema de los contaminantes emergentes". Instituto de Investigaciones Químicas y Ambientales-CSIC (Barcelona), 2003 (https://fnca.eu/phocadownload/P.CIENTIFICO/inf_contaminacion.pdf).

[493] *Ríos hormonados. Amplia presencia de plaguicidas disruptores endocrinos en los ríos españoles*, febrero 2018.

concentraciones, muy por encima del límite permitido". El glifosato, por ejemplo, estaba presente en 3 de las 5 cuencas analizadas. Y el lindano, en 7 de las 10 analizadas. El documento advierte que "la fauna acuática es particularmente sensible a los plaguicidas porque experimentan una exposición crónica". Peces, ranas... "Además, una creciente evidencia muestra que las especies de anfibios que viven en regiones de agricultura intensiva manifiestan anomalías en el desarrollo y la reproducción, como extremidades deformadas y falta de diferenciación sexual (intersex)." Y para reforzar esta idea remitían a un estudio que en 2009 publicó una universidad de Sydney, Australia: *Amphibians and agricultural chemicals: review for the risks in a complex environment.*[494]

El sugerente título de la novela ecologista francesa *Les poissons pleurent aussi* (*Los peces también lloran*),[495] del profesor y médico Pierre Micheletti, asociado a instituciones vinculadas con la salud, relata un mundo, el del Mediterráneo, que se desintegra por culpa de las prácticas humanas a través de tres generaciones de una familia. En definitiva, "la novela trágica de los disruptores endocrinos" que nos interpela.[496]

"Vivimos en una época peligrosa", decía el filósofo y médico francoalemán Albert Schweitzer (1875-1965), "el ser humano ha aprendido a dominar la naturaleza mucho antes de haber aprendido a dominarse a sí mismo". A Schweitzer, Premio Nobel de la Paz 1953, Rachel Carson le dedicó su *Primavera silenciosa*, en cuyo capítulo "Ríos de muerte" también menciona la destrucción de peces como consecuencia "de rociaduras y fumigaciones agrícolas".

TÓXICOS HASTA EN LA REGLA

Sangrado mensual y tóxicos. Esa es otra relación que establece un novedoso estudio que descubrí ojeando la revista *Mujeres y Salud*, MyS,[497] editada por CAPS, que publicó un titular inusual en la prensa tradicional: "La copa menstrual y su papel en la detección de tóxicos

---

[494] https://www.ncbi.nlm.nih.gov/pubmed/19500891

[495] Éditions Lucien Souny, 2016.

[496] "Pierre Micheletti, le roman tragique des perturbateurs endocriniens". *La Montagne*, 5 febrero 2016.

[497] www.mys.matriz.net

en la regla",[498] a partir de una investigación realizada en 2016 por un grupo de científicas de la Universidad de Granada.[499]

Este estudio, pionero en el mundo, me aclara una de sus autoras, la investigadora Enriqueta Barranco Castillo, ha detectado la presencia de al menos tres compuestos, siendo los más frecuentes el metilparabeno y la benzofenona-3, dos alteradores hormonales presentes en cosmética, alimentos envasados y envases de plástico.

"Estamos hablando", explica Barranco, directora de la cátedra de Investigación Antonio Chamarro - Alejandro Otero de la Universidad de Granada, "de productos de cuidado corporal [...] y las sustancias que usamos ocasionalmente como pueden ser las benzofenonas, que se contienen en los protectores solares [...], también algún tipo de lavaplatos, lágrimas artificiales, lubricantes sexuales, espermicidas, gel de afeitar, etc. que contienen surfactantes que también se comportan como sustancias estrogénicas."

Lo que indica fundamentalmente este estudio, en el que se han utilizado solo artículos de cristal por estar desprovistos de tóxicos, "es que la presencia de productos contaminantes en el cuerpo femenino no se limita a aceptar que estos afectan de una manera global al sistema hormonal, sino que también se expresa de alguna manera su intento de eliminación a través de la menstruación, cosa que hasta el momento ni siquiera se había imaginado", manifiesta la investigadora. Es la manera en que "la menstruación expresa el malestar que el cuerpo de las mujeres tiene en relación con la contaminación. Y es algo que hasta el momento ni en la Unión Europea, ni en lugares lejanos como los Estados Unidos, se había pensado".

El uso cada vez más popular de la copa menstrual, en sustitución de las absorbentes compresas y tampones, había ayudado a la realización de estos análisis, gracias a la ayuda de un grupo de 68 voluntarias, y que para las autoras de este estudio abrían el camino "para seguir profundizando en un tema minimizado, o ignorado, en la gine-

[498] E. Barranco, O. Ocón, L.M. Iribarne-Durán e I. Jiménez-Díaz. "La copa menstrual y su papel en la detección de tóxicos en la regla". *Mujeres y Salud*, 41, 2016.

[499] I. Jiménez-Díaz, L.M. Iribarne-Durán, O. Ocón, E. Salamanca, M.F. Fernández, N. Olea y E. Barranco. "Determination of personal care products —benzophenones and parabens— in human menstrual blood". *Journal of Chromatography B*, noviembre 2016.

cología actual". Para Barranco Castillo, "la ciencia oficial está muy alejada de contemplar de una manera crítica los problemas de salud de las mujeres y aceptar que estos son producto de la contaminación medioambiental".

Pero, a pesar de esa "minimización", la experta no ve que exista "la ciencia de la diferencia" si hablamos de enfermedades en el terreno de los disruptores endocrinos, porque "la exposición de los hombres conlleva, entre otras cosas, una disminución del recuento espermático y una dramática rebaja en la calidad de los espermatozoides". Y no solo eso, "también se ha visto una mayor tendencia a la feminización de los fetos masculinos y a la presencia de anomalías en sus órganos genitales".

La investigadora andaluza ha dirigido otro estudio pionero, publicado en 2018, sobre el volumen de sangrado de un centenar de voluntarias de Barcelona y Madrid con carreras universitarias y captadas a través de Facebook.[500] Antes de estas dos experiencias con voluntarias, matiza la científica, "no se había pensado que la copa menstrual podía ser un buen medio para estudiar problemas relacionados con la salud menstrual de la mujer" y, aunque este último documento no fue diseñado para la detección de contaminantes, muestra que "las mujeres sangran más que antes pero hasta el momento no hemos sido capaces de asociar este problema".

Vivimos, reflexiona Barranco, en una sociedad "totalmente química, pero desconocemos el alcance que esta contaminación está teniendo sobre nuestra salud y nuestras vidas. En la ciudad en la que yo vivo, Granada, la tasa de cáncer de mama en mujeres jóvenes se eleva anualmente en el 4,5% y esto, evidentemente, no debería dejarnos indiferentes". Y, respecto a sus planes de futuro, tiene claro seguir con esta línea de investigación y centrarse en lo que considera otro "grave problema" como es la endometriosis. En el fondo, nada nuevo.

En el inicio del libro *Nuestro futuro robado*, publicado a mediados de los noventa del siglo XX, ya se mencionaba que "los estudios con animales sugieren también una vinculación entre las sustancias

---

[500] Enriqueta BARRANCO-CASTILLO, Raúl MARTOS-GARCÍA, David MOLINA-MUÑOZ. "The mooncup: a tool to measure menstrual bleeding loss volume". *Global Journal of Reproductive Medicine*, enero 2018.

químicas disruptoras endocrinas y varios problemas de reproducción en las mujeres, especialmente abortos, embarazos ectópicos y endometriosis. La endometriosis afecta hoy a cinco millones de mujeres estadounidenses [...] Las mujeres que padecen endometriosis tienen niveles más elevados de PCB en la sangre que las mujeres que no la padecen".

Tóxicos en la regla, pero también en algunas "protecciones femeninas". En 2017, la revista francesa *60 Millions de Consommateurs* se hizo eco de la retirada de un lote de tampones porque se habían encontrado rastros de un derivado del glifosato.[501] ¿Era eso todo? El estudio, ampliado a otras "protecciones periódicas femeninas", había detectado "residuos potencialmente tóxicos" como "dioxinas" y "otros pesticidas" en productos de "grandes marcas y de marcas bío".[502]

"EL COMIENZO DE LA CATÁSTROFE"

El mítico periodista y escritor polaco Ryszard Kapuscinski (1932-2007), en su retrato de la Unión Soviética *El Imperio*,[503] 1993, describe en uno de sus capítulos el aniquilamiento del mar de Aral en el Asia Central. ¿Y qué tiene que ver Kapuscinski con lo que estamos hablando? A simple vista, nada, pero de alguna manera nos da una pista importante para entender que determinadas consecuencias pueden tener su origen en una imprudente y tóxica acción humana.

Kapuscinski describe como "el comienzo de la catástrofe" los años sesenta del siglo pasado, y a partir de ahí "solo hicieron falta dos décadas para convertir en desierto la mitad de las tierras fértiles de Uzbekistán". Cuando el conocido reportero habla de catástrofe, se refiere a la fiebre del algodón impuesta desde Moscú. La fibra blanca, que tanta agua necesita, no se había cultivado demasiado en esa zona, así que hubo que robar agua de todas partes para poder plantarla en cualquier espacio, incluso en los patios de las casas. "Lo plantaban en lugar de

---

[501] "Tampons hygiéniques: la présence de résidus toxiques confirmée". *60 Millions de Consommateurs*, 18 mayo 2017.

[502] "Tampons et serviettes hygiéniques: les révélations de *60* font bouger les choses". *60 Millions de Consommateurs*, 7 marzo 2016.

[503] Anagrama, 1993.

tomates y cebollas, en lugar de olivos y sandías. Aviones y helicópteros sobrevolaban aquellos pueblecitos hundidos en el algodón, tirando sobre ellos aludes de abonos químicos: nubarrones de pesticidas tóxicos. La gente se ahogaba, no tenía con qué respirar, se quedaba ciega [...] En Asia Central, alrededor de veinte millones de personas viven en el campo. Dos tercios trabajan casi exclusivamente con el algodón."

Desde 1945, nos recuerda Carme Valls-Llobet, "estamos utilizando sustancias químicas de forma descontrolada y el reglamento REACH de la Unión Europea no es muy contundente, porque no analiza el riesgo de la estrogenización". La médica barcelonesa menciona los estudios del investigador Nicolás Olea, que ha demostrado "que el bisfenol A está en los plásticos de la UCI. Los bebés de la UCI son los que tienen más bisfenol A en la orina porque están intubados por todas partes. Como consecuencia, posiblemente a los 7 años tendrán testículos más pequeños, entre otros problemas".

Hablamos también "de una falta de formación en los especialistas y en los ciudadanos", un tema "complicado", reconoce Valls-Llobet, "porque si el médico no tiene información es muy difícil hacer un diagnóstico". Además, "crea angustia. La gente no quiere entrar a fondo. No quiere saber. A veces hay que medir la cantidad de información que damos. Porque, si das mucha información de golpe, saturas, la gente no lo leerá. Hay miedo, miedo por no poder comer nada, no poder beber nada, no ponerse ropa que tiene tinte negro [...] A veces tanta información no la puedes soportar [...] Decimos que hay que comer verdura, cuando una lechuga es posible que lleve siete insecticidas diferentes".

Y hablamos de cuerpos que pueden tener alguna carencia, "por ejemplo, pones dos mujeres en una misma habitación y tiras un insecticida y la que tenga menos hierro quedará más afectada. Generalmente la más joven, porque tiene reglas más abundantes. También la que tenga problemas de tiroides y la que tenga un déficit de vitamina D [...] Había mujeres que se encontraban mal después de fregar el váter con salfumán. No sabían que las emanaciones del cloro, dentro del váter, pueden provocar problemas respiratorios y un problema endocrino. La obsesión por la limpieza".

"¿Y en este asunto, cómo ve a los políticos?", le pregunté. "Lentos, los veo lentos. Para no alarmar, dicen. Otros temen parar la industria."

"Nosotras, las mujeres"

En los años setenta-ochenta del siglo pasado, rememora Valls-Llobet en *Mujeres, salud y poder*, "una corriente científica, fundamentalmente feminista, empezó a plantear que la salud de las mujeres dependía de problemas sociales y culturales [...] y que, por lo tanto, los problemas de salud eran fundamentalmente sociales".

En 2002, el modelo de globalización económica, en opinión de Belén Balanyá y otros integrantes del Observatorio Corporativo Europeo,[504] ya no funcionaba en el interés de la mayoría de los europeos. Y mencionaban que "las mujeres en particular pagan un peaje altísimo por la reestructuración neoliberal de las sociedades, sufriendo con más saña tasas de desempleo elevadas, empleos de peor calidad y salarios más bajos", que puede repercutir en su salud, porque "el desmantelamiento del estado de bienestar también tiene mayores consecuencias para las mujeres, en las que recae en mayor medida el peso de proveer a sus familias con lo que previamente eran funciones gubernamentales".

¿Seremos, entonces, nosotras buena parte de esos "residuos humanos", expresión del pensador polaco Zygmunt Bauman (1925-2017), generados por el mundo moderno, totalmente prescindibles pero cuya existencia hay que gestionar? En 2012, el filósofo y profesor Josep Maria Ruiz Simón, apoyando el análisis de Bauman sobre el mundo de hoy, explicó que, a medida que se ha ido recortando el estado de bienestar, "las industrias de desperdicios humanos han vuelto a aumentar eficientemente su producción". "Residuos" que forman una especie de nueva clase social constituida por parados y paradas de larga duración y trabajadores y trabajadoras precarios. Mientras la clase media, que "actuaba como columna vertebral del estado de bienestar",[505] decrece.

Son ellas, sostiene el exeurodiputado por Compromís Jordi Sebastià, las más vulnerables, siempre lo han sido, en las políticas neoliberales, porque "están socavando el sistema público de protección

---

[504] *Europa S.A. La influencia de las multinacionales en la construcción de la UE.* Editorial Icaria, 2002.

[505] *La ética de la autoestima y el nuevo espíritu capitalista.* Conferencia en el Centre de Cultura Contemporània de Barcelona, 5 marzo 2012.

social". Ellas son, en consecuencia, las principales víctimas de las políticas de austeridad.[506]

El capitalismo mundializado se sustenta, reflexiona la antropóloga y ecofeminista Yayo Herrero (Madrid, 1965) en el prólogo del libro *Antropoceno obsceno. Sobrevivir a la nueva (i)lógica,*[507] de Borja D. Kiza (San Sebastián, 1975), sobre la base de "una cultura patriarcal que se relaciona con la tierra y los cuerpos desde la exterioridad, la superioridad y la instrumentalidad".

"Nosotras, las mujeres", así empieza la Carta Mundial de las Mujeres para la Humanidad, 2004,[508] "hace mucho tiempo que estamos marchando para denunciar y exigir el fin de la opresión a la que somos sometidas por ser mujeres, para que la dominación, la explotación, el egoísmo y la búsqueda desenfrenada del lucro que traen injusticias, guerras, conquistas y violencias finalicen". Entre sus muchas reivindicaciones, basadas en los valores de igualdad, libertad, solidaridad, justicia y paz, "una alimentación sana", "un medio ambiente sano", "un aire puro".

Nosotras, las mujeres, "deberíamos reclamar", señala Alicia H. Puleo en *Ecofeminismo,*[509] "políticas medioambientales que nos tengan en cuenta". La filósofa y escritora argentina llega a esta conclusión después de exponer, entre otras llamadas de atención, la de la Red Medioambiental de Mujeres, con sede en Londres: "la pasividad institucional ante el alarmante aumento del cáncer de mama en los últimos cincuenta años debido, principalmente, a la contaminación medioambiental con xenoestrógenos [...], que se encuentran en los pesticidas organoclorados, las dioxinas de las incineradoras, las resinas sintéticas, las pinturas, los productos de limpieza, los envoltorios de plástico y otros objetos de uso cotidiano". Puleo es consciente que "los productos químicos han mejorado nuestras vidas", pero "la cara amable del desarrollo moderno tiene también una cruz que no se puede ignorar".

---

[506] *Quadern de l'Europa trista.* Bromera, 2017.

[507] Borja D. Kiza. *Antropoceno obsceno.* Icaria, 2019.

[508] http://pmayobre.webs.uvigo.es/pdf/carta_mundial_de_las_mujeres_para_la_humanidad.pdf

[509] *Ecofeminismo. Para otro mundo posible.* Cátedra, 2011.

En 1996, la investigadora Theo Colborn razonaba que "uno no puede quedarse sentado sin volar porque el avión use sustancias contaminantes o dejar de filmar porque los productos químicos de que depende la película causen problemas endocrinos". Y nos arrojaba esta reflexión: "¿Cómo tener en cuenta este problema si por lo menos 70.000 productos químicos están en uso cotidiano hoy en día? El problema va al corazón de nuestra economía y de nuestras vidas."[510]

---

[510] Eduardo ANGULO. "El caso de Theo Colborn". Blog Mujeres con Ciencia, 27 abril 2015.

CAPÍTULO 8
"ETERNAMENTE CANSADAS"

Me llamo Núria O.C. En 1999, con 45 años y después de dos años trabajando en un hotel de cinco estrellas de Barcelona, hubo una plaga de chinches en varias plantas y necesitaban hacer un tratamiento con plaguicidas. El 28 de febrero, junto con una compañera embarazada, limpié la habitación 902.

El 1 de marzo, como de costumbre, me dieron la lista con las habitaciones que tenía que limpiar y me avisaron repetidamente que no entrara en la 902. Seguí haciendo otras habitaciones pero, en un momento dado, me pidieron que entrara en la 902, junto con una supervisora, para realizar una limpieza por encima, se trataba de pasar el mocho por el zócalo. Habían retirado la cama y las mesitas y lo que vi fue un montón de chinches sobre la cama. La supervisora, que estaba a mi lado, me decía: "¡No te acerques, que pueden saltar!" Ante esta visión, me negué a pasar la fregona por el zócalo y me fui a limpiar a la habitación de al lado.

La supervisora me dijo que no dijera nada sobre lo que había visto porque podía asustar a los clientes. Ese mismo día, una compañera se quejó de que le había picado una pulga. ¡Es que aquello parecía un zoológico!

En los días siguientes continuamos trabajando con normalidad pero la habitación 902 se mantuvo cerrada porque decían que se tenía que hacer un mantenimiento. Recuerdo que sacaron la moqueta y que los aparatos de aire condicionado los intentaron limpiar.

Los días 8 y 9 de marzo me dieron fiesta en la empresa de trabajo temporal, porque yo trabajaba en el hotel pero venía contratada por una empresa de trabajo temporal, y cuando volví a trabajar, el 10 de marzo, estuve limpiando habitaciones de la última planta del hotel. Ese día tenía que quedarme por la tarde-noche para hacer unas horas extras. La empresa nos había llamado para ver si nos podíamos quedar para realizar una limpieza de varias habitaciones que, según ellos, habían limpiado a fondo. En ningún momento nos dijeron que habían desinsectado. Antes de entrar en las habitaciones, unos chicos habían pasado la aspiradora. Para limpiar nos dieron guantes y bayetas. Nada más. Ni productos de limpieza, porque un chico de mantenimiento, que parecía un poco nervioso, nos dijo que solo podíamos limpiar con agua. Era la primera vez que no limpiábamos con productos de limpieza. En las habitaciones, los colchones estaban apoyados contra la pared. Cuando íbamos acabando, los chicos iban poniendo los muebles en su sitio. La habitación 902 continuaba cerrada.

Cuando acabé el turno de noche, me fui para casa. Pero aquella noche ya no dormí bien. Estaba muy intranquila, era una sensación extraña, como si tuviera un hormigueo dentro del cuerpo y un dolor de cabeza también extraño, como de mareo. Dormí mal, pero a las 8 de la mañana del día siguiente ya estaba de nuevo en el trabajo.

El día 11 de marzo, mientras esperábamos que nos dieran la lista de las habitaciones para limpiar, varias compañeras comentaron que no habían dormido bien la noche anterior. Se quejaban de dolores de barriga, dolores de cabeza y tos.

Aquel día me sorprendió que toda la planta estuviera sin luz. No había ni en el pasillo, ni en las habitaciones. Nos dijeron que estaban cambiando los apliques, que era una cuestión de mantenimiento. Las habitaciones estaban en penumbra, como si hubiera entrado la niebla. Era una imagen tétrica, se me pone la piel de gallina cuando lo recuerdo. Las habitaciones no olían pero yo limpiaba con mucha tos. Recuerdo con extrañeza hacer las camas con mantas que se habían encogido y que previamente habíamos recogido de la lavandería. Hacíamos las habitaciones por parejas y aquel día mi compañera de limpieza se quejaba de dolor de vientre, no podía reprimir las ventosidades y la pobre no paraba de decirme "Perdona, es que no puedo controlarme".

Horas después, la gobernanta, que está por encima de la supervisora, desde la puerta de una habitación y con un pañuelo tapándose la nariz y la boca, me preguntó qué tal iba todo.

—Bueno, mire, tengo mucha tos —le contesté.

—Mujer, eso no es nada —dijo sin sacarse en ningún momento el pañuelo de la cara—. ¡Si no es tóxico!

Entonces me di cuenta de que tenía las rodillas bien rojas de haber estado limpiando la moqueta de rodillas y se lo comenté.

—Bueno, mujer, pues ponte una toallita —me respondió.

Al cabo de un rato, vino el director de ventas del hotel. Él sí entró en la habitación y nos preguntó cómo íbamos. Le dije que, aunque limpiábamos, no quedaba totalmente limpio porque no había manera de quitar una especie de polvo gris-blanquecino que ocupaba toda la habitación. Nos dijo que había que limpiarlo como pudiéramos porque pronto llegaba un grupo de un crucero.

Acabé mi jornada a las cuatro de la tarde y me fui al servicio médico del hotel. Esta visita está recogida en un documento del Departament de Treball de la Generalitat de Catalunya. Después de la visita médica, llegué a casa agotada. Era un cansancio que no era normal. Cuando me duchaba me encontraba un poco mejor.

Al día siguiente, día 12, yo tenía el horario de tarde y nos hicieron limpiar con disolvente paneles con información de las salidas de emergencia. Llevábamos una mascarilla de papel y, cuando íbamos por la tercera habitación, mi compañera y yo ya no pudimos resistir más y llamamos a la supervisora. Nos dijeron que lo dejáramos y que bajáramos a la sala de las supervisoras. Más tarde supimos que aquel día hubo una inspección.

La tos continuaba y el malestar general, también. No tenía ganas de comer, ni de trabajar, pero continué con mi trabajo. Entonces recibí una llamada de la empresa temporal que me tenía contratada:

—Núria, todas las que habéis estado limpiando estos días tenéis que ir el lunes al Departament de Treball de la Generalitat.

—¿Pero qué pasa? —pregunté.

Me dijeron que nos tenían que hacer unas pruebas, pero tal vez ni ellos sabían lo que estaba pasando.

El lunes fuimos al Departament de Treball de la Generalitat y allí mismo nos hicieron unas analíticas y un test con los síntomas que teníamos.

INFORME GENERALITAT DE CATALUNYA
DEPARTAMENT DE TREBALL

11 de noviembre de 1999

Objeto del informe

Informar sobre el brote de síntomas sufridos por los trabajadores del hotel [...], a raíz de la aplicación de plaguicidas efectuada por la empresa [...] los días 8 y 9 de marzo de 1999.

Descripción de los hechos

[...] No se presentó ningún protocolo de actuación al hotel, ni se especificó la utilización de productos químicos peligrosos, ni la necesidad de utilizar equipos de protección individual especial.

Tratamiento

[...] El insecticida aplicado se preparó en el hotel los mismos días de las aplicaciones, y las máquinas de presión utilizadas se limpiaron en las bañeras de las habitaciones una vez acabado el trabajo.

Después del tratamiento. Operaciones de limpieza

[...] el día 10/3/99 [...] a las 18 horas entraron las limpiadoras y limpiaron las manchas residuales que quedaban en muebles y puertas [...] Las personas de la limpieza entran a las 20 horas.

[...] Respecto a la ventilación [...], parece improbable que se pudiera realizar de forma suficiente (mínimo cinco renovaciones completas del aire de cada habitación) [...]

Las habitaciones 902 y 523 no se limpiaron los días mencionados [se refiere a los días 10 y 11 de marzo] ya que eran las habitaciones que tenían la infestación de chinches [...]

El día 11/3/99 requirieron asistencia médica, en el servicio médico del hotel, 5 trabajadoras de limpieza con una sintomatología dérmica o respiratoria, que las trabajadoras relacionaron directamente con el trabajo realizado en el hotel [...]

Sobre los productos identificados

[...] la presencia de ciflutrin en las tres habitaciones muestreadas y, además, de diazinón [...] permetrina, tetramina y butóxido de piperonil.

CIFLUTRIN[511]
[...] Clasificación de peligrosidad: nocivo.
[...] pertenece al grupo de los piretroides sintéticos.

DATOS TOXICOLÓGICOS:
[...] Efecto irritante sobre piel y mucosas.

DIAZINÓN[512]
[...] Clasificación de peligrosidad: sin clasificar.
[...] El diazinón es un insecticida del grupo los organofosforados.
[...] Según el fabricante, el producto se caracteriza por su baja toxicidad sobre los mamíferos [...].

EFECTOS PARA LA SALUD
El diazinón está considerada una sustancia muy tóxica [...]
La exposición a diazinón está asociada [...] y daños del sistema nervioso.

Continué trabajando hasta finales de marzo. Mientras tanto, el Ayuntamiento fue al hotel para ver si se trataba de una epidemia. Hacia finales de marzo, fui a la lavandería a trabajar, en la planta –3, pero en la planta –5 estaban barnizando unas sillas y el olor se filtraba por los conductos de ventilación y yo me estaba mareando. Estaba tan mareada y tan blanca que mis compañeras me llevaron a tomar una manzanilla. Con el primer sorbo tuve que salir rápido hacia al lavabo a vomitar.

Fui a la mutua de mi empresa. Les expliqué lo sucedido y me hicieron un examen. Fue entonces cuando empecé a sospechar que tal vez

[511] El ciflutrin aparece en la lista de The Endocrine Disruption Exchange. Esta lista incluye un estudio que sospecha que los piretroides sintéticos pueden estar relacionados con la alteración del sistema endocrino (endocrinedisruption.org); "Assessing hormone receptor activities of pyrethroid insecticides and their metabolites in reporter gene assays". *Toxicological Sciences*, julio 2010 (https://academic.oup.com/toxsci/article/116/1/58/1661806).

[512] El diazinón aparece en la lista de The Endocrine Disruption Exchange. Esta lista incluye algunas referencias que establecen una posible relación entre el diazinón y problemas neuroconductuales en pruebas realizadas con ratas (endocrinedisruption.org); Joan M. SPYKER y David L. AVERY. "Neurobehavioral effects of prenatal exposure to the organophosphate Diazinon in mice". *Journal of Toxicology and Environmental Health*, 20 octubre 2009.

había habido una fumigación en las habitaciones que había limpiado. Y fue cuando mi empresa de trabajo temporal nos dijo que a finales de marzo volvían a hacer una segunda fumigación. La doctora López, del Departament de Treball, aconsejó que las camareras de pisos que habíamos estado limpiando en la desinsectación anterior no volviéramos a limpiar.

Sé que a las compañeras que estuvieron limpiando después, durante la segunda desinsectación, les dieron algo más para protegerse que no les sirvió de mucho.

A finales de marzo me dieron la baja. Entre otros síntomas, tenía problemas de visión. A pesar de que llevaba lentillas nuevas, no veía en condiciones. Así que volví al oculista y me dijo que fuera a un oftalmólogo porque se me estaban formando cataratas. Al oftalmólogo le dije que tal vez había estado expuesta a una fumigación y me dijo que tenía tanta graduación que la máquina no daba de sí, que tenía un aumento de varias dioptrías y que se me habían formado cataratas.

INSTITUT CATALÀ DE SALUT
Ciutat Sanitària i Universitària de Bellvitge
Dr. J. Márquez Sánchez, 17/6/02

La paciente, en mi primera visita de 25-3-99, seguía con cuadro de intensa sed, sabor metálico, astenia —cansancio generalizado—, tos irritativa y trastorno en la esfera del sueño, que es muy superficial y con frecuentes despertares.
[...] La analítica mostró la existencia de una hormona del crecimiento elevada a 14,10 (normal hasta 7,0).
[...] Posteriormente [...] ha presentado una intolerancia ambiental idiopática especialmente con productos de limpieza, colonias y ambientadores [...] Ha sido intervenida en junio 00 de una catarata bilateral.

Inspección de Trabajo nos preguntó cómo íbamos vestidas durante la limpieza de las habitaciones. Le dije a los inspectores que con el uniforme, una bata de manga corta y zuecos, sin medias ni calcetines. Se llevaron las manos a la cabeza y pusieron cara de susto. ¡Yo estaba tan aturdida! No me imaginaba que nunca más volvería a trabajar, porque después de la baja me dieron la incapacidad permanente, a partir del 28 de agosto del año 2000. Revoqué la invalidez total, pidiendo la incapacidad absoluta, que, después de juicio, tribunal de Justicia..., me fue denegada. Representantes del hotel nos llegaron a decir que nos habíamos intoxicado en nuestras propias casas, que nos habíamos puesto detrás de autobuses. Después de mucho ir y venir, nos indemnizaron.

MINISTERIO DE TRABAJO Y ASUNTOS SOCIALES
Inspección de Trabajo y Seguridad Social

16 de diciembre de 1999

[...] Durante las operaciones de limpieza existían en las habitaciones tratadas residuos en forma de polvo de los insecticidas aplicados. Las trabajadoras utilizaban ropa de trabajo que dejaba al descubierto el cuello, brazos y piernas. Solo se utilizaron como medios de protección guantes de goma.

[...] Tetrametrina y Permetrina
Son insecticidas que forman parte de la familia de los Piretroides (compuestos derivados de las piretrinas naturales).

En CONCLUSIÓN [...]
[...] se desprende inequívocamente que [...] estuvieron expuestos a plaguicidas en su puesto de trabajo apuntando a la exposición a organofosforados. [...]

a) No se respetó el plazo de seguridad y la ventilación adecuada posterior [...]

b) No se informó previamente a la empresa de trabajo temporal de los riesgos de las actividades especiales de limpieza [...] Tampoco se informó a los trabajadores [...] de los riesgos que entrañaba para su seguridad y salud la limpieza que se debía efectuar, ni se puso a su disposición y se veló por el efectivo uso de medios de protección personal y ropa de trabajo adecuada. [...]

Entre marzo y mayo de 1999, tuvimos una reunión con una doctora de Comisiones Obreras, Neus Moreno, especializada en salud laboral, que nos facilitó los contactos de los médicos que nos podían atender, porque los efectos continuaban. La baja se iba alargando. Nos hicieron muchas pruebas: análisis, resonancias, tests neurológicos, de vista... Los primeros meses de estar de baja no teníamos tiempo ni para pensar, solo para hacer pruebas, visitar médicos y abogados.

Llegó el verano y en pleno agosto me tenía que abrigar con una manta o me ponía a 41 grados de fiebre de un momento a otro. Me operaron de la vista. Estaba baja de defensas, todavía hoy me tengo que controlar. En una de las muchísimas pruebas me detectaron un microadenoma, un pequeño bulto en la hipófisis, la hormona localizada en el cerebro que te regula las otras hormonas, eso nos explicó la doctora Carme Valls-Llobet.

Cada 3 meses me hacían pruebas para que el microadenoma no creciera. Por suerte, con la medicación, fue disminuyendo, hasta desaparecer. Pero para nuestro malestar general solo nos dieron vitaminas, porque nos dijeron que no había tratamiento.

CENTRE DE DIAGNÒSTIC I TRACTAMENT
Dra. Carme Valls i Llobet. Barcelona, 14 enero de 2004

[...] El 8 y 9 de marzo de 1999 se aplicaron insecticidas, tipo organofosforados y piretroides, en dicho hotel.

[...] en junio de 1999 y marzo de 2002 se detectan unas alteraciones de la fluencia verbal, de la atención, de la capacidad para realizar nuevos aprendizajes, lentificación de la coordinación visuográfica y en la capacidad visioconstructiva [...] Se destaca una disfunción neuropsicológica de tipo frontal.

[...] una leve afectación difusa de la captación cortical y más evidente en ganglios basales que ha apreciado en las intoxicaciones con organofosforados.

SÍNDROME DISRUPCIÓN ENDOCRINA
[...] Los ciclos menstruales se hicieron más cortos [...] aumento del contorno mamario [...] A nivel hipotalámico, se objetivó un incremento de la secreción de hormona de crecimiento [...]

SÍNDROME AFECTACIÓN DE MUCOSAS
[...] Esta catarata puede tener relación con la intoxicación, ya que la paciente es muy joven para que esté relacionada con problemas.

Recuerdo el día que me dijeron:
—Núria, ¿ya sabes que no volverás a trabajar nunca más?
—¡Sí, hombre! Yo creo que me pondré bien. —No sabía la repercusión que tendría esto.

Me dijeron que estaba intoxicada. Uno de los síntomas es una fatiga enorme. Me cuesta arrancar cuando tengo que ir a un sitio. Digamos que me tienen que obligar. Una vez que me pongo en marcha, ya está. A veces ni lo pienso, pero todo lo dejo para última hora. La libido se nos fue al carajo. Las reglas eran muy abundantes. También incontinencia urinaria y fecal. La tensión se me disparó y tengo que hacerme controles a menudo.

Otra consecuencia es que en los últimos años me he engordado mucho. No era una mujer delgada, pero con esta enfermedad se gana peso con facilidad, piensa que suelo estar cansada, y lo único que nos queda es caminar o hacer taichí al aire libre. Pero no siempre puede ser al aire libre si se aplican pesticidas en espacios verdes o si el nivel de contaminación es elevado, que en Barcelona lo es. Por suerte, mi hermana tiene una casita fuera de la ciudad y muchos fines de semana y vacaciones los paso allí. Según la doctora Valls-Llobet, esto nos pasa por el problema de hormonas que tenemos, porque los químicos, donde se agarran mejor es en la grasa corporal.

El año 2000, por iniciativa de la doctora Valls-Llobet, se hizo una reunión en el CAPS —Centro de Análisis y Programas Sanitarios—, que en aquella época estaba en la calle París. Estábamos nosotras, las afectadas del hotel, pero también un grupo afectado por una fumigación en el Departament d'Educació de la Generalitat; afectadas por una intoxicación, en 1994, en el hospital de la Vall d'Hebron, y otras mujeres de distintas profesiones: enfermeras, auxiliares, clínicas, maestras… Entre todas creamos la asociación Adquira (personas afectadas por productos químicos y radiaciones ambientales), la primera del Estado español. Empezamos 15 personas. En 2007 cambiamos la *d* por la *p* y pasó a ser Apquira.

Algunas de mis compañeras han desarrollado Parkinson y otras cáncer. Durante estos 18 años de Apquira, también han muerto varias compañeras. Otra compañera del hotel que cogió la baja después que nosotras ha desarrollado problemas neurológicos graves y tuvo que ser operada.

En aquella época tenía un compañero sentimental que aceptó la situación, pero tuvimos que cambiar muchos hábitos. No podía ponerse colonia, ni desodorantes, ni *after shave*, y si los utilizaba me despedía de él de lejos y dejaba abierta la ventana para que se ventilara bien la casa. Dejé de utilizar lejía y me pasé al vinagre y al bicarbonato. En casa utilizo productos ecológicos, que no tengan ni perfume ni otras sustancias que me puedan afectar. Mi hija, que entonces tenía casi veinte años, también se adaptó a la nueva situación. No podía ir ni a comprar.

Actualmente presenta:

Síndrome neuropsicológico crónico inducido por organofosforados [...]
Síndrome disrupción endocrina [...]
Síndrome afectación de mucosas [...]
Intolerancia ambiental idiopática [...]

INTOLERANCIA AMBIENTAL IDIOPÁTICA
La paciente presenta una reagudización de su sintomatología [...] cuando entra en contacto con lugares donde se han aplicado las siguientes sustancias químicas:

Productos de limpieza y cosmética: [...] con olor a pino [...] Ambientadores [...] de lavabos públicos [...] quitamanchas, detergente para la vajilla a mano, lejía [...] ropa recién recogida de tintorería [...] cera para suelos y muebles, betunes, champús [...] limpiacristales y limpiasuelos.

[...] colonias o perfumes, lacas [...] desodorante en aerosol, esmalte y quitaesamalte de uñas.

[...] contra las termitas [...] herbicidas, collares y jabones antipulgas [...] bolas antipolillas [...]

Productos químicos y humos: géneros de nailon, cuero, piel [...] amoniaco, amianto, olor de coche nuevo, alfombras sintéticas nuevas y viejas [...] pintura en espray o con base de disolvente. Tintas [...] pegamentos epoxi y rotuladores permanentes.

Centre de Diagnòstic i Tractament
Dra. Carme Valls i Llobet. Barcelona, 14 enero de 2004

Iba a un médico que nos decía: ¿Qué es eso de oler a limpio? ¿Ponerse una colonia es olor a limpio? ¿Limpiar con lejía es ser más limpio? ¿De qué está hecha esta colonia, o este suavizante, o esta manzana tan bonita? "Sobre todo, si las manzanas son muy bonitas, están llenas de químicos", nos dijo. Decía que cogiéramos aquellas que tuvieran un agujerito, un gusanito, aquellas que no estuvieran tratadas.

Primero el doctor Márquez y después la doctora Valls-Llobet me diagnosticaron sensibilidad química múltiple, que en aquella época era conocida como *intolerancia ambiental idiopática*.

Mi compañero murió en 2004, pero entre las afectadas hay mucha separación de parejas. No es fácil, la libido se esfuma. La convivencia se hace muy difícil.

(La charla, que tiene lugar en la Asociación Apquira, en la calle Sant Pere Més Alt, 59 bis, de Barcelona, es interrumpida durante unos minutos. Núria habla con otra socia afectada que, con pesar, reconoce que este "es un tema muy difícil. Incluso en los mejores casos, hay un problema, un problema social, aunque recibas pensión y una indemnización [...] Nadie se puede imaginar lo que pasa entre las sábanas de una casa [...]. La chica que me ayuda se puso desodorante el otro día y se tuvo que duchar. Casi me muero [...] Y mi madre vino a casa el otro día y se había puesto colonia el día antes y no podía estar con ella. Se tuvo que lavar la cabeza, cambiar de ropa, le di ropa mía. Y es mi madre, que conoce bien lo que me pasa. El problema son los jabones y las colonias. Hay sitios en los que no puedo entrar. Todo tiene que estar bien ventilado [...]".)

Recuerdo que un tomate, si no era ecológico, me producía picores por todo el cuerpo, tipo alergia. En casa tuvimos que instalar un filtro especial para poder beber agua o ducharme, con un simple filtro no había suficiente para que desaparecieran los picores. De esta forma se elimina, sobre todo, el cloro. Por lo tanto, ni pensar en ir a la piscina. Intenté ir, hacer *aquagym* para mantener el peso, pero tuve que dejarlo porque, aunque no había cloro en esta piscina, había otros productos que también me afectaban. La playa es otra historia, no suelo ir pero si voy intento ir o muy temprano o tarde, por los olores de los bronceadores.

Empecé a dejar de ir a muchos sitios: cine, teatro, gimnasio... A las cafeterías y restaurantes fui cuando se dejó de fumar en su interior (la ley antitabaco entró en vigor en enero de 2011). La única opción era estar en la terraza, cuando hacía buen tiempo. La vida social que no podía tener fue reemplazada por compañeras/os afectados como yo y gracias a que fundamos la Asociación Apquira.

Después de morir mi compañero, viajé a Praga, pero antes de ir mi sobrino escribió un *mail* al hotel pidiéndole que mi habitación, mientras yo estuviera, no la limpiaran con productos químicos o agresivos. El hotel no puso ninguna objeción y me reservó "una habitación especial", es lo que dijeron.

Lo más duro fue arrastrar un cuerpo más viejo de lo que era.

Todas nos sentimos como si fuéramos más mayores de lo que somos. Como si tuviéramos veinte años más. Es como un envejecimiento prematuro. Te falta concentración. Tienes que vivir con una memoria débil. Por ejemplo, ir a comprar y no recordar el nombre de un producto tan simple como un bistec. Es como si estuviera idiota, como si te hubieran pegado un mazazo en la cabeza, como si tuviera Alzheimer. Confundo cosas, no me quedan las cosas grabadas. Antes sabía todos los números de teléfono, ahora, gracias que me sé el mío. Como si me hubieran cambiado mi manera de ser, es muy difícil de explicar. Es una impotencia muy grande. Muy al principio, los cuchillos de la cocina los evitaba por miedo a cortarme y cuando nació mi nieto, en 2006, no quería ni cogerlo en brazos, tenía miedo a que se me cayera. Mi hija me obligó a cogerlo. Me sentía inútil. Antes era una persona muy tranquila y ahora me pongo nerviosa muy fácilmente, es una desazón continua.

La gente, en aquella época, no entendía lo que me pasaba. Me decían si tenía alergia a los productos químicos y yo les decía que de alergia nada, que era un accidente laboral por intoxicación a plaguicidas. Hoy hasta mi nieto es muy consciente de lo que me pasa: "Yaya, no entres en el lavabo que han tirado ambientador", "Yaya, antes de venir tápate la nariz que acaban de pintar la entrada del cole". Ante un determinado olor, se me va el santo al cielo.

Es que lo notamos todo. A distancia notamos los olores, aunque algunas compañeras acaban perdiendo incluso el olfato. Alguien dijo que nosotras somos el canario de las minas, las que damos el aviso. (Núria se refiere al hecho de que durante un tiempo, para saber si las profundidades de las minas eran seguras, los mineros se hacían acompañar de un canario. Parece ser que los canarios son muy sensibles a determinados gases. Así que si el canario dejaba de cantar, se desvanecía o moría, por falta de oxígeno o por cualquier otro contaminante, los mineros abandonaban aquella galería. El canario era el aviso y su salvación.)

Tengo 63 años y siempre con ese miedo a que en la siguiente revisión te saquen algo nuevo, porque nosotras estamos más predispuestas. Hace poco me sacaron un pólipo. Una compañera cogió un cáncer de médula espinal. Otra, un cáncer de endometrio. Nosotras tenemos más posibilidades de desarrollar un cáncer. Por suerte, la última biopsia me salió bien.

Por lo que estamos viendo, la sensibilidad química múltiple nos ataca la vista y el oído, tenemos pérdida de audición. Falta de reflejos, no hace falta ni decirlo. Yo conducía, pero hace años que ya no puedo conducir. Y fatiga crónica, eternamente cansada, desde que me levanto hasta que me acuesto. Y fibromialgia, dolores localizados y permanentes. Hay que vivir con un cuerpo que duele. A mí me va bien la acupuntura, no sé si es cuestión de fe, pero a mí me va bien.

> [...] Actualmente predomina el cuadro de fatiga crónica, cefalea difusa, incontinencia vesical y fecal y trastornos de tipo cognitivo [...]
>
> Institut Català de la Salut.
> Ciutat Sanitària i Universitària de Bellvitge.
> Dr. J. Márquez Sánchez. 17/06/02

Otro cambio importante es que no puedes trabajar nunca más y como consecuencia de esto mi economía se resintió, pero es que además estaba tocada moralmente, porque yo no dejé de trabajar por voluntad propia, fue por este accidente laboral y me sentía frustrada.

> [...] En principio éramos trabajadores normales, que trabajaban, tenían una familia, amigos, una vida social, vida en pareja o sentimental [...] después se convirtió en una pesadilla [...] en cualquier parte puede saltar la alarma, empezar a encontrarnos enfermos, muy enfermos y tener que irnos corriendo, solo esto, puede acabar con nosotros en cama durante días, por lo que no podemos comprometernos con nadie para realizar esas cosas tan normales que todo el mundo hace. [...] no podemos ocuparnos de nosotros mismos [...] no podemos trabajar en ninguna ocupación con garantías de poder hacerlo debidamente.
>
> (Extracto de la carta que afectadas enviaron a la sucursal del hotel en el Reino Unido, febrero 2005, en la que explican que el accidente laboral que tuvo lugar en Barcelona se produjo "por una serie de negligencias" y, por lo tanto, "no queremos aprovecharnos [...] ni sacar ningún beneficio económico que no sea el justo a los daños que nos han causado").

Barcelona está libre de glifosato —desde enero de 2017—, pero no veo que las cosas cambien mucho, aunque algo sí que hemos avanzado. Hay muchos intereses de por medio con los químicos y una incomprensión social hacia la sensibilidad química. A veces se piensa que somos unas exageradas, en la asociación la mayoría somos mujeres. "¡Pero si no huele!", dicen. Estoy muy decepcionada de la gente, cada vez más. Incomprensión también a nivel político. Como Apquira, nos reunimos con representantes del Ayuntamiento y de la Generalitat, les hablamos de la contaminación ambiental. Empieza a haber un poco más de sensibilidad sobre este tema, pero poco.

Desde Apquira me he sentido útil. A veces venían chicas y se ponían a llorar, nos daban las gracias por escucharlas. No sabían lo que tenían, creían que se estaban volviendo locas, pero veían que dentro de la desgracia no estaban solas. Ahora vemos a más hombres. Estamos en un espacio cedido una vez por semana. De momento, aunque lo hemos intentado, no hemos podido conseguir un espacio solo para la Asociación.

Somos un colectivo un poco especial, necesitamos un espacio limpio, sin tóxicos, ni radiaciones, el internet que utilizamos es por cable, nada de wifi, ese es otro problema cuando vas a casa de alguien.

Hay gente que no sale de casa, siempre hablando de lo mismo, y eso tampoco es bueno. Yo no llevo mascarilla, pero cada vez que noto un olor en la calle me tengo que tapar la boca con el abrigo o la camiseta. Intento no ser obsesiva, creo que me he resignado, pero sí tengo miedo a que me salga un cáncer. Algunas de la compañeras que estuvieron conmigo en el hotel limpiando después de la desinsectación han desarrollado un cáncer y dos murieron.

De la vida, espero que cambie un poco el mundo, que seamos más conscientes de que nos estamos cargando el planeta. Hace años que en la Asociación somos sensibles al problema del cambio climático. Tal vez tardaremos tiempo para que se actúe, que haya una menor exposición a los químicos. Y vivo mucho el presente, has visto las orejas al lobo. Tengo asumido que tengo muchos impedimentos, pero me voy adaptando. Tal vez soy conformista. Tal vez me estoy haciendo mayor.

CAPÍTULO 9
INTELIGENCIA AMENAZADA

A primera hora de la tarde de un martes de marzo de 2017, en la habitual nublada Bruselas, crucé a toda prisa el parque Leopold. Dos "endivias" gigantes flotaban en el estanque en una melodía sincronizada. Con su elegancia habitual, pura actitud, los cisnes mantenían sus cabezas y largos cuellos hundidos en el agua, ajenos a los últimos retoques que se estaban dando en la Casa de la Historia Europea antes de su inminente inauguración. Casi ni un alma, ni un turista, deambulaba en los alrededores. Caminaba a mi destino con largas zancadas, iba con el tiempo justo.

Antes de abandonar el parque, pasé a toda velocidad ante un conjunto de esculturas de avestruces cuyas cabezas también estaban hundidas, en este caso en la tierra, justo al lado del acceso del público sin credencial al Parlamento Europeo. Respirando a trompicones, trepé con dificultad por unas mal diseñadas escaleras donde los vientos del parque Leopold y la Place Luxembourg me abrazaron con furia. Atravesada la explanada húmeda y a aquella hora vacía de la puerta principal de la Eurocámara, me quedé plantada en la terraza de la cafetería Exki de la Place Lux.

—¿Doctora Demeneix? —pregunté a la única persona que estaba sentada en una mesa junto a una pequeña maleta con ruedas. La investigadora Barbara Demeneix, con una taza humeante entre las manos, había llegado a la cita con antelación porque la reunión anterior a nuestro encuentro había acabado antes de lo previsto. Tras una encajada de manos, nos dirigimos rápidamente hacia el interior de la cafetería para acomodarnos entre el calor de varias reuniones de trabajo.

Nacida en el Reino Unido y afincada en París, la bióloga es autora de más de 170 informes científicos.[513] Galardonada con diferentes premios, fue promovida para la distinción de Caballero de la Legión de Honor en 2004 por sus más de treinta años de servicio civil a la ciencia francesa.[514]

Además de reconocida experta en disruptores hormonales y su impacto en el cerebro humano, Demeneix es una de las pocas mujeres que dirige su propio laboratorio. Lo hace desde la década de los noventa del siglo XX en el emblemático Museo Nacional de Historia Natural de París, institución pública dedicada a la investigación científica.[515]

Yo no lo sabía entonces, pero faltaba más de un año todavía para que la Comisión Europea presentara su estrategia sobre los disruptores endocrinos —lo hizo finalmente en noviembre de 2018—,[516] y exactamente dos años para que Demeneix hiciera público, a instancias del Parlamento, un informe crítico sobre dicha regulación.[517]

—¿Por qué estamos perdiendo nuestro cerebro?

Mi primera pregunta conectaba con el título de su primer libro, *Losing our minds*,[518] centrado en los efectos adversos de los contaminantes en el medio ambiente para las generaciones futuras.

Tras desplegar una breve sonrisa, se dispuso a desencadenar algunos de los hallazgos de su larga carrera como investigadora. En todo momento se mostró cercana y paciente, cualidad esta última que se le supone a cualquier investigador, pero además supo ser amable a pesar de alguna que otra reiteración por mi parte que, vista desde la distancia, dejaba al descubierto mi actitud de principiante en el enrevesado mundo de los saboteadores hormonales.

---

[513] https://bdemeneix.wordpress.com

[514] "Présidence de la République, Ordre national de la Légion d'honneur". Legifrance, 14 julio 2004.

[515] https://www.researchgate.net/profile/Barbara_Demeneix

[516] "Endocrine disruptors: A strategy for he future that protects EU citizens and the environment". European Commission, 7 noviembre 2018; "Process to set scientific criteria to identify endocrine disruptors". European Commission.

[517] Barbara DEMENEIX y Rémy SLAMA. *Endocrine disruptors: from scientific evidence to human health protection*. Marzo 2019.

[518] Oxford University Press, 2014. Traducido al francés como *Le cerveau endommagé*. Odile Jacob Éditions, 2016.

Y desde el primer instante dejó claro que su principal preocupación eran los fetos, las mujeres embarazadas: "Los niños nacidos hoy en día no solo están contaminados por centenares de sustancias químicas, sino que están concebidos en una mezcla de químicos. Mi investigación me ha demostrado que muchos de los químicos a los que estamos expuestos diariamente pueden interferir en la hormona tiroidea de la mujer, que es esencial para el desarrollo del cerebro."

La profesora, miembro de la asociación americana Endocrine Society,[519] que juega un papel activo a la hora de alertar a la Unión Europea de los riesgos de los disruptores endocrinos, destacó la presencia de químicos no solo en nuestros cuerpos y en el medio ambiente, también en el líquido amniótico, ese líquido que rodea al feto durante el embarazo. "Esos niños son el futuro de Europa y nosotros no los protegemos", remarcó con ironía. No se trata de "ellos", insistió, son "nuestros niños", los niños de todos.

> El veneno también puede ser transmitido por la madre a su descendencia. Se han hallado residuos de insecticidas en la leche humana en muestras examinadas por científicos de la Agencia para los Alimentos y Medicamentos [...] hay buenas razones para creer que este [se refiere al primer contacto con sustancias químicas de un bebé] comienza mientras todavía está en el seno materno.
>
> Rachel Carson, *Primavera silenciosa*, 1962
> Capítulo "Elixires de muerte"

En su segundo libro, *Toxic cocktail*,[520] subtitulado *Cómo la polución química está envenenando nuestro cerebros*, Demeneix destaca la importancia de tener una hormona tiroidea equilibrada en los jóvenes y adultos "para mantener los aspectos de la función cerebral (especialmente la memoria y el estado anímico) y salud en general, particularmente el balance de la energía y el peso corporal", porque "tener la cantidad correcta de hormona tiroidea en el momento adecuado es esencial para una existencia normal e incluso la supervivencia".

---

[519] https://www.endocrine.org
[520] Oxford University Press, 2017.

"Cuestión de tiempo"

El bisfenol A y los ftalatos fueron algunas de las sustancias químicas que estuvieron presentes durante la entrevista. "Es muy difícil saber qué químicos producen determinadas enfermedades, pero nosotros sabemos que la exposición a bisfenol A (BPA) o bisfenol S (BPS) es mala para la salud", a la vez que lamentó que en algunos casos se había sustituido el BPA por el BPS, que considera igual de perjudicial que el BPA.

"Y sabemos que diferentes categorías de ftalatos —utilizados en productos plastificantes— están asociadas claramente a diferentes resultados adversos, así que es solo cuestión de tiempo." Para entender la relación entre ftalatos y pérdida de la inteligencia, la investigadora me habló también de un estudio de la Universidad Columbia, en Nueva York,[521] que, después de examinar la orina de 328 mujeres embarazadas y, más tarde, de sus hijos, llegó a la conclusión de que la exposición alta a ftatalatos del feto tenía como consecuencia un descenso del coeficiente intelectual de esos niños a la edad de 7 años, porque "las exposiciones a los ftalatos son ubicuas".

El diario francés *Le Monde* se hizo eco de esta investigación.[522] La noticia iba firmaba por Stéphane Foucart, periodista científico y autor del libro *La fabrique du mensonge* (*La fábrica de las mentiras*), subtitulado *Cómo las industrias manipulan la ciencia y nos ponen en peligro.*[523] El libro dedica un apartado a los alteradores hormonales y se detiene en uno en particular, el BPA, muy estudiado y porque "está en casi todas partes". Para Foucart, "no es solamente una sustancia química. Es un accidente de la civilización". En 2012, Stéphane Foucart, junto a Sylvestre Huet, recibió el premio Diderot-Curien.

Pero mientras se identifican "los principales culpables" que producen esta y otras anomalías, la doctora Demeneix propone hacer uso del "principio de precaución" y, al mismo tiempo, continuar investigando.

---

[521] P. Factor-Litvak *et al.* "Persistent associations between maternal prenatal exposure to phthalates on child IQ at age 7 Years". *PLos One*, 10 diciembre 2014 (http://journals.plos.org/plosone/article?id=10.1371/journal.pone.0114003).

[522] S. Foucart. "La pollution met en danger le cerveau". *Le Monde*, 10 diciembre 2014.

[523] Éditions Denoël, 2013.

Incansable en su afán por demostrar los efectos nocivos de algunas sustancias químicas en la salud de las personas, la investigadora, pocos meses después de nuestro encuentro, no dudó en enviar una carta al diario británico *Financial Times* titulada "Environmental factors contribute to loss of IQ", con fecha de 18 de julio de 2017, en cuyo título ya dejaba claro que factores ambientales contribuyen a la pérdida del coeficiente intelectual. Era la respuesta a un artículo publicado en este mismo diario unos días antes por la periodista científica Anjana Ahuja[524] basándose en un estudio publicado en *The British Medical Journal*.[525]

Para Demeneix, el principal argumento de Ahuja —que las personas inteligentes están mejor dotadas genéticamente y, además, no solo tienen un coeficiente intelectual más alto, sino también una salud más robusta— obvia que "en los documentos originales, los autores también afirman que 'la prueba de factores genéticos potenciales, junto con los factores ambientales' se utilizará cada vez más en la epidemiología cognitiva". La carta de Demeneix lamentaba también que "el líquido amniótico humano está contaminado con compuestos químicos industriales, como está bien documentado, muchos de los cuales interfieren en los sistemas hormonales, críticos para el desarrollo, incluyendo el desarrollo del cerebro [...] Por esta razón, muchos médicos y científicos consideran que la posible interferencia química con los sistemas hormonales debe someterse a pruebas y regulaciones más estrictas que las actuales".

SOLO UNA OPORTUNIDAD

Coincidiendo con nuestro encuentro en Bruselas, la ONG británica Chem Trust,[526] atenta a los efectos sobre la salud de los disruptores hormonales, acababa de publicar el informe *No brainer*, sobre el impacto de los químicos en el desarrollo del cerebro de los infantes. Lo firmaba la doctora estadounidense Maricel V. Maffini, con más de veinte años de experiencia, y había contado con la revisión de

---

[524] "Why clever people live the longest", 11 julio 2017.

[525] "Childhood intelligence in relation to major causes of death in 68 year follow-up: prospective population study", 28 junio 2017.

[526] www.chemtrust.org.uk

la propia Barbara Demeneix y el profesor Philippe Grandjean, de la Universidad de Dinamarca.[527]

El documento establece una relación probable entre exposición química y descenso de inteligencia, autismo y déficit de atención e hiperactividad. Para la investigadora francoinglesa, la exposición al éter de difenilo polibromado y a los organofosforados contribuye a la pérdida de la inteligencia en la población europea.

No brainer recuerda que en Europa, y en este punto remiten a un estudio realizado en 2009 en algunos países europeos, 1 de cada 5 niños y adolescentes sufre problemas de desarrollo, emocionales o de conducta, y aproximadamente 1 de cada 8 tiene un trastorno mental clínicamente diagnosticado.[528]

Los Estados Unidos también presentan unas cifras que invitan a la reflexión: en 2011, el 11% de los infantes estadounidenses con edades comprendidas entre los 4 y los 17 años (unos 6,4 millones) habían sido diagnosticados con déficit de atención e hiperactividad. Unos dos millones más si se comparaba con 2003.[529]

Consciente de la dimensión del problema, que una exposición química continua afecta al cerebro, especialmente de los más pequeños y adolescentes, Demeneix pide que se actúe "ya", que se establezca una legislación "ahora", "eficaz", porque "el año que viene será demasiado tarde". Y, si no hay una legislación pronto, la bióloga tiene claro que "la población europea disminuirá porque su salud no ha sido protegida". La reconocida experta cita a China, un país que, consciente del trágico descenso de su población, está abordando el tema de los disruptores endocrinos, así como el de la contaminación atmosférica y del agua.[530]

---

[527] *No brainer*, marzo, 2017 (http://www.chemtrust.org.uk/wp-content/uploads/chemtrust-nobrainer-mar17.pdf).

[528] F. BRADDICK, V. CARRAL, R. JENKINS y E. JANÉ-LLOPIS. *Child and adolescent mental health in Europe: infrastructures, policy and programmes*. Luxemburgo: European Communities, 2009.

[529] "Trends in the parent-report of health care provider-diagnosed and medicated attention-deficit/hyperactivity disorder: United States, 2003-2011". *Journal of the American Academy of Child & Adolescent Psychiatry*. Washington DC, 2013.

[530] "Evidence on the impact of sustained exposure to air pollution on life expectancy from China's Huai River policy". Proceedings of the National Academy of Science of the United States of America, 2013.

Only one chance, solo una oportunidad para proteger el cerebro, alerta el profesor Philippe Grandjean en su libro titulado precisamente así.[531] Grandjean hace un llamamiento a proteger "el cerebro de generaciones futuras" porque "la placenta no es una armadura protectora". El investigador danés nacido en 1950 y con una larga trayectoria incluye una lista de 213 agentes químicos que pueden causar toxicidad en el cerebro —como el mercurio, el arsénico, los PCB— y que él llama *brain drainers* ('secacerebros'). Un cerebro con el que tendremos que lidiar para el resto de nuestras vidas. Grandjean confía en los estudios experimentales realizados en animales de laboratorio que apoyan la relación entre exposición química y efectos adversos en el desarrollo del cerebro. Desde que conoció el desastre de Minamata, con 22 años, el científico quedó fascinado por el impacto de la polución ambiental en la salud humana, de ahí su insistencia en proteger los cerebros de la próxima generación y en la importancia de aplicar el principio de precaución.

Precisamente porque la placenta no es una armadura protectora, otros factores que influyen de forma directísima en el feto son el consumo de alcohol y de tabaco por parte de la madre, una relación que hoy en día ya nadie cuestiona.

Trastornos como el déficit de atención por hiperactividad y el autismo "no pueden explicarse únicamente como enfermedades genéticas", afirma la investigadora Maffini.[532]

La científica estadounidense ve "una explicación probable" que estas anomalías estén relacionadas con las exposiciones a químicos ambientales, "especialmente" durante la etapa pre y postnatal. Asimismo, señala que "identificamos más de 300 sustancias químicas permitidas en los alimentos que pueden tener efectos dañinos potenciales en el desarrollo del cerebro" y "no sabemos nada de sus efectos biológicos acumulativos".

---

[531] *Only one chance. How environmental pollution impairs brain development and how to protect the brains of the next generations.* Oxford University Press, 2013.

[532] M.V. MAFFINI y T.G. NELTNER. "Brain drain: the cost of neglected responsibilities in evaluating cumulative effects of environmental chemicals". *Journal of Epidemiology & Community Health*, 2014 (https://www.ncbi.nlm.nih.gov/pubmed/25336676).

La hiperactividad es tan común hoy en día como la medicación que la acompaña. Hace dos décadas, cuando no había prácticamente información sobre este trastorno, la hiperactividad solía "tratarse" a base de deporte y toneladas de paciencia por parte de los progenitores. Hace dos décadas, cuando era casi impensable relacionar contaminación ambiental con capacidad de aprendizaje, como mucho se aconsejaba evitar las aceitunas rellenas de anchoas con "glutamato monosódico", un aditivo potenciador que actúa como excitante. La producción del glutamato ha ido en aumento los últimos años y hoy se producen más de tres millones de toneladas.[533]

También va de pérdidas económicas

En 2015, Demeneix y otros expertos publicaron el artículo "Deficiencias neuroconductuales",[534] en el que se indicaba la siguiente probabilidad: "Entre el 70% y el 100%" de las exposiciones a éteres difenilos polibromados (PBDE), utilizados como retardantes de llama,[535] y los organofosforados, utilizados principalmente en el control de las plagas,[536] contribuyen a una pérdida del nivel de inteligencia en la población europea. Conclusión: "Las exposiciones a disruptores endocrinos en Europa contribuyen sustancialmente a déficits neurológicos y enfermedades."

Ese mismo año, otro estudio realizado en 39 escuelas catalanas de Barcelona y Sant Cugat establecía la posibilidad de un desarrollo cognitivo más deteriorado en aquella población infantil cuyas escuelas están expuestas a aire contaminado por el tráfico. El deterioro de las funciones cognitivas está asociado al rendimiento escolar.[537] Una relación para nada disparatada si, como especifica dicho documento,

---

[533] "Enganchados al glutamato". Nota de prensa de la Universitat Oberta de Catalunya, 11 abril 2017.

[534] "Neurobehavioral deficits, diseases, and associated costs of exposure to endocrine-disrupting chemicals in the European Union". *The Journal of Clinic Endocrinology & Metabolism*, abril 2015.

[535] "Retardantes de llama". Hogar sin Tóxicos.

[536] "Residuos de pesticidas en la comida". Hogar sin Tóxicos.

[537] J. Sunyer *et al.* "Association between traffic-related air pollution in schools and cognitive development in primary school children: a prospective cohort study". *PLoS Medicine*, marzo 2015.

publicado en la revista médica por internet *Public Library of Science* y abierto a todo el planeta, se tiene en cuenta que la contaminación del aire "es un neurotóxico potencial para el desarrollo".

Firmado por científicos del Centre de Recerca Epidemiològica Ambiental (CREAL) de Barcelona, se analizaron, entre 2012 y 2013, más de 2.700 niños de entre 7 y 10 años.

Pero el artículo de Demeneix y sus colegas arrojaba otro dato interesante recogido poco antes por la Endocrine Society:[538] la cifra de unos 130.000 millones de euros al año, que es lo que le puede costar a Europa hacer frente a estos trastornos. Una razón más, aseguran estos expertos, para enfatizar "las ventajas de controlar la exposición a los químicos con disrupción endocrina".

Con esta decisión, la UE podía estar acercándose a un gasto importante en salud pública. Por ahí va también la estimación de otro grupo de investigadores, entre ellos Leonardo Trasande, de la Universidad de Nueva York, y Andreas Kortenkamp, que hablan de un gasto aproximado de 145.000 millones de euros al año, que pueden ser atribuidos a las enfermedades originadas por una sobreexposición a las sustancias alteradoras hormonales como hiperactividad, autismo, déficit de atención, endometriosis, obesidad, diabetes, infertilidad, etc.[539]

> Si las sustancias químicas que actúan como disruptores hormonales socavan el sistema inmunitario, ¿podrían estar aumentando nuestra vulnerabilidad a las enfermedades y, por tanto, contribuyendo a elevar costes sanitarios?
>
> *Nuestro futuro robado*
> COLBORN, DUMANOSKY y MYERS, 1996

Estas cifras no incluyen el enorme coste humano de la persona enferma y de sus familiares, porque el dolor es incalculable. Tampoco el coste económico al que debe enfrentarse alguien enfermo incapaz de trabajar. Los cánceres de mama, de próstata, de ovario o de tiroides,

---

[538] "Estimated costs of endocrine-disrupting chemical exposure exceed 150 billion euros annually in EU". Endocrine Society, 5 marzo 2015.

[539] "Burden of disease and costs of exposure to endocrine disrupting chemicals in the European Union: an updated analysis". American Society of Andrology and European Academy of Andrology, marzo 2016 (https://www.ncbi.nlm.nih.gov/pubmed/27003928).

por ejemplo, están relacionados con los perturbadores hormonales. "La vulnerabilidad de las familias con cáncer" es la vulnerabilidad en la que se encuentran, en palabras de la Asociación Española Contra el Cáncer (AECC), el 27,7% de las personas diagnosticadas por cáncer en España en 2017[540] y que un diario, haciéndose eco de esta alarmante cifra entre la población activa, tituló "El cáncer agrava o arrastra a la pobreza a 25.000 personas al año".[541]

Se altera la vida y a base de tantos destinos alterados podemos acabar "normalizando" historias de cuerpos rotos, destrozados, vencidos y condenados. Cuerpos con sueños liquidados. "Welcome to the Black Parade: un día, dejaré que un fantasma te guíe en el verano para que te unas al desfile negro [...] subir y caer [...] y cuando mueras [...] Nosotros continuaremos [...] aunque estés muerto [...] Tu memoria continuará, nosotros continuaremos [...] adelante [...] a través de los miedos [...] voy a enseñar mis cicatrices [...] No soy un héroe [...] lo queremos todo [...] Welcome to the Black Parade", canta el grupo My Chemical Romance.

LA CRISIS DE LAS DIOXINAS

La llamada "Estrategia comunitaria sobre las dioxinas, los furanos y los policlorobifenilos" alertaba en 2001 que "en los niños expuestos a dioxinas o policlorobifenilos (PCB) en el útero, se han observado efectos en el desarrollo neurológico y el comportamiento biológico, así como efectos en la hormona tiroidea".[542]

Las dioxinas, como el DDT, los PCB y los furanos, entre otros químicos, están consideradas contaminantes orgánicos persistentes (COP), es decir, de larga vida en el organismo y muy difíciles de eliminar. Y todavía "están presentes en nuestros cuerpos", señaló en 2002 el doctor Miquel Porta en el artículo "Contaminantes para nuestros nietos".[543]

---

[540] "La AECC solicita el esfuerzo de todos para evitar la vulnerabilidad de las familias con cáncer". AECC, 1 febrero 2018.

[541] Emilio DE BENITO. *El País*. Madrid, 4 febrero 2018.

[542] EUR-Lex(http://eur-lex.europa.eu/legal-content/ES/TXT/?uri=CELEX%3A52001DC0593).

[543] *El País*, 15 enero 2002.

Los COP, según Porta, continúan "circulando por la sangre e impregnando órganos y tejidos [...] Con un poco de suerte, nunca lo notaremos. Pero un número creciente de estudios sugiere que estas sustancias afectan a nuestra capacidad reproductora [...] al equilibrio de los sistemas inmunológico y hormonal [...] tienen un papel en el desarrollo de varios tipos de cáncer y trastornos neurológicos, y quizá [...] Parkinson o diabetes". En este artículo, Porta mostraba también su inquietud porque en España "existe un preocupante desconocimiento sobre la cantidad de PCB almacenados, la localización y las condiciones en que se encuentran las instalaciones que los contienen". Los PCB se han utilizado, recuerda Porta, como aislantes de equipos eléctricos, como lubricantes y en plásticos y tintas, entre otras aplicaciones.

> Hasta la fecha, han identificado al menos 51 compuestos químicos sintéticos —muchos de ellos ubicuos en el medio ambiente— que transforman de un modo u otro el sistema endocrino [...] Este batallón de disruptores hormonales incluye [...] los 209 compuestos clasificados como PCB, las 75 dioxinas y los 135 furanos, que ejercen una miríada de efectos nocivos documentados.
>
> *Nuestro futuro robado*
> COLBORN, DUMANOSKY y MYERS, 1996

En la introducción de la estrategia comunitaria de 2001 se informa que el aumento de estas sustancias —las dioxinas, los furanos y los PCB— en el medio ambiente se debía a varios accidentes en Japón, Taiwán, Italia y Bélgica. Todavía hoy, hay belgas que recuerdan las consecuencias de la llamada *crisis de las dioxinas*, cuando, el 27 de mayo de 1999, "las autoridades belgas informaron a la Comisión Europea de un caso de contaminación grave por dioxinas en piensos compuestos".[544]

Las dioxinas, explica el documento de la Secretaría General de Comercio Exterior español que relató ese desastre, tienen como componente principal el cloro, "son sustancias en general tóxicas, de gran persistencia en el medio ambiente [...] y tienden a acumularse en los tejidos grasos de los seres vivos". De "carácter cancerígeno", pueden

---

[544] "La crisis de las dioxinas". *Boletín ICE Económico*, 13-19 septiembre 1999.

ser también "causa de alteraciones en los sistemas inmunitario, reproductor y endocrino de personas y animales, además de producir daños en fetos y embriones". Las dioxinas, "aunque solamente sea por lo general en trazas, se encuentran presentes en el mundo prácticamente por todas partes, en el aire, en el agua, en el suelo, en los seres vivos y en los alimentos".

Tras el aviso a la Comisión, se impusieron restricciones en la comercialización de pollos, huevos, bovinos y porcinos posiblemente contaminados y de sus derivados, incluyendo los productos lácteos. El origen de esa contaminación fue el uso de grasas contaminadas en la fabricación de piensos. Un mes después de la alerta, la Comisión "interpuso un procedimiento de infracción contra Bélgica, como consecuencia del manifiesto retraso de las autoridades belgas en notificar la contaminación por dioxinas". La crisis desatada por Bélgica afectaba al resto de países de la UE debido a la eliminación de los controles fronterizos.

Pero, a partir de la crisis de 1999, ¿qué ha cambiado?, se preguntaba en febrero de 2013 Michel de Muelenaere en un artículo de opinión en *Le Soir*, el diario belga más popular. "Se establecieron más controles [...] Europa reforzó su legislación. Bélgica creó la Agencia para la Seguridad Alimentaria." Pero hay algo "que no ha cambiado desde los años noventa: la búsqueda de precios más bajos en la producción alimentaria [...] no se pueden producir alimentos *low cost* respetando la salud y el medio ambiente [...] Tragar ciegamente un mínimo de calidad al menor coste es poner el primer marcador a las crisis alimentarias [...] ¿Un pollo industrial a tres euros?".[545]

Dos años después de este artículo de opinión, los medios de comunicación belgas retomaron la crisis de las dioxinas a partir de una posible nueva información. "Crisis de la dioxina: ¿20.000 cánceres? Un escenario de ciencia ficción", titulaba la radiotelevisión belga en flamenco el 14 de abril de 2015. La alarma venía de un estudio de un profesor de una universidad flamenca que relacionaba aquella contaminación con 20.000 nuevos casos de cáncer en mujeres y daba una cifra similar en casos de hipertensión y diabetes. Hubo voces que dudaron de esa información, pero ese mismo día el diario belga *La Libre* lanzaba este titular: "La crisis de la dioxina habría hecho

---

[545] "Le *low cost* alimentaire nourrit les crises", 16 febrero 2013.

explotar el número de cánceres", y daba voz al profesor que había desatado la polémica, Nik van Larebeke.[546]

En 2017, Bélgica y Holanda se vieron envueltos en otro escándalo por la comercialización de huevos contaminados con fipronil, un insecticida que ataca el sistema nervioso central de los insectos y que la OMS califica de "moderadamente peligroso" para los humanos.[547] El fipronil está incluido en la lista estadounidense The Endocrine Disruption Exchange.[548]

"Una historia interminable"

La bióloga Barbara Demeneix, representante de Francia en The Organisation for Economic Co-operation and Development (OECD) como experta en disrupción endocrina, reconoce que no conocemos todas las sustancias químicas que se han producido desde los años setenta, pero que desde esa fecha "la producción se ha incrementado en un 300%, aunque pocas han sido testadas". Una razón de ese no testar es que "las pruebas simplemente no son las apropiadas para la mayoría de las acciones de los DE".

> Y, sin embargo, sustancias químicas nuevas y más perjudiciales se añaden cada año a la lista, y se les encuentra nuevos usos, de forma que el contacto con dichos materiales se ha hecho prácticamente universal. La producción de plaguicidas sintéticos en los Estados Unidos pasó de 56 millones de kilogramos en 1947 a 290 millones en 1960, más del quíntuplo [...] Pero, según los planes y las esperanzas de la industria, esta enorme producción está solo en los comienzos.
>
> Rachel Carson, *Primavera silenciosa*, 1962
> Capítulo "Elixires de muerte"

Durante la entrevista, Demeneix mostró su preocupación porque "las enfermedades no infecciosas —como la infertilidad; el cáncer del sistema reproductivo, que está afectando a gente joven; el cáncer de

---

[546] "La crise de la dioxine aurait fait exploser le nombre de cancers", 14 abril 2015.

[547] Isabel Ferrer. "Lo que se sabe sobre los huevos contaminados en Europa". *El País*, 12 agosto 2017.

[548] The Endocrine Disruption Exchange. List of potential endocrine disruptors.

mama, que también está aquejando a más mujeres jóvenes; el cáncer de testículos y las enfermedades de tiroides— están aumentando en Europa". Y muchas de ellas "pueden estar relacionadas con la exposición a los disruptores endocrinos antes del nacimiento, incluida la alteración de la hormona tiroidea. Todas tienen una relación con la hormona tiroidea de la madre. Es una historia interminable".

EXPOSICIONES QUE PERSISTEN

Para la investigadora, el mayor riesgo de cáncer de mama lo tienen las mujeres expuestas en el útero al DDT y, para validar este dato, la bióloga me envió por correo electrónico el siguiente estudio científico: "DDT exposure in utero and breast cancer", publicado en 2015.[549] Entre otras consideraciones, el informe señala que la exposición a DDT persiste y su uso continua en África y Asia sin un conocimiento claro de sus consecuencias para la siguiente generación.

Este documento, señala Demeneix, "reveló que había mujeres que habían estado expuestas en los años cincuenta a altos niveles de DDT, considerado ilegal en los Estados Unidos en 1972, diez años después de la publicación de *Primavera silenciosa*". Así que "lo que Rachel Carson predijo hace 55 años ahora puede ser verdad".

> [...] debemos buscar aquellos factores que de alguna manera hacen cambiar los mecanismos del maravilloso funcionamiento de la célula y los apartan de sus pautas normales.
> Una de las teorías más impresionantes sobre el origen de las células cancerosas la ha desarrollado un bioquímico alemán, el profesor Otto Warburg [...]
> Warburg cree que o bien la radiación, o bien un producto químico carcinogénico actúa destruyendo la respiración de las células normales, con lo que se ven privadas de energía [...] Una vez una célula ha perdido su respiración normal, no puede recuperarla... ni en un año, ni en una década, ni en varias décadas.
>
> Rachel CARSON, *Primavera silenciosa*, 1962
> Capítulo "Uno de cada cuatro"

---

[549] B.A. COHN *et al. The Journal of Clinical Endocrinology & Metabolism* (https://www.ncbi.nlm.nih.gov/pubmed/26079774#).

La importancia del libro de Rachel Carson, según Demeneix, es que vio los efectos de los pesticidas que eran aplicados a las plantas para controlar la población de insectos. Vio los efectos en los peces, en los pájaros, y dijo: "No pasará mucho tiempo para que veamos los efectos en los humanos."

> Las aves recogidas moribundas presentaban los síntomas característicos de envenenamiento por insecticida: temblores, pérdida de capacidad para volar, parálisis, convulsiones [...]
> La experiencia de Detroit se ha repetido en otras muchas comunidades, ya que la presión para combatir al escarabajo japonés con productos químicos ha ido en aumento.
>
> Rachel CARSON, *Primavera silenciosa*, 1962
> Capítulo "Devastación innecesaria"

En la "breve" historia que traza la Agencia de Protección del Medio Ambiente, EPA, de los Estados Unidos sobre el DDT, se señalan tres características: es persistente en el medio ambiente, se acumula en los tejidos grasos y puede realizar largos viajes en la atmósfera superior. Precisamente por ese factor de persistencia, "todavía quedan residuos preocupantes a causa de su uso histórico".[550] Entre sus posibles efectos, la Agencia cita problemas reproductivos en humanos, "basados en estudios de animales". Aseguran haberse detectado tumores en algunos de estos animales. Por este motivo, el DDT, hoy, está clasificado como probable carcinógeno para los humanos.

La EPA también hace una escueta mención al libro de Rachel Carson, porque "estimuló" la preocupación pública sobre los peligros del uso inadecuado de los pesticidas y la necesidad de mejores controles.

> Está ampliamente extendida la creencia, puesto que tanta gente entró en contacto muy íntimo con el DDT sin sufrir ningún efecto perjudicial inmediato, que dicha sustancia química debe de ser de uso inocuo. Este error comprensible surge del hecho de que [...] el DDT en forma de polvo no es absorbido fácilmente por la piel. [...] Una

---

[550] "DDT. A brief history and status". EPA (https://www.epa.gov/ingredients-used-pesticide-products/ddt-brief-history-and-status).

vez ha penetrado en el cuerpo, se almacena sobre todo en órganos ricos en sustancias grasas [...], tales como las cápsulas suprarrenales, los testículos o la glándula tiroides [...] en el hígado, los riñones y la grasa [...] que envuelven los intestinos.

Rachel CARSON, *Primavera silenciosa*, 1962
Capítulo "Elixires de muerte"

"IMPLICACIONES PROFUNDAS"

Barbara Demeneix no olvida el legado de otra investigadora estadounidense, Theo Colborn, coautora de *Nuestro futuro robado*, porque "fue la primera en decir que todos esos químicos están actuando sobre el sistema endocrino y fue la primera en lanzar el concepto de *disrupción endocrina*".

El reconocimiento que químicos sintéticos pueden interrumpir los mensajes hormonales en el cuerpo puede tener implicaciones tan profundas como el descubrimiento que los clorofluorocarbonos artificiales pueden atacar la capa de ozono protectora de la Tierra.

Prefacio de *Our stolen future*, 1996
T. COLBORN, D. DUMANOSKI y J.P. MYERS

Sin embargo, los disruptores endocrinos, se lamenta la bióloga francesa, no tienen la misma clasificación que las sustancias carcinogénicas, que sí tienen su propia regulación. Para el cáncer no hay dosis de exposición segura. Por eso, "nosotros recomendamos que los DE deberían ser regulados de la misma manera, con las clasificaciones de confirmados, sospechosos y potenciales".

Como el constante gotear del agua que acaba horadando la piedra más dura, ese contacto desde el nacimiento hasta la muerte con productos químicos peligrosos puede al final resultarnos desastroso [...] un peligro que nosotros mismos hemos introducido en nuestro mundo a medida que evolucionaba nuestro moderno sistema de vida.

Rachel CARSON. *Primavera silenciosa*, 1962
Capítulos "Más allá de los sueños de los Borgia"
y "El precio humano"

"¿Y hay alguna generación especialmente expuesta?", quise saber. Demeneix no dudó: "La de los sesenta, definitivamente. También los nacidos en los setenta, los ochenta, los noventa y va subiendo."

> Las empresas químicas más importantes están vertiendo dinero a chorros en las universidades para financiar las investigaciones sobre insecticidas. Esto crea becas atractivas para los estudiantes graduados y atractivos cargos en las empresas [...] Los estudios de control biológico [...] Estos se dejan para las agencias estatales y federales, donde los sueldos son bastante inferiores.
>
> Rachel CARSON, *Primavera silenciosa*, 1962
> Capítulo "La naturaleza se defiende"

A pesar de todo, Demeneix reconoce que Francia, a diferencia de otros países europeos, es más sensible a los alteradores hormonales y lo atribuye, principalmente, a que hay buenos periodistas informando sobre este asunto. Y la clase política lo sabe.

El 28 de febrero de 2017, la portada del diario *Libération* estaba protagonizada por los "perturbateurs endocriniens", esa "sopa de sustancias" que se coló, así lo recogió este periódico, hasta en la campaña electoral de las presidenciales francesas celebradas en segunda vuelta el 7 de mayo. El que era el líder de ¡En Marcha!, el hoy presidente francés Emmanuel Macron, preconizaba "una prohibición progresiva de ciertos disruptores endocrinos" porque "una erradicación completa no es posible". *¡Voilà!* El candidato de Francia Insumisa, Jean-Luc Mélenchon, se refirió a la voluntad de "hacerles frente", mientras que el comunicado del Frente Nacional de Marine Le Pen clamaba que "la protección de la vida y de los consumidores no puede hacerse en el marco de la Unión Europea [...] ¡Solo el Frexit nos protegerá de los perturbadores endocrinos!".

Me despedí de Barbara Demeneix con un "hasta mañana" porque al día siguiente, 8 de marzo, Día Internacional de la Mujer, se concedía en el Parlamento el premio de la Unión Europea a Mujeres Innovadoras 2017. La investigadora era una de las finalistas que optaban a este galardón que reconoce la labor de mujeres que han sabido transformar una idea en una realidad con éxito. *Oui*, tiene que ver con las *startups*.

En las ranas, el universo

El 8 de marzo de 2017, Barbara Demeneix entró en el Parlamento Europeo con un brillo especial en los ojos. Como cofundadora de WatchFrog,[551] el primer laboratorio especializado en medir el impacto de los alteradores hormonales y otros contaminantes en seres vivos, optaba a uno de los premios europeos Mujeres Innovadoras de aquel año. Con WatchFrog, creado en 2006, la bióloga había conseguido en 2014, a sus 64 años, una de las medallas de la innovación que otorga el Centre National de la Recherche Scientifique francés.[552] "Sabemos que todos los vertebrados, desde peces hasta ranas y humanos, producen y utilizan la hormona tiroidea, y esa hormona tiroidea en todas esas especies tiene la misma estructura química", dejó escrito en el libro *Toxic cocktail*.

Hace ya muchos años, otro biólogo, otro académico francés, Jean Rostand (1894-1977), declaró: "En mis ranas yo veo el universo entero." El científico y humanista, hijo del autor de *Cyrano de Bergerac*, diseccionó muchos seres vivos, sobre todo sapos y ranas, y describió sus hallazgos en numerosas publicaciones. Porque "las teorías vienen y las teorías van. Las ranas permanecen", decía el sabio. Precisamente trabajando con los huevos de esos animales conseguiría técnicas de reproducción artificial.

Sobre ranas iba también un estudio sorprendente publicado en Proceedings of the National Academy of Sciences y del que se hizo eco la revista *Newsweek* en 2015,[553] que revelaba que los desechos estrogénicos de hogares y jardines probablemente estaban convirtiendo las ranas masculinas en hembras, y en ocasiones en hermafroditas, en algunos estanques de Connecticut, EEUU. Ese cambio sexual, según la investigación, liderada por un científico de la Universidad Yale, "demuestra que la disrupción endocrina es un fenómeno mucho más diverso de lo que pensábamos".

---

[551] www.watchfrog.fr

[552] "Médaille de l'innovation: les lauréats 2014". *CNRS Le Journal*, 18 junio 2014.

[553] Douglas MAIN. "Male frogs may be turning female thanks to estrogen in suburban waste". *Newsweek*, 9 julio 2015.

[...] es posible que nadie hubiera descubierto algo sorprendente: que las hembras estaban anidando con otras hembras [...] Cuatro años después [...] descubrieron el mismo fenómeno en Santa Bárbara [...] las gaviotas hembras formaban parejas con otras hembras.

[...] Los datos de la literatura científica indicaban que varias sustancias químicas sintéticas, entre ellas el DDT, podían actuar de algún modo como la hormona femenina estrogénica [...] Ninguno se atrevía a preguntar si los compuestos químicos sintéticos podían ejercer los mismos efectos perturbadores en la conducta humana. Aquellas eran aguas peligrosas, que todos preferían evitar.

Nuestro futuro robado
T. Colborn, D. Dumanoskin y P. Myers, 1996

El equipo del laboratorio académico que dirige Demeneix realizó una interesante prueba que consistió en mezclar 15 de los productos químicos que suelen encontrarse en humanos, incluidos mujeres embarazadas y población infantil. A esta mezcla se expusieron unos embriones de anfibios durante tres días. El resultado es que "no solo afectó a su hormona tiroidea, necesaria para el desarrollo cerebral de todos los vertebrados, también alteró la expresión de los genes del cerebro, redujo el volumen de las neuronas e inhibió el movimiento del renacuajo". De esta forma constatan que la hormona tiroidea es "exactamente la misma en ranas que en humanos". Unos resultados que fueron publicados en la revista científica *Nature* el 7 de marzo de 2017 con el título "Human amniotic fluid contaminants alter thyroid hormone signalling and early brain development in Xenopus embryos".[554] La investigación, a partir de la constatación que las hormonas tiroideas son esenciales para el desarrollo normal del cerebro, concluye que la exposición a químicos puede tener un efecto adverso en el desarrollo del cerebro del feto y por lo tanto abogan por "una revisión urgente" del escenario regulatorio para así poder determinar cómo los químicos o sus mezclas pueden afectar la salud humana.

---

[554] https://www.nature.com/articles/srep43786

La *startup* WatchFrog, que dirige actualmente su otro fundador, Grégory Lemkine, comercializa tecnologías de detección de trastornos hormonales en todo tipo de productos de uso cotidianos, además de realizar análisis del agua. Es decir, los renacuajos se vuelven fluorescentes en presencia de determinados agentes contaminantes.

Versatilidad parlamentaria

Como suele ser habitual, en la entrada principal del edificio Altiero Spinelli —miembro del partido comunista italiano y uno de los padres de la Unión Europea— del Parlamento había gente esperando que alguien de la casa los viniera a buscar. Los de la casa son, por ejemplo, los/las asistentes de eurodiputadas/os, reconocibles por sus acreditaciones azules verticales. Las azules horizontales las llevan sus jefas/es. Las amarillas están destinadas a los periodistas, mientras que los lobbistas entran en las instituciones con una acreditación de color marrón colgada del cuello.

La escalinata Spinelli, ubicada delante de una megaexplanada, es como el *hall* de cualquier concurrido hotel europeo. *Cerebros en activo gestionando acciones.* Con ambiente políglota y culturas y sensibilidades diversas. *Señales electroquímicas circulando sin parar.* A toda prisa, alguien anotaba los nombres de un grupo que esperaba ansioso entrar en la Eurocámara. *Millones de células nerviosas en un espacio sin ventanas.* Había paseo de folios con una lista de nombres. *Comunicación continua dentro del cráneo.* Y trabajadores estresados charlando al ritmo de un cigarro. *Glándulas produciendo hormonas.* Alguien no miraba la pantalla de su móvil. *El peso del cerebro, no el peso de la inteligencia.* Alguien no intercambiaba mensajes. *Un tsunami de células y neuronas.* Clic, clic, clic de fotos y *selfies*. *Órgano complejo, vital.* Estamos en el Parlamento, ¡que salga la bandera europea!

De repente, un rostro familiar se hizo un hueco entre las personas que esperaban entrar en el planeta Parlamento aquel 8 de marzo. *Se me va el cerebelo.* Era un hombre negro, alto, atractivo y elegante, con aires de no buscar. *¿Qué determina nuestra altura, nuestro peso o nuestra capacidad para resistir el estrés? Los genes y lo que corre en el ambiente que puede afectar a nuestros genes y a nuestras células,* contesta la doctora Demeneix desde las páginas de su libro *Toxic* *cocktail.* El hombre de ébano entró en el edificio tras enseñar ligeramente su acreditación y se quedó plantado justo al otro lado de la puerta acristalada. *Emociones, lenguaje, pensamiento.* El parentesco, si lo había, era con Remy Danton, el lobbista de una compañía de gas natural en la serie *House of Cards. Explota el área de sensibilidad, de la memoria.* Danton trabajó durante ocho años con el presidente norteamericano, además de asesino y cínico, Frank Underwood, casado con la astuta y calculadora Claire, una especie de Cersei Lannister de *Juego de Tronos.*

—Excuse me, are you Mrs. Dubois? —me preguntó una chica. *Control del comportamiento. ¡Cuánta hormona tiroidea, cuánta química circulando por la sangre!*

—No, sorry —le contesté. *¿Qué está pasando en nuestro ambiente interior?* La chica sonrió, se excusó y siguió buscando a Mrs. Dubois. *Múltiples tareas, múltiples hormonas, una humanidad.*

Tras pasar los correspondientes controles de seguridad y laberínticos pasillos, me dejé engullir por el ambiente festivo de una megasala con escenario y música en directo. En una esquina, una orquesta masculina liberaba notas con sabor a Nueva Orleans. *¡Dú, di, dá!, y aullido alegre de una trompeta.* Había móviles captando momentos y enviando mensajes, ¡a ver si es *trending topic*! Y mujeres, muchas mujeres habituadas a jugar un partido de *rugby* sin machacarse las uñas marcando sonrisas complacientes, ojos que se reconocían, miradas cómplices y pies liberados de la asfixia del zapato de trabajo. En una mesa, copas y vasos permanecían en estado de espera. Bienvenida a la versatilidad de la Eurocámara. *¡Dú, di, dá!, y el sonido de la trompeta se sensualiza.* En la primera fila, vestida de negro, Barbara Demeneix permanecía sentada junto con el resto de finalistas.

La vicepresidenta del Parlamento europeo, la irlandesa Mairead McGuinness, y el comisario portugués de Investigación, Ciencia e Innovación, Carlos Moedas, presentaron el acto, que también contó con un animador más que animado. La pareja mostró buen *feeling* e intercambió con naturalidad unas cuantas bromas bien estudiadas. El eje del discurso giró sobre la necesidad de reconocer el trabajo de mujeres innovadoras, que no siempre es tenido en cuenta, y que sus descubrimientos puedan servir de inspiración a otras mujeres que se mueven en el mundo de la ciencia y la tecnología. Y se recordó a la francesa Simone Veil, presidenta del Parlamento europeo entre 1979 y 1982.

Más notas musicales para crear emoción y el primer premio, ¡con 100.000 euros!, se lo llevó Michela Magas, de nacionalidad británicocroata, fundadora de Stromatolite, la plataforma Music Tech Fest, por sus "herramientas de tecnología creativas".[555]

Los 50.000 euros del segundo, *¡dú, di, dá!*, fueron para la sueca Petra Wädstrom, creadora de Solvatten, un purificador de agua potable y un calentador de agua alimentados por energía solar, pensado especialmente para personas que no tienen acceso a agua limpia. Por esta idea, Wädstrom ha recibido varios premios y un día una llamada telefónica que le dijo que el presidente norteamericano Barack Obama, durante su visita a Suecia en 2013, tenía interés en reunirse con tres compañías, y que la suya era una de ellas, por su trabajo en la solución de problemas medioambientales.[556]

Los tampoco nada desdeñables 30.000 euros del tercer premio, *¡atención, atención!*, fueron al bolsillo de la más joven de las ganadoras, la alemana Claudia Gärtner, por los microfluidos ChipShop, "soluciones miniaturizadas para un mejor diagnóstico", cita textual. *Síí... ¡dú, di, dá!*

HACERLO DE FORMA DIFERENTE

Creo que fue la sueca quien en su discurso mencionó la necesidad de que las mujeres lo hicieran de forma diferente. Entendí que "hacerlo de forma diferente" implica la responsabilidad de no repetir los estereotipos masculinos; de aportar nuevos e imaginativos valores; una visión con recios fundamentos sostenibles, transgresora, transformadora, que reanime los huesos artríticos de un planeta cada vez más enfermo. Que para que el techo de cristal salte por los aires no es suficiente cambiar la "testosterona" por los "estrógenos". Que hay que rediseñar, corregir, con valores éticos, nuestro estilo de vida. Que nuestra felicidad también está ligada al bienestar de los animales y el medio ambiente, silenciados por desmesuradas y rompedoras acciones humanas.

---

[555] "Michela Magas named the EU woman innovator of the year". European Commission.

[556] Entrevista con Petra Wädstrom. YouTube, 2015.

Que la revolución feminista será también ecológica o no será, como apunta la física y ecofeminista Vandana Shiva (India, 1952), que en el eje de su discurso sitúa a mujeres, semillas y agua. Entendí la premura de detenernos en la estela de dardos reflexivos, como los que lanza esta premiada pensadora y reconocida activista hindú cuando afirma que "un sistema químico es un sistema de guerra, no un sistema alimentario" y que las normas de la globalización han sido escritas por las grandes corporaciones en el ámbito de los alimentos. Suyo es el término *ecocidio*.[557] .

En su teoría, Shiva, premio Nobel alternativo 1993, llama "mal desarrollo" al "desarrollo a lo occidental que sustituye los cultivos tradicionales por monocultivos destinados al mercado", recoge la filósofa feminista Alicia H. Puleo en el libro *Ecofeminismo para otro mundo posible*.[558] Así, el hambre y la desnutrición no provienen, en opinión de Shiva, de la falta de desarrollo, sino de la aplicación implacable del "mal desarrollo". Para la argentina Puleo, feminismo y ecologismo son indispensables para el siglo XXI porque "nos permiten desarrollar una mirada distinta sobre la realidad cotidiana". Mientras que el feminismo es un movimiento formado por mujeres, "el activismo de base del movimiento ecologista mundial es mayoritariamente femenino".

Acabada la entrega de los premios europeos Mujeres Innovadoras 2017 en Bruselas, me acerqué a felicitar a Barbara Demeneix, aunque sus renacuajos "fosforitos" no habían conseguido ninguna distinción. Estoy segura de que es lo que habría hecho el biólogo Jean Rostand si hubiera estado allí. Mientras estaría estrechando la mano de su colega, imaginé a Rostand observándola con la misma intensidad que él examinó la vida y los seres vivos y regalándole una de sus frases célebres: "Nada divide tanto como la verdad." ¡¡¡¡Dáááá!!!!

---

[557] "Sembrar la llibertat. La humanitat a la cruïlla evolutiva". Conferencia en el Centre de Cultura Contemporània de Barcelona, 22 enero 2018; entrevista en Canal 3/24, 24 enero 2018.

[558] Alicia H. PULEO. *Ecofeminismo para otro mundo posible*. Cátedra, 2011.

CAPÍTULO 10
NAVEGANDO POR EL ANTROPOCENO

La estadounidense Elinor Ostrom (1933-2012) fue la primera mujer en obtener el Premio Nobel de Economía en 2009, compartido con Oliver E. Williamson. "Hemos visto que los gestores externos muchas veces no disponen de la información sobre los recursos que tienen los usuarios directos, ojalá esto refuerce el sentido de capacidad y poder en los ciudadanos",[559] dijo al conocer el premio. Entre las investigaciones de comunidades locales de Ostrom, el ejemplo del Tribunal de las Aguas de Valencia, donde regantes de ocho acequias resuelven los conflictos sobre el uso del agua. Muy poca gente conoce su obra y su trayectoria y ella misma expresó su asombro tras conocer la concesión del Nobel.

La politóloga, autora de *El gobierno de los bienes comunes*, su obra más emblemática,[560] desarrolló el concepto de los "bienes comunes", la gestión de los recursos públicos, como los bosques, la pesca, el agua... Elinor Ostrom aborda la organización de los recursos de uso común "de manera que se eviten tanto el consumo excesivo como los costos administrativos [...]". Ostrom argumenta de manera convincente que "existe otra solución [...], que se pueden crear instituciones estables de autogestión si se resuelven ciertos problemas de provisión, credibilidad y supervisión", como se puede leer en la versión en castellano de su libro más conocido. La tesis

---

[559] Alejandro BOLAÑOS. "El Nobel de Economía premia a Elinor Ostrom, la primera mujer en lograrlo". *El País*, 13 octubre 2009.

[560] Elinor OSTROM. *El gobierno de los bienes comunes. La evolución de las instituciones de acción colectiva.* Universidad Autónoma de México, 2000. Publicado en inglés en 1990: *Governing the commons.* Cambridge University Press.

fundamental de su obra, destaca Álvaro Ramis Olivos, de la Universitat de València, es "que no existe nadie mejor para gestionar sosteniblemente un 'recurso de uso común' que los propios implicados". Lo que hizo Ostrom "fue conciliar desde una perspectiva económica los conceptos de eficiencia y sostenibilidad, destacando el rol de las instituciones". Pero para que ello se dé se necesitan, a su entender, una serie de condiciones como, por ejemplo, "el reparto equitativo de los costes y beneficios".[561]

Para la profesora británica Jacqueline McGlade, desde su posición de directora de la Agencia Europea de Medio Ambiente en 2013, Ostrom demostró "que los problemas complejos se pueden solucionar si la comunicación es abierta y transparente, se comparten las visiones, la confianza es alta y las comunidades se activan para trabajar de abajo arriba así como de arriba abajo".[562]

McGlade cita a Ostrom en el prefacio del informe *Lecciones tardías de alertas tempranas*, donde, además, explica que, "según navegamos por el Antropoceno", se necesitará la implicación de más gente para resolver "los malvados problemas de nuestro tiempo".

Navegar en la época del Antropoceno es vivir en una era donde el impacto humano está dejando una clara huella en el planeta, es decir, en el sedimento de las rocas, y que coincide, según me explica el geólogo Alejandro Cearreta,[563] de la Universidad del País Vasco, en Bilbao, con "la denominada "gran aceleración" del crecimiento de la población humana, la industrialización y la globalización desde mediados del siglo XX". La duración del Antropoceno es, según Cearreta, geológicamente breve, pero "sus efectos ya han cambiado irremediablemente el curso futuro de la historia de nuestro planeta".

En el caso particular de las sustancias químicas en el Antropoceno es que sean "almacenables en los sedimentos y puedan preservarse en las rocas del futuro [...]" Otra cosa son, a juicio del geólogo, "sus

---

[561] "El concepto de bienes comunes en la obra de Elinor Ostrom". *Ecología Política*, 9 agosto 2013.

[562] "Prefacio". *Lecciones tardías de alertas tempranas: ciencia, precaución, innovación*. Agencia Europea del Medio Ambiente, 2013.

[563] Vía correo electrónico.

consecuencias". Que esas sustancias provoquen "la alteración o desaparición de ciertas especies, esa consecuencia sí es preservable en el registro geológico y se manifestará como un cambio en el registro paleontológico del futuro (en forma de nuevos fósiles o de la desaparición de los que había hasta entonces)".

"Tecnofósiles"

Las sustancias químicas sintéticas, en opinión de Cearreta, pueden "preservarse en las rocas del futuro". Y entre las que producimos con mayor abundancia y tienen una mayor capacidad de preservación cita "los plásticos y el hormigón", pero también "perturbaciones químicas a gran escala en los ciclos de carbono, nitrógeno, fósforo y otros elementos, incluidos los radioactivos, el inicio de un cambio significativo en el clima global y el nivel del mar y una extraordinaria diversidad de artefactos humanos fosilizables (tecnofósiles), que son producto de una tecnosfera floreciente".

"Tecnofósiles" son las millones de cosas, hasta la más pequeña, que los humanos vamos dejando a nuestro paso. Nada que ver con los restos óseos y las huellas de los dinosaurios.[564] Y "tecnosfera" son las estructuras que hemos creado para vivir: casas, fábricas, aeropuertos, carreteras, granjas... También residuos que, según un novedoso estudio de la Universidad de Leicester, tienen un peso de unos 30.000 millones de toneladas.[565]

Esas "tecnoseñales" geológicas que apuntan al Antropoceno podrían desterrar el actual período, el Holoceno, del griego 'todo reciente', aunque abarca aproximadamente los últimos ¡11.000 años!, a partir de la última glaciación y con la civilización humana de por medio.

Precisamente el término Antropoceno fue enunciado en el año 2000 por el científico holandés Paul Jozef Crutzen (Ámsterdam, 1933) y el biólogo estadounidense Eugene F. Stoermer (1934-2012). Stoermer ya hacía años que venía utilizando ese término, pero fue Crutzen,

---

[564] "El legado de la humanidad: los tecnofósiles". www.muyinteresante.es.

[565] J. Zalasiewicz, M. Williams y C.N. Waters. "Scale and diversity of the physical technosphere: A geological perspective".*The Anthropocene Review*, 28 noviembre 2016.

Premio Nobel de Química en 1995 por su descubrimiento, junto a otros colegas, del deterioro de la capa de ozono por la acción humana, quien sugirió que habíamos entrado en una nueva era geológica y que este cambio de nombre ponía de manifiesto la responsabilidad que tiene la humanidad como guardiana de la Tierra.

A PARTIR DE 1950

En 2016, una treintena de científicos —entre ellos el Nobel Crutzen, Naomi Oreskes y Alejandro Cearreta, el único español del grupo— determinó que ya habíamos entrado en esa nueva era, aunque no estaba reconocida oficialmente, y que el cambio se había producido a partir de una marca bien concreta, los residuos radiactivos de plutonio que dejaron los diferentes ensayos con las bombas atómicas. La fecha elegida, 1950.[566]

Trinity, el nombre de la primera detonación en Nuevo México, Estados Unidos, en julio de 1945, como parte del proyecto secreto Manhattan —semanas después se lanzarían las bombas atómicas contra Hiroshima y Nagasaki—, se toma como inicio de este período, aunque la muesca humana se haya producido muchísimo antes.

La energía liberada en esa primera explosión nuclear "elevó la temperatura a unos 10 millones de grados [...] En un radio de casi un kilómetro, la arena en torno a donde estaba la torre se convirtió en vidrio, lo que hoy se conoce como *trinitita*".[567]

Un informe inicial sobre las evidencias disponibles del Antropoceno fue presentado por esta treintena de especialistas "a modo informativo", aclara Cearreta, durante el Congreso Internacional de Geología que se celebró en Sudáfrica a finales de agosto de 2016. A partir de ese momento empezó la búsqueda de pruebas concluyentes para que se pueda considerar el Antropoceno como un nuevo tiempo geológico.

[566] Subcommission on Quaternary Stratigraphy. "Working group on the 'Anthropocene'"; "The Anthropocene is functionally and stratigraphically distinct from the Holocene". *Science*, 8 enero 2016 (http://science.sciencemag.org/content/351/6269/aad2622); University of Leicester. "Media note: Anthropocene Working Group (AWG)", 29 agosto 2016; "Bienvenidos al Antropoceno". *El País*, 9 septiembre 2016.

[567] Jorge DÍAZ. "Trinity y el inicio de la era nuclear". Blog Conexión Causal, 16 julio 2013.

En los meses previos al Congreso de Sudáfrica, esos mismos investigadores, impulsores del llamado Grupo de Trabajo del Antropoceno, advertían que la actual trayectoria antropocéntrica por la presión humana conducirá probablemente a un empobrecimiento biótico, un clima mucho más cálido y una pérdida significativa del hielo polar.[568]

En 2020, durante el Congreso Internacional de Geología que se celebrará en Nueva Delhi, como foro en el que se presentan ponencias y de debate, posiblemente se habrán recogido pruebas suficientes, o no, porque los geólogos parece que no tienen prisa a la hora de decidir, para determinar si ha llegado la hora de despedir al Holoceno y dar la bienvenida al "joven" y alterado Antropoceno. Porque entre los expertos también hay división en este tema, manifiesta el geólogo Alejandro Cearreta: "Al igual que sobre otros temas que han ido modelando la geología como ciencia durante los 2 últimos siglos (el origen de la vida, el tiempo geológico, la evolución, las extinciones, la tectónica de placas…), hay detractores y partidarios de las nuevas ideas científicas que van siendo propuestas a lo largo del tiempo. Cada una de estas ideas es hija de su tiempo y todas, cuando fueron formuladas, sufrieron ataques y críticas (las comunidades creacionista o negacionista del cambio climático todavía son poderosas, sobre todo en los EEUU)." El experto recuerda que la idea de un tiempo geológico en el que los humanos hemos modificado los procesos geológicos no es nueva. Que ya fue "enunciada y defendida" por George P. Marsh (en 1864) y Antonio Stoppani (en 1873).

Una de las razones de éxito del Antropoceno, señala Cearreta, "es que en este momento la sociedad en general y la comunidad científica en particular somos conscientes del deterioro planetario que estamos protagonizando los humanos y de sus huellas en el registro geológico reciente".

Pero mientras se debate en qué momento geológico estamos, el Antropoceno, como hijo de su tiempo, ya tiene cuenta de Twitter: GenAnthropocene.

---

[568] W. STEFFEN *et al.* "Stratigraphic and Earth system approaches to defining the Anthropocene". Earth's Future. Agu100, 12 agosto 2016 (http://onlinelibrary.wiley.com/doi/10.1002/2016EF000379/abstract).

Vamos, pero ¿a dónde vamos?

La exposición "Después del fin del mundo", presentada en 2018 en el Centre de Cultura Contemporània de Barcelona, CCCB,[569] era un ensayo sobre el Antropoceno a partir de ocho instalaciones. Un viaje reflexivo a nuestras vidas en un planeta "destejido" y donde "la explosión de nuestras necesidades materiales ha teñido el agua de los ríos, eliminado los bosques y ampliado los desiertos". Un planeta "donde el ser humano ha rivalizado con la naturaleza misma" y el plástico se ha convertido en "el mineral artificial de nuestra era". Donde el choque entre el capital financiero, "en una explotación extrema de los recursos naturales", y los impactos del cambio climático ha sido inevitable. En el planeta Antropoceno, según esta instalación, los organismos "tienen que sobrevivir a una nueva atmósfera, a un mundo más cálido, a aguas más ácidas". En el siglo XX "se extinguieron 477 especies vertebradas y casi la mitad de los mamíferos han visto reducidos sus ejemplares en un 80%".

"Después del fin del mundo" nos invitaba también a reimaginar nuestra relación con la atmósfera, a sentir como sale y entra de nuestro interior en cada respiración. Porque, cuando respiras, "el mundo sale y entra dentro de ti". Al mismo tiempo que lanzaba una advertencia a todo ser viviente: en 2015 se suscribió el Acuerdo de París —195 países firmaron el primer pacto internacional para reducir la emisión de gases contaminantes—, pero tanto si los objetivos se cumplen como si no, "el planeta entre 2050 y 2100 será muy distinto del planeta en el que nacimos" y "nos veremos obligados a esfuerzos y renuncias mucho más profundos".

La pesada huella humana en la Tierra ya fue planteada en 1972 durante la Conferencia de las Naciones Unidas sobre el Medio Humano celebrada en Estocolmo.[570] Las Naciones Unidas, conscientes de que "existe contaminación radioactiva del medio ambiente producida por los ensayos de las armas nucleares", proclamaron, entre otras cosas, y ya en su capítulo primero, que se había llegado a una etapa "en que, gracias a la rápida aceleración de la ciencia y la tecnología, el hombre

---

[569] Barcelona, del 25 de octubre de 2017 al 29 de abril de 2018.

[570] Estocolmo, del 5 al 16 de junio de 1972 (http://www.dipublico.org/conferencias/mediohumano/A-CONF.48-14-REV.1.pdf).

ha adquirido el poder de transformar, de innumerables maneras y en una escala sin precedentes, cuanto lo rodea [...] Aplicado errónea o imprudentemente, el mismo poder puede causar daños incalculables al ser humano y a su medio [...] vemos multiplicarse las pruebas del daño causado [...] niveles peligrosos de contaminación del agua, el aire, la tierra y los seres vivos [...] y graves deficiencias, nocivas para la salud pública, mental y social del hombre [...]".

Con muchos efectos especiales, la película estadounidense de ciencia ficción *Elysium* (2013) plantea un futuro con dos mundos de escandalosas desigualdades. En 2154, según Hollywood, la humanidad está dividida en dos mundos, el de los ricos y el de los pobres. No hay clase media. Los privilegiados viven en la estación espacial Elysium, con amplios espacios, sin enfermedades, rodeada de extensas zonas verdes y agua fresca. Todo lo que hay allí es limpio. Todo es tan puro que no existe ni la delincuencia. A esta exclusiva colonia llegaron los ricos, incluida la malvada Jodie Foster, huyendo de una Tierra en descomposición. Pero, para conservar este privado mundo de lujo, hay que mantener lejos a los "inmigrantes pobres". Ellos son el resto, los sin recursos, condenados a sobrevivir en la contaminada, arenosa, violenta, superpoblada, ruinosa e inhumana Tierra, plagada de enfermedades incurables. Para estos mortales desheredados, excepto para el "misionero" Matt Damon, es imposible alcanzar el paraíso Elysium.

Cine y realidad pueden presentar más paralelismos de los que imaginamos. La mente brillante del astrofísico británico Stephen Hawking (1942-2018) predijo que el mundo, tal y como lo conocemos y explotamos hoy en día, no será viable en un futuro, e instaba a buscar una Nueva Tierra en los próximos 100 años.[571] El Elysium de Hawking se llama Alpha Centauri, el sistema estelar más cercano al nuestro.[572]

"No sabemos a dónde vamos, pero vamos", dijo el escritor francés Alain Fournier (1886-1914), como Borja D. Kiza también recuerda

---

[571] *The search for a new Earth*. BBC, 11 septiembre 2017.

[572] "Stephen Hawking pretende llegar a Alpha Centauri en 20 años". *La Vanguardia*, 13 abril 2016.

en su libro *Antropoceno obsceno*,[573] cosido a base de las afirmaciones de expertos en diversas disciplinas.

De estructura "libre", D. Kiza lo escribió convencido de que "este mundo apesta", pero que merece la pena hacer algo.

¿TODAVÍA SE PUEDE HACER ALGO?

"¿Se puede hacer algo? ¿Puede hacerse algo? ¿Puedo yo hacer algo?", preguntaba en 1958 una desesperada ama de casa de Illinois a un destacado ornitólogo, ante el extraño silencio de las aves tras una rociada de olmos con DDT que Rachel Carson transcribió en *Primavera silenciosa*. Para la autora fallecida, "si invirtiéramos en investigaciones constructivas aunque solo fuera una pequeña parte del dinero que cada año se gasta en el desarrollo de insecticidas cada vez más tóxicos, podríamos hallar la manera de emplear materiales menos peligrosos y mantener los venenos apartados de nuestros ríos. ¿Cuándo se hará el público lo bastante consciente de los hechos como para reclamar esa actuación?"

Casi sesenta años después, las preguntas de esa inquieta ama de casa y de la famosa investigadora estadounidense continúan teniendo sentido. Por eso, en la recta final de este personal libro periodístico se apuntan algunas reflexiones y alternativas que he ido recogiendo durante estos dos últimos años, de momento alejadas de la convicción que el futuro de la raza humana pasa por conquistar el espacio.

"En el mundo globalizado", manifiesta Alicia H. Puleo,[574] "los que deciden sobre los asuntos de mayor importancia ya no son los gobernantes elegidos por la ciudadanía, sino los *lobbies* de las empresas multinacionales petrolíferas, agroquímicas y farmacéuticas y el mercado financiero internacional. Los horizontes utópicos de los movimientos sociales tradicionales se han esfumado. Corresponde, pues, a los nuevos movimientos sociales retomar su papel inspirador."

Otro horizonte deseable, en opinión de la científica estadounidense Ana Soto, es tener académicos y científicos "independientes" en

---

[573] Borja D. KIZA. *Antropoceno obsceno*. Icaria, 2019.

[574] *Ecofeminismo para otro mundo posible*. Cátedra, 2011.

.el corazón de los paneles regulatorios. Científicos "bien pagados y liberados a tiempo completo", y que los argumentos económicos no pasen por encima de los derechos humanos y éticos.[575]

Por su parte, el periodista medioambiental Carlos de Prada cree que es importante aprender de las experiencias de la clase científica del clima y de la comunidad de salud pública para que no se repitan los errores con los disruptores endocrinos y "una forma efectiva sería crear una organización dentro de las Naciones Unidas con la misma categoría internacional que el Grupo Intergubernamental de Expertos sobre el Cambio Climático". De esta manera, "protegería nuestra ciencia de los intereses creados".[576]

Pasa, también, por ser conscientes de nuestras elecciones personales, como buscados consumidores que somos. Se puede decir algo tan potente como "no, gracias". Eso, al menos, sí se puede hacer. "No, gracias", al estilo de aquella plataforma que en 2008 lanzó un grupo de médicos especialistas que de esta manera mostraban su rechazo a la presión de las farmacéuticas.[577] Además, claro, de empujar a nuestra clase política, de cualquier ideología, para que ponga la salud en el centro de sus prioridades, un tema que tendría que estar marcado en letras grandes en todas las agendas de los diferentes ministerios o consejerías, sean o no de salud.

Pero eliminar las nocivas sustancias químicas del vientre materno, el derecho a nacer libre de químicos, necesita una acción conjunta, global, que requiere la complicidad de todos los agentes sociales. Estirando del hilo de *Lecciones tardías de alertas tempranas*, "los gobiernos y las industrias podrían colaborar más con los ciudadanos en revelar públicamente los potenciales conflictos de valores en la actuación ante las primeras señales de advertencia". Priorizar la investigación pública relevante. Quien contamina, paga. Ingresos que podrían utilizarse para estimular la investigación de alternativas me-

---

[575] Prólogo del libro *Losing our minds*, de Barbara Demeneix.

[576] Carlos DE PRADA. *Alimentos con residuos de pesticidas. Alteradores hormonales.* Fundación Vivo Sano. Hogar sin Tóxicos, 2017.

[577] www.nogracias.eu

nos peligrosas. Ver las medidas de precaución como un estímulo para la innovación más que como un obstáculo.[578]

En definitiva, una política de buenas prácticas a largo plazo que sitúe en el centro de su interés al ser humano, pero que no parece asumible por la actual Unión Europea si, como señala el veterano periodista en cuestiones comunitarias Eliseo Oliveras, el ciudadano ya no tiene la protección que le dijeron que tendría como consecuencia de una deriva hacia la sumisión a las grandes compañías.[579]

Romper con la actual inercia

Para evitar el agotamiento de la Tierra y poner fin "a la descarga de las sustancias tóxicas", la Conferencia de Estocolmo de 1972[580] ya apelaba a la responsabilidad de administraciones locales y nacionales, así como a la cooperación internacional, para hacer llegar los recursos a los países en desarrollo. La educación en cuestiones ambientales dirigidas tanto a jóvenes como a adultos era vista como un factor indispensable para aumentar el sentido de responsabilidad en cuanto "a la protección y la mejora del medio en toda su dimensión humana". Y, para ejercer esa labor educativa, la Conferencia de Estocolmo veía necesaria la colaboración de los medios de comunicación.

Campañas informativas necesarias, me remarca el periodista de *La Vanguardia* Antonio Cerrillo, porque el problema de la contaminación, y no solo de los alteradores hormonales, "no se ha resuelto", a pesar de que "lo hemos denunciado". Aun siendo consciente que un cambio es difícil cuando el poder político se alía con el poder inmovilista del sistema industrial agrario, señala que "lo que se le puede pedir a un político, ante cualquier tema, es que tenga sensibilidad o que esté bien asesorado o cualificado". Ahora bien, puntualiza, cuando el tema "se convierte en una crisis, lógicamente el ministro de turno estará todo el día hablando con los agricultores, con los del plan de protec-

---

[578] *Lecciones tardías de alertas tempranas. EEA Report, 2013.* Agencia Europea de Medio Ambiente. Resumen. Documento traducido por la Fundación Vivo Sano del libro *Late lessons from early warnings: science, precaution, innovation.*

[579] Entrevista con la autora.

[580] Estocolmo, del 5 al 16 de junio de 1972 (http://www.dipublico.org/conferencias/mediohumano/A-CONF.48-14-REV.1.pdf).

ción, que son los que tienen recursos. De momento, los disruptores endocrinos no han adquirido la fase de una crisis, digamos, aguda".

Al margen de los instrumentos reguladores, también hay una gama de herramientas políticas que pueden contribuir a disminuir el riesgo de los pesticidas, por ejemplo apostar por aquellos que tengan un riesgo menor, así como eliminar su uso injustificado, aconsejó en 2010 la Organización de las Naciones Unidas para la Agricultura y la Alimentación, FAO.[581] Romper, en definitiva, con la actual inercia y apostar por una coordinación internacional.

Promover la justicia ambiental conlleva un cambio importante de mentalidad en las políticas locales, las más cercanas a la ciudadanía. La campaña "Mi ciudad cuida mis hormonas"[582] surge de la iniciativa "¡Que no te alteren las hormonas!" de la Fundación Alborada,[583] que, junto con la ONG Ecologistas en Acción,[584] intenta crear una red de ciudades españolas que disminuyan la exposición de sustancias químicas a sus habitantes. Para convertirse en una ciudad que cuida las hormonas de sus habitantes se tienen que cumplir los siguientes requisitos: evitar el uso de plaguicidas en espacios públicos, fomentar el consumo de alimentos ecológicos, informar y formar sobre disruptores endocrinos, promover el uso de productos libres de alteradores hormonales en contratas y compras públicas, reducir el tránsito de automóviles y promover la reducción del uso de plásticos.

Hasta el cierre de este libro, once ciudades y municipios del Estado español se habían adherido a esta iniciativa y otras tantas estaban en trámite. El primero de la lista fue, en febrero de 2016, Anglès (Girona). En este municipio catalán con poco más de 5.000 habitantes todo empezó, también, por un hipotiroidismo. El hipotiroidismo de una secretaria, que relacionaba esta anomalía con los disruptores endocrinos, y el hipotiroidismo de la alcaldesa, Astrid Desset.[585]

---

[581] *International Code of Conduct on the Distribution and Use of pesticides. Guidance on Pest and Pesticide Management Policy Development.* FAO, junio 2010.

[582] https://miciudadcuidamishormonas.blogspot.com.es

[583] www.fundacion-alborada.org

[584] www.ecologistasenaccion.org

[585] Michele CATANZARO. "Limpiarnos por dentro". *El Periódico*, 12 julio 2016; Jordi CARRERAS. "Contaminants hormonals, el perill invisible". *ARA*, 23 febrero 2017.

Un año después, en junio de 2017, Madrid se convertiría en la primera gran ciudad europea comprometida en reducir la presencia de alteradores hormonales en los servicios municipales. Entre sus compromisos, limitar "el tratamiento fitosanitario y biocida" en espacios públicos "para no exponer, innecesariamente, a la población a disruptores endocrinos y a otras sustancias tóxicas"; favorecer el consumo de alimentos ecológicos en escuelas, residencias, centros de día...; evitar envases que contengan bisfenol A, ftalatos y otros disruptores endocrinos, así como promover buenas prácticas como "calentar y cocinar alimentos en envases y utensilios sintéticos que no contengan estas sustancias (plásticos, teflón, etc)".[586] París no tardaría en tomar medidas similares para acabar con estas sustancias químicas que, según *Le Parisien*, "están en todas partes".[587]

El éxito de esta campaña, según Ruth Echevarría, responsable del proyecto "¡Que no te alteren las hormonas!", es que "está moviendo a otros países", y por eso el año 2018 lo dedicaron a la creación de una red internacional.[588]

"Problema global, soluciones globales"

Ante un "problema global", la necesidad de "soluciones globales" se oyó en el Parlamento Europeo durante una conferencia sobre alteradores hormonales.[589] Pero ¿cómo asegurarnos de que las sustancias que alteran nuestro sistema hormonal no serán reemplazadas por otras más nocivas? ¿Cómo se pueden conseguir buenas prácticas regulatorias? ¿Cómo rebajar la influencia en las autoridades reguladoras del "oligopolio de la industria química"?, una expresión, "oli-

---

[586] Registro del Pleno del Ayuntamiento de Madrid, 20 junio 2017. N° anotación: 2017/8001065 (https://www.libresdecontaminanteshormonales.org/wp-content/uploads/2017/06/AMPSMCS-Proposición-1065-Madrid.pdf).

[587] Christine Henry. "Paris: la traque contre les perturbateurs endocriniens s'accélère". *Le Parisien*, 21 diciembre 2017.

[588] Entrevista con la autora.

[589] "Endocrine disrupting chemicals and future generations: Time for the EU to take action. Opinions from the scientific community". Pesticide Action Network Europe. Conferencia en el Parlamento Europeo, 30 junio 2015 (http://www.pan-europe.info/sites/pan-europe.info/files/public/resources/reports/opinions-from-the-scientific-community.pdf).

gopolio de la industria química", citada en el informe de la ONU sobre el derecho a la alimentación.[590] ¿De qué manera puede haber un buen control de las "puertas giratorias" si hay empleados que alternan entre los organismos reguladores y la industria de los plaguicidas? ¿Cómo saber quién está detrás de determinados estudios si se realizan constantes donaciones a entidades educativas que llevan a cabo investigaciones relativas a los plaguicidas, las cuales están pasando a depender de esta industria por el descenso de la financiación pública?

Estos planteamientos de la ONU, que yo he convertido en preguntas, dejan al descubierto las dificultades y complejidades de este asunto, porque, como indica este mismo documento de las Naciones Unidas, "si bien las investigaciones científicas confirman los efectos adversos de los plaguicidas, resulta sumamente difícil demostrar la existencia de un vínculo definitivo entre la exposición a los plaguicidas y la aparición de enfermedades y trastornos en el ser humano o de daños en los ecosistemas". Y aunque "ciertos tratados internacionales e iniciativas no vinculantes" ofrecen algún tipo de "protección limitada, no existe ningún tratado exhaustivo que regule los plaguicidas altamente peligrosos". En el apartado "Consumidores", la ONU cita que las frutas y verduras con mayores niveles de plaguicidas "suelen encontrarse en las leguminosas, en las verduras de hoja verde y en frutas como las manzanas, las fresas y las uvas", pero que a veces lavar "no sirve de nada", porque muchos plaguicidas de hoy en día "se absorben por las raíces y se distribuyen por toda la planta".

En esta búsqueda de "soluciones globales" hay que volver, una y otra vez, a las "lecciones del pasado". Para no olvidar. A modo de ejemplo "importante", el uso del plomo en la gasolina mencionado en el documento de la ONU *State of the science of endocrine disrupting chemicals* (2012):[591]

---

[590] *Report of the Special Rapporteur on the right of food.* Apartado "Papel fundamental del sector privado", punto 86. Nations General Assembly, 24 enero 2017 (http://www.refworld.org/docid/58ad94584.html). Versión en castellano: http://www.refworld.org/cgi-bin/texis/vtx/rwmain/opendocpdf.pdf?reldoc=y&docid=58ad94864

[591] *State of the science of Endocrine Disrupting Chemicals.* World Health Organization - UNEP, 2012.

> El plomo es conocido como un neurotóxico desde los tiempos de Roma [...] El impacto más perjudicial resultó del uso de plomo en la gasolina, lo que causó una pérdida estimada de coeficiente de inteligencia de cinco puntos en millones de niños en todo el mundo.

La gasolina con plomo fue prohibida en la UE a partir de enero de 2000. Si el país tenía "graves dificultades" para tirar adelante con esta prohibición podía pedir una moratoria. España la pidió y la obtuvo. Así que la prohibición en territorio español se aplicó un año después, en 2001.[592]

Por lo tanto, ¿es posible hacer cambios en todas las direcciones cuando se tiene que tocar el corazón de la economía, como planteó hace más de veinte años la investigadora Theo Colborn? El gran viaje de transición hacia un planeta sostenible y más limpio necesita, en opinión de Colborn, un gobierno innovador dispuesto a sustentar un diálogo serio y a largo plazo, que vaya más allá de las partes que suelen conducir este tipo de discusiones, como son los gobiernos que regulan la industria química, los científicos, los economistas, los agricultores y las ONG. En un mercado global, donde el conocimiento científico y tecnológico es clave, la discusión tendría que incluir también a personas de diversos campos, como la educación, la filosofía, la antropología, madres y padres, historiadores, artistas... Hasta "líderes espirituales como el papa" y otros "que reflejen la riqueza y la diversidad de la experiencia y sabiduría humana". La, digamos, "buena noticia", para Colborn, era que los disruptores hormonales "no alteran el modelo genético básico que subyace en nuestra humanidad".[593]

La conversión hacia una economía no tóxica significa un esfuerzo monumental, indica Joe Thornton, "de la misma magnitud o superior que la desmilitarización de la economía civil en los Estados Unidos después de la Guerra Fría".[594]

---

[592] "Información sobre los carburantes". Ministerio de Energía, Turismo y Agenda Digital.

[593] T. Colborn, D. Dumanoski y J.P. Myers. *Our stolen future*, 1996.

[594] *Pandora's poison*. MIT Press, 2000.

Química "verde"

Las voces que apuestan por rebajar lo que consideran el consumo desmesurado de compuestos químicos en la agricultura miran hacia la agroecología, cuya implantación sugieren que se haga poco a poco. En ese viaje, y siempre con la connivencia de los agricultores, se aspira a una producción sostenible, no invasiva, alejada del monocultivo intensivo, que tendría que ser beneficiosa también para la salud de los animales y del medio ambiente, con los que estamos tan íntimamente ligados. En este marco vital se opta por la rotación de cultivos, en algunos casos la promoción del trabajo manual —de la que podrían beneficiarse personas que están en el paro— y la comercialización de pesticidas ecológicos.

Hace más de una década, investigadores de la Universitat de Lleida y el Instituto de Investigación y Tecnología Agroalimentarias identificaron una levadura que "permite prescindir de los fungicidas químicos en las cámaras frigoríficas", recogía el diario *El País* en el reportaje "Pesticidas en la dieta", subtitulado "Diversos estudios hallan restos de plaguicidas en más de un tercio de las frutas y verduras".[595] También se mencionaba el uso de feromonas, "otra arma biológica contra las plagas" y menos contaminante. "Las alternativas al uso masivo de pesticidas existen", se señalaba en el apartado "En busca de alternativas".

El gobierno danés, con la intención de proteger la salud de sus habitantes, estableció una estrategia para reducir las sustancias tóxicas innecesarias en la agricultura, espacios públicos, campos de golf y jardines privados. Este ambicioso plan, publicado en 2013 y que contaba con el apoyo del Ministerio de Medio Ambiente y el Ministerio de Alimentos, Ganadería y Pesca, pretendía reducir las cargas químicas hasta un 40% en los siguientes dos años.[596] El documento mencionaba la necesidad de tener más información sobre los efectos combinados y los disruptores endocrinos y de allanar el camino hacia el rociado de plaguicidas "verdes", que ayudaría a reducir los

---

[595] David Segarra. "Pesticidas en la dieta". *El País*, 8 febrero 2005.

[596] "Protect water, nature and human health. Pesticides strategy 2013-2015". The Danish Government, febrero 2013 (http://eng.mst.dk/media/mst/69655/MST_sprøjte-middelstrategi_uk_web_let.pdf).

pesticidas tradicionales. De esta manera, Dinamarca quiere facilitar el camino para que la Unión Europea siga la estela de este plan estratégico, donde la información a los ciudadanos y ciudadanas es una prioridad. Con la frase "Qué es lo que el gobierno danés quiere", que se repite a lo largo de este informe de 34 páginas, el gobierno de este país nórdico de aproximadamente 5.800.000 habitantes deja claras sus prioridades, que serán financiadas básicamente con nuevos impuestos en los pesticidas.

Porque algo está pasando. Volvamos al París de 2015, el año del histórico acuerdo sobre el cambio climático. El modelo actual, en palabras del director general de la Organización de las Naciones Unidas para la Alimentación y la Agricultura, José Graziano da Silva, no es adecuado para los nuevos retos de seguridad alimentaria del siglo XXI.[597] "Dado que la producción de alimentos no es una condición suficiente para la seguridad alimentaria, significa que la forma en que estamos produciendo ya no es aceptable", afirmó Graziano da Silva, que conectó este mensaje con una degradación de los suelos y una pérdida de la biodiversidad, "bienes esenciales, especialmente para las generaciones futuras".

Dos años después, el informe de la ONU sobre el derecho a la alimentación[598] alentaba la industria de pesticidas a desarrollar enfoques alternativos al manejo de plagas, a promover la agroecología, a substituir los subsidios a los pesticidas por impuestos y a organizar programas de capacitación sobre agroecología.

Paralelamente a la búsqueda de alternativas más limpias, algunos especialistas apuntan la necesidad de tener información, formación y apoyo para hacer frente a un problema que no puede ignorarse. Para empezar, que se derriben los "precipicios" entre profesionales e investigadores.

---

[597] "Agriculture must change". París: FAO, 20 febrero 2015 (http://www.fao.org/news/story/en/item/278192/icode).

[598] "Report of the special rapporteur on the right to food". United Nations General Assembly, 24 enero 2017. Versión en castellano: http://www.refworld.org/cgibin/texis/vtx/rwmain/opendocpdf.pdf?reldoc=y&docid=58ad94864

"Piénsate como planeta"

Durante mi estancia en Bruselas coincidí con la profesora de la Facultad de Biología de la Universidad de Barcelona Maria Isabel Trillas Gay, finalista, como Barbara Demeneix, de los Premios de la Unión Europea a Mujeres Emprendedoras 2017. Trillas optaba a este premio por ser socia fundadora de Biocontrol Technologies[599] en 2004, una apuesta por una "nueva generación de pesticidas sin efectos perjudiciales para la salud humana y de los animales" basados en un hongo natural.

El día de la entrega de premios no hubo tiempo para una charla tranquila, solo para un intercambio de tarjetas, así que la entrevista se realizó días después por correo electrónico, cuando Trillas ya estaba de vuelta en Barcelona y yo continuaba mi investigación en la capital belga. Aquí van algunas de las reflexiones de esta experta: "El mercado de los pesticidas/fungicidas está todavía dominado por productos químicos, el 97% aproximadamente [...], pero es verdad que cada vez hay más productos de tipo biológico [...] sobre todo en los cultivos protegidos [invernaderos] [...] donde la demanda de productos respetuosos con el medio ambiente y la salud ha sido más fuerte [...] Podemos decir que nuestra empresa es una *rara avis* en términos globales." A la hora de hablar de países de la Unión Europa que se han "modernizado" para aplicar las nuevas normativas en este campo, Trillas menciona el Reino Unido, Suecia y Holanda.

¿Se puede hablar de una excesiva contaminación química en los alimentos?

"Sí, no es casualidad que se hayan prohibido el 74% de las sustancias activas que había en Europa desde 1991, y se han prohibido por ser causantes de cáncer, esterilidad, enfermedades respiratorias... Aunque cada vez se hacen más controles y los productos autorizados son de más calidad, todavía hay productos que se escapan de las prohibiciones o que obtienen permisos excepcionales por la presión de la industria y de los propios agricultores, con problemas que todavía no tienen soluciones en el mercado." Entre los valores de la empresa, Trillas destaca la proximidad con los agricultores, su compromiso

[599] http://biocontroltech.com

con una agricultura sostenible y la independencia respecto a las grandes corporaciones.

Las respuestas iban acompañas de dos archivos adjuntos. Uno era la base de químicos autorizados en Europa, "aunque verás que hay algunos autorizados que son nocivos para organismos acuáticos".[600] A modo de ejemplo, desde Biocontrol Technologies citaron el clorotalonil, "autorizado hasta finales de 2018 y con diferentes fases de peligrosidad", y el metil clorpirifos, la propizamida y el piraclostrobin, todos ellos con licencia para operar "hasta finales de 2019".

En esta base de datos de químicos autorizados en Europa, si se teclea *glifosato*, por mencionar una sustancia bien conocida, aparece un "approved" en un fondo verde; la fecha de cuando fue aprobada la última licencia, en este caso el 16 de diciembre de 2017, y la fecha de cuando expirará, el 15 de diciembre de 2022. En cambio, si se teclea DDT, aparece un "not approved" en un fondo rojo.

En el otro archivo adjunto había el documento "Fifty years since *Silent Spring*", de la profesora de la Universidad de California Lynn Epstein,[601] que mantiene vivo el legado de Rachel Carson y hace una revisión de los pesticidas más utilizados en los Estados Unidos.

Un año después de la visita de la investigadora Maria Isabel Trillas al Parlamento Europeo, una colega suya, la doctora en Biología Eva Casanova, que forma parte del equipo de Biocontrol Technologies, me especificó que hablar de química "verde", más que una paradoja, es un oxímoron, porque *química* y *verde* son dos conceptos opuestos: "es cierto que la tendencia es buscar procesos y moléculas químicas lo menos tóxicos posibles, pero todavía se piensa poco en soluciones biológicas fitosanitarias, como sería nuestro caso con nuestro agente de control biológico". Asimismo, Casanova celebró la expansión de la compañía en el extranjero, con autorizaciones de venta, de momento, en el Reino Unido, los Estados Unidos, Holanda, Bélgica, Francia, Portugal, Italia y Rumanía.

Que la agricultura ecológica puede ser más competitiva que la convencional, además de contribuir a la alimentación del planeta de for-

---

[600] "EU-Pesticides Database". European Commission (http://ec.europa.eu/food/plant/pesticides/eu-pesticides-database/public/?event=homepage&language=EN).

[601] *Annual Review of Phytopathology*, 2014.

ma sostenible, es lo que constata una investigación de la Universidad del Estado de Washington, que comparaba ambas formas de producción agrícola en varios países de los cinco continentes.[602] Por ahí va el horizonte más inmediato dibujado por la Comisión Europea en el programa "Vivir bien, respetando los límites de nuestro planeta",[603] donde la sociedad se sustentará en una economía circular e innovadora en la que nada se tirará, en un uso eficiente del agua, donde los recursos naturales serán explotados de forma sostenible, la biodiversidad estará protegida y la población verá reducida su exposición a los contaminantes químicos. Y, entre los objetivos prioritarios, el programa "Vivir bien" cita ayudar a las ciudades para que sean más sostenibles, teniendo en cuenta que cerca del 80% de la población europea posiblemente vivirá en una ciudad o cerca de ella en 2020. Desafíos locales y globales que solo serán posibles, asegura el informe, con el esfuerzo común entre la UE, sus países miembros y sus socios internacionales.

"Piénsate como planeta", nos exhorta el escritor de ciencia ficción estadounidense Kim Stanley Robinson en el prólogo de la exposición "Después del fin del mundo".[604] Pero pensarse como planeta lleva tiempo, y la prisa es contraria a la capacidad de tomarse tiempo. "Necesitamos tiempo", dijo Rachel Carson hace más de medio siglo, "con el tiempo [...] la vida se ajusta", porque "es el ingrediente esencial; pero en el mundo moderno no hay tiempo".[605]

Tiempo para conseguir una salud que vaya más allá de la ausencia de enfermedades. De "salud para disfrutar" o "salud para vivir" habla la endocrinóloga Carme Valls-Llobet, que al modelo de salud de la OMS —relacionado con un estado de bienestar físico, mental y social— le añade el componente de "equidad" sugerido por Fabienne Peter, jefa del departamento de Filosofía de la Universidad

[602] David W. Crowder y John P. Reganold. "Financial competitiveness of organic agriculture on a global scale". PNAS, junio 2015.

[603] "Vivir bien, respetando los límites de nuestro planeta. VII PMA - Programa General de Acción de la Unión en materia de Medio Ambiente hasta 2020". Comisión Europea.

[604] "Después del fin del mundo". Centre de Cultura Contemporània de Barcelona, del 25 de octubre de 2017 al 29 de abril de 2018.

[605] *Primavera silenciosa.* Capítulo "La obligación de resistir".

de Warwick.[606] Peter, en la línea de Elinor Ostrom, enfatiza en la necesidad de potenciar "la capacidad de decisión personal, el empoderamiento de los individuos" y en "el acceso a los recursos para tener unas vidas más saludables", y establece un estrecho vínculo entre salud y libertad. La salud como elección, como bien público, sin mercantilización. La salud entendida como libertad.

[606] *Mujeres, salud y poder.* Cátedra, 2009.

APUNTE FINAL

Este libro ha ido creciendo en tres sitios diferentes y en cada uno de ellos el factor naturaleza ha sido decisivo para desenmarañar, madurar o focalizar ideas y reflexiones. En Bruselas, los parques Leopold y del Cincuentenario. En Barcelona, el mar. Y en el antiguo pueblo amurallado de Mont-ros, Pallars Jussà (Lleida), la poderosa y querida Vall Fosca.

Bruselas, 2015-2017
Barcelona y Mont-ros, 2017-2019

AGRADECIMIENTOS

A todas las personas a las que he entrevistado, porque me lo han puesto fácil, y cuyas opiniones, ideas y reflexiones han ayudado a tapar un océano de dudas. Sobre todo a aquellas que he consultado más de una y dos veces. Y de forma especial a las que, además, han hecho el esfuerzo de revisar los textos para evitar errores técnicos y científicos. También a Jordi Carreras y Pam Bartlett, por esos primeros apuntes en la fría Bruselas, y a la psicóloga y especialista en sensibilidad química múltiple Anna Font por el intercambio de correos en el tramo final de esta historia interminable.

ÍNDICE